当代卫生事业管理学术丛书

医疗机构患者安全研究：
平衡医疗的视角

胡银环　著

国家自然科学基金资助项目（71774062）

科学出版社
北　京

内 容 简 介

患者安全是医疗卫生领域的一门新兴学科，其目的在于预防和减少医疗过程中给患者造成的风险、错误和伤害。患者安全是优质医疗服务的根本，也是增强医疗卫生系统，实现有效全民健康覆盖的先决条件。本书以医疗机构为切入点，系统介绍患者安全的概念演进与发展趋势、相关基础理论、教育与培训、评价与改进工具，研究分析医疗差错与安全事件、患者安全文化与团队、患者参与患者安全、医疗损害与法律规制、医务人员安全与患者安全及改善患者安全的临床策略，并开发我国基层医疗卫生机构患者安全文化测量工具。本书首次从平衡医疗的视角，对医疗机构患者安全进行系统研究，对于提高医疗质量与安全，构建和谐医患关系具有较高的学术价值和实践指导意义。

本书既可作为各级医疗机构管理人员和医务人员、卫生行政机构管理人员以及有关研究机构科技工作者的参考书，也可作为高等院校的医院管理、卫生管理、健康管理等相关专业的教学与研究用书。

图书在版编目（CIP）数据

医疗机构患者安全研究：平衡医疗的视角 / 胡银环著. —北京：科学出版社，2021.10

（当代卫生事业管理学术丛书）

ISBN 978-7-03-067057-1

Ⅰ. ①医⋯ Ⅱ. ①胡⋯ Ⅲ. ①病人–安全管理 Ⅳ. ①R197.323.2

中国版本图书馆 CIP 数据核字（2020）第 243299 号

责任编辑：王丹妮 / 责任校对：贾娜娜
责任印制：张 伟 / 封面设计：无极书装

科学出版社 出版
北京东黄城根北街 16 号
邮政编码：100717
http://www.sciencep.com

北京虎彩文化传播有限公司 印刷
科学出版社发行 各地新华书店经销

*

2021 年 10 月第 一 版 开本：720×1000 1/16
2021 年 10 月第一次印刷 印张：16 1/4
字数：328 000

定价：162.00 元

（如有印装质量问题，我社负责调换）

作 者 简 介

　　胡银环，女，管理学博士，华中科技大学同济医学院教授、博士生导师，德国洪堡学者，华中科技大学同济医学院医院管理与发展研究中心副主任，中国医院品质管理联盟临床路径管理专业委员会常务委员。从事社会医学与卫生事业管理领域教学、科研工作近20年，主要研究方向为医院管理、卫生政策与管理、药品经济政策与管理。主持国家自然科学基金项目2项，参与国家自然科学基金、国家社会科学基金等项目十余项，以第一或通讯作者在SCI/SSCI期刊及国内核心期刊发表学术论文五十余篇。撰写、参编出版学术著作及教材8部。

总　序

一

《易经》有云："举而措之天下之民，谓之事业。"卫生事业，则以保障和促进人民身体健康为使命，以社会稳定和发展为目标。它关系到千家万户的幸福安康，关系国家和民族的未来。因此，卫生事业的使命是伟大的，其性质是神圣的。在这宏伟而灿烂的旗帜指引下，运用知识、学术去推动卫生事业的发展，去寻求解决卫生事业发展历程中面临的问题和困境之路，这一力量也是非凡的。

二

谈起卫生，人们往往将其与生命健康相联系。诚然，卫生事业管理作为以保障公众健康为宗旨的一门学科，在经历了近 30 年的发展历程后，已逐渐走向成熟；并在相关学科的渗透和影响下，其内容不断丰富、发展、系统和科学。特别是在社会医学视野下，卫生事业管理立足于以医学和管理科学为核心的跨学科发展模式不断拓展，已经形成了卫生政策规划、卫生制度健全、卫生资源配置、卫生服务保障、卫生法律法规、卫生经济管理、卫生信息管理等多位一体的全方位、多维度研究模式。

与此同时，卫生事业体现了政府和社会的责任，卫生事业发展要求同国民经济和社会发展相协调。改革开放以来，政府对卫生事业日益重视，中国卫生事业快速发展，医疗技术水平提高了，服务规模扩大了，医疗保障制度逐步健全了，传染病有效控制了……

这些都是卫生领域的福音。但我们也要认识到，困境、障碍、瓶颈同时也困扰着卫生事业的发展，公正、公平、正义等卫生价值体系需要我们去厘清和实现。而对此，知识分子是能够做一些事情的。

同济，蕴含同舟共济之意。同济学人时刻投身于卫生领域，在卫生事业发展历程中，与社会各界人士同一方水土，共一番事业。华中科技大学同济医学院医药卫生管理学院始建于 2001 年，是教育部部属高校唯一的一所集教学、科研、培训和咨询为一体的医药卫生管理学院，多年来广大师生同策同力，共同组建了一支充满创新和探索精神的卫生事业管理研究队伍，承担大量国际国内研究项目，产出了一系列学术成果。

为推动卫生事业管理学科领域的发展，分享学院的学术见解，在科学出版社的大力支持下，并报有关部门批准，我们拟用 3 年时间出版"当代卫生事业管理学术丛书"，并邀请国内外知名学者担任本丛书的学术顾问。

本丛书包括著作十余部，其内容主要基于学院教师承担的国家自然科学基金、国家社会科学基金、国家科技支撑计划等重要科研项目，围绕国家医疗卫生政策、医疗卫生改革、国家基本医疗保障、社区医疗与新型农村合作医疗、医院管理理论与实践、国家与区域卫生信息化、卫生与健康信息资源管理等方面的相关研究成果进行出版。

就理论研究而言，本丛书将从多角度、多层次论证我国医疗卫生事业发展的宏微观问题，完善新时期我国卫生事业发展学术研究框架，表现并提升我国在该学科的研究能力；就学术应用而言，本丛书将在大量论证的基础上，提出具体方案，以支撑我国医疗卫生事业的政策规划、医疗卫生改革的深化推进、医疗卫生机构的管理运行实践；就学科发展而言，本丛书将广泛借鉴国内外医疗卫生事业管理学科的重要研究成果，引入最新研究方法与手段，对我国卫生事业管理学科体系的健全、内容的拓展、方法的更新和研究的深入具有重要价值。

我们希望"当代卫生事业管理学术丛书"的出版能对卫生事业管理研究有所推动；能对卫生事业管理实践有所裨益；能对我国甚至全世界的卫生事业发展有所贡献。这是本丛书所有撰写人员希望看到的。但是否做到了，则留待广大的读者朋友去评判了。

华中科技大学同济医学院医药卫生管理学院

2014 年 5 月 20 日

前　言

　　希波克拉底创造"无损于患者为先"（First，do no harm）这个习语以来，医疗事故的概念早已为人所知。随着医疗系统的日益庞杂，医疗机构中患者伤害发生的概率也在不断增加，患者安全问题逐渐引起广泛关注。1999 年，《孰能无错：建立一个更安全的医疗卫生体系》（*To Err is Human：Building a Safer Health System*）报告的发表标志着现代患者安全运动的开始。时至今日，患者安全研究已成为医疗卫生领域的一项重要课题。

　　过去，人们常常认为医疗差错是医务人员个人的失误，反映其知识或技能的不足。英国心理学家 James Reason 提出，灾难性的安全事故几乎从来不是由个人犯下的孤立差错造成的，大多数事故都是环境中多个较小的差错导致的，这些差错具有严重的底层系统缺陷。犯错是人之常情，在复杂和高压力环境中工作的医务人员更容易犯错。系统方法寻求精心设计工作系统和程序,通过改变医疗保健系统来减少差错的发生。强调系统缺陷并不是否认患者安全中的个人责任，当医务人员犯下疏忽行为或者没有按照既定的安全要求进行医疗实践时，个人责任就非常明显。

　　目前，患者安全领域仍然面临着许多新的挑战：一是信息技术的广泛应用在改变日常医疗实践，提高医疗效率的同时也加剧医务人员的警戒性疲劳，设计不当的电子病历会导致医生的倦怠，进而影响患者安全。二是需要在整个连续的医疗保健过程中，包括门诊、住院、康复、长期护理等过程中提高患者安全。关于住院患者安全的研究起步较早，今后还需要进一步关注门诊患者以及其他一些特殊医疗机构的患者安全问题。三是患者安全缺乏标准化的测量准则，没有衡量总体安全性的金标准，尤其是对诊断错误的测量还需要不断探索。四是需要利用人因工程学及其他学科的见解来设计更安全的医疗保健系统，而不是关注单一类型的不良事件。改善患者安全不仅能提升医疗质量，降低患者伤害相关费用，还有助于保证和恢复社会对医疗卫生系统的信任。明确的政策、完善的领导力、熟练的医疗卫生专业技术人员以及患者对自身医疗过程的有效参与是改善患者安全的前提和保障。

　　平衡医疗是指在一定阶段医疗资源的利用与健康产出、医疗质量与效率、医方与患方之间形成的一种相对稳定的持续良性发展的状态，包括临床治疗的平衡、医疗资源的利用与产出的平衡、医方与患方关系的平衡三个方面。面对种种患者安全问题，我们需要从平衡医疗的视角去分析与应对，从系统性、结构性、机制性等多个维度去剖析，抓住问题的关键，以形成医疗资源的合理配置与利用、居民整体健康水平持续改善、医方与患方和谐共处的医疗新生态。

　　本书基于平衡医疗的视角，以患者安全的发展演变与基础理论为开端，对医疗差错与患者安全事件的概念、内容、影响因素与分类等进行分析，进而探讨患者安全系统设计、标准操作程序等改善患者安全的临床策略与方法。本书第四章介绍患者安全的领导力与团队；第五章和第六章是关于患者安全文化的内容、测量、改进策略以及我国基层医疗卫生机构患者安全文化量表的开发；第七章阐述患者参与患者安全的标准化管理方案、促进策略与效果评价；第八章介绍患者安全教育与培训的模式与促进措施；第九章介绍患者安全评价标准及改进工具；第十章和第十一章分析医疗损害事件的处理及相关法律规制；第十二章探讨医务人员安全与患者安全的平衡。

　　本书在写作过程中，参考了一些国内外的文献资料，在此表示衷心感谢！由于全球患者安全的研究和实践在不断发展，涉及的相关内容和方法也在不断探索中，加之作者的水平有限，书中难免存在不足之处，恳请广大读者批评指正。

胡银环

2021 年 6 月

目　　录

第一章　患者安全概述

千百年来，"无损于患者为先"的原则一直是行医者的行动指南，但危害患者安全的不良事件却依然是医疗行业最为头疼的问题①。在发达国家和发展中国家，既定时间内每100名住院患者中罹患卫生保健相关感染的人数分别为7人和10人，全世界每年有上亿名患者受到影响②。最新调查显示，用药差错在美国是导致死亡的第三大主因，而在英国，平均每35秒就有一起患者伤害的报告。同样，在中低收入国家，医务人员配备不足、医疗机构数量不充足、患者拥挤、缺乏必要的医疗物资及卫生条件差等诸多不利因素的存在导致不安全的患者护理事件频发③。

第一节　患者安全界定

一、患者安全概念

患者安全的基本理念在于希波克拉底所说的"无损于患者为先"④。"安全"常被许多医疗机构理解为"安保"，以"患者安全"为工作中心的美国医疗机构评审联合委员会国际部（Joint Commission International，JCI）认为，"安全"是指对患者、医务人员及其他人在医疗护理过程中存在的风险进行干预所达到的程度。美国医学研究所（Institute of Medicine，IOM）在《孰能无错：建立一个更安全的医疗卫生体系》中将"安全"定义为"避免意外伤害"，这些意外伤害由下列差错导致：一是没能完成既定计划；二是实施了错误的医疗计划，如错

① 姜保国，英立平，张俊. 患者安全：医疗救治的核心（国际版）. 北京：北京大学医学出版社，2008.
② WHO. Patient safety. https://www.who.int/features/factfiles/patient_safety/en/，2019-03-09.
③ WHO. Patient safety：making health care safer. https://apps.who.int/iris/handle/10665/255507，2017.
④ 韩光曙. 医院的文化与医疗安全. 中华医院管理杂志，2004，20（3）：119-131.

误的药物或剂量、误诊、没有在需要时进行操作[①]。所以美国医学研究所提出"患者安全"就是使患者免于意外伤害，保证患者安全就是要求医疗组织建立规范的系统和程序，使发生差错的可能性降到最低，最大限度地阻止差错的发生[②]。美国卫生保健研究和质量机构（Agency for Healthcare Research and Quality，AHRQ）则将患者安全定义如下：避免和采取行动预防差错对患者造成伤害，使这种伤害不发生或没有发生的可能性。美国国家患者安全基金会（National Patient Safety Foundation，NPSF）认为患者安全是指在医疗保健过程中，预防医疗保健差错的发生，消除或减轻差错对患者所造成的伤害。这种差错是一种非有意的医疗保健结果，它可以是计划差错、执行差错，或者疏忽[③]。2009 年世界卫生组织（World Health Organization，WHO）将患者安全定义如下："将卫生保健相关的对患者不必要伤害降低到可接受的最低限的医疗风险控制过程。"[④]2011 年 WHO 出版了 *Patient Assessment Manual*，该手册致力于度量在医疗保健机构中的患者安全项目以及构建安全文化。2017 年该手册第二版刊印，同年还出版了 *Patient Tool Kit*，致力于帮助医疗机构的医务人员及管理人员实行患者安全项目。它们都强调"识别什么是患者安全"以及"如何处理患者安全"。

　　Emanuel 等[⑤]提出患者安全模型来解释什么是患者安全，它将医疗保健系统划分为四个主要领域：①医疗保健系统从业者；②医疗保健服务接受者；③治疗系统（医疗保健服务提供过程）；④持续改进的方法。这四个领域如图 1-1 所示。虚线划分的是每个领域，每个领域与其他领域以及外部环境相互作用。治疗系统领域对应什么是患者安全以及患者安全在哪里发生；方法领域对应如何实现患者安全；医疗保健系统从业者和医疗保健服务接受者则是与患者安全相关的人。

　　医疗保健系统的患者安全模型与支持患者安全的现有思维框架保持一致。Vincent 认为影响患者安全的因素有七个：①组织和管理因素；②工作环境因素；

---

① 戴肖黎，何超. 注重医疗质量和患者安全的医疗服务模式探讨. 中华医院管理杂志，2009，25（9）：579-580.

② Institute of Medicine. To Err is Human：Building a Safer Health System. Washington，DC：National Academies Press，1999.

③ Cooper J B，Gaba D M，Liang B，et al. The national patient safety foundation agenda for research and development in patient safety. Medscape General Medicine，2000，2（3）：38.

④ WHO. Patient safety. https://www.who.int/patientsafety/en/，2009.

⑤ Emanuel L，Berwick D，Conway J，et al. What Exactly is Patient Safety？Rockville：Agency for Healthcare Research and Quality，2008.

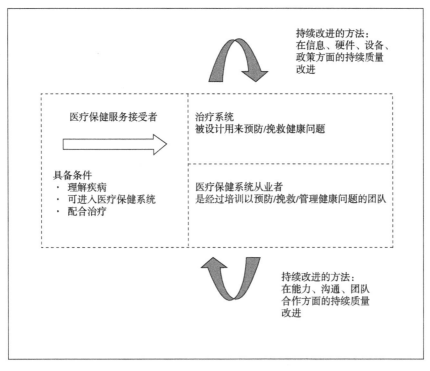

图 1-1　医疗保健系统的患者安全模型

资料来源：Emanuel L，Berwick D，Conway J，et al. What Exactly is Patient Safety. Rockville：Agency for Healthcare Research and Quality，2008

③团队因素；④任务因素；⑤个人因素；⑥患者特征；⑦外部环境因素①。通过整理，可以将这七个因素分配在治疗系统、医疗保健系统从业者、医疗保健服务接受者三个领域中，具体如表 1-1 所示。

表 1-1　影响患者安全的七个因素

领域	治疗系统	医疗保健系统从业者	医疗保健服务接受者
影响因素	1. 组织和管理因素 2. 工作环境因素 3. 任务因素 4. 外部环境因素	1. 团队因素 2. 个人因素	1. 患者特征

　　总体来看，患者安全是指"患者在接受诊疗的过程中，不发生医疗法律法规允许范围之外的对患者心理、机体构成损害障碍、缺陷或死亡，不发生医务人员在执业允许范围之外的不良执业行为的损害和影响"。

---

① Vincent C. Patient Safety. London：Elsevier，2006.

二、患者安全的产生与发展演变

2002 年 5 月，第 55 届世界卫生大会呼吁 WHO 成员国密切关注患者安全问题，建立和加强增进患者安全和提高保健质量所必需的科学系统，包括对药物、医疗设备和技术进行监测。2004 年 5 月，第 57 届世界卫生大会再次讨论患者安全问题，决定成立"患者安全国际联盟"，这是通过一项全球行动计划努力增进 WHO 所有成员国患者安全的一个重要步骤。2004 年 10 月，正式宣布"患者安全国际联盟"启动①。越来越多的人开始认识到患者安全和质量是全民健康覆盖的一个关键方面。WHO 促进患者安全提升的具体方式之一是"全球患者安全挑战"，即"清洁护理即是安全护理"、"安全外科手术拯救生命"运动以及"无伤害用药，关注用药安全"。患者安全的重要发展历程如图 1-2 所示。

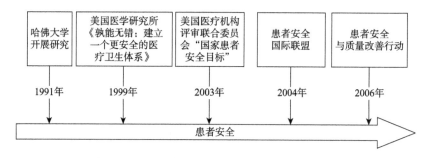

图 1-2　患者安全的重要发展历程

患者安全问题逐渐在各国得到重视，但危害患者安全的不良事件却一直存在，医院感染、用药差错、不安全注射、手术问题等频发。有关医疗质量调研结果显示，医护人员在医疗中常犯的差错如下：技术方面的差错占 35%，忽略必要的信息占 16%，不小心占 11%，没有依照规则占 9%，缺乏相关知识占 1%②。2013 年英国的《弗朗西斯报告》指出"每 10 名患者就有 1 名承认经历过一次不良事件；一半的不良事件被认为是可以避免的；5%的英国急诊医院死亡病例至少有50%的机会可以避免；可以避免的死亡病例暴露出来的主要问题包括临床监管不足、诊断差错、用药管理不当等"③。

各国在改善患者安全上也均有自己的方式。美国在改善患者安全上走得较

① 陈同，赵萍. 患者安全与医疗系统的持续改进. 中国医院，2005，9（2）：2-4.
② 曹荣桂. 中国医疗质量与患者安全. 中国医院，2007，11（11）：1-4.
③ 张文燕. 患者安全四国记. 中国医院院长，2013，（21）：78-80.

早。1991 年，美国哈佛大学的 "The Harvard Medical Practice Study" 拉开了患者安全实证研究的序幕①。1999 年，美国医学研究所发布了《执能无错：建立一个更安全的医疗卫生体系》，指出医疗差错造成的严重后果。这份报告此后被视为医疗质量和患者安全里程碑式的报告，每次谈及患者安全话题时，都会被提起②。美国医疗机构评审联合委员会（Joint Commission on Accreditation of Healthcare Organizations，JCAHO）自 2003 年以来每年都制定 "国家患者安全目标"（National Patient Safety Goals，NPSGs）③。同时，美国国家患者安全基金会举办患者安全意识周（patient safety awareness week）活动，进行全国性患者安全的教育及概念确立的活动，以改善区域的患者安全，鼓励医疗护理机构主动参与患者安全周的活动。

澳大利亚于 2000 年 1 月成立了卫生保健安全与质量委员会（Australian Council for Safety and Quality in Health Care，ACSQHC），该委员会致力于建立无障碍的医疗不良事件报告系统并消除建立医疗安全环境的障碍。

2001 年 7 月，英国成立了国家患者安全机构（National Patient Safety Agency，NPSA），负责对全国的医疗不良事件信息进行收集分析，开展教育活动并尝试建立独立的、不以惩罚为手段的医疗不良事件报告系统，以建立更安全的医疗体系③。英国还建立了国家报告和学习系统（National Reporting and Learning System，NRLS）；开发根因分析（root cause analysis，RCA）系列课程及教材；培训地区的风险管理经理协助推展患者安全；对患者公开差错，向民众通报患者安全事件，加强民众参与。2013 年 7 月，英国医疗保健改进研究所总裁兼首席执行官唐纳德·贝里克（Donald Berwick）提议 "零伤害" 医疗服务，并指出英国提升患者安全项目的设计需要工作方案框架，包括研究患者安全的干预方法、提升英国国家医疗服务体系（National Health Service，NHS）机构保障患者安全的能力、提升 NHS 整体保障患者安全的能力，增进区域协商，共同发起和开展提升患者安全的项目；采取行动在 NHS 中促进文化变革，确保每个级别的领导者都能够理解并积极传播患者安全文化（patient safety culture，PSC）；采取行动确保患者及其亲属的意见得到倾听，并使他们能够参与到更安全的医疗服务中；建立一个长期的全国性患者安全咨询委员会④。

为改善我国医疗环境，保障医疗安全，保护人民健康，近年来我国政府和相

---

① Cleary P D, Edgman-Levitan S, Roberts M, et al. Patient evaluate their hospital care: a national survey. Health Affairs, 1991, 10（3）: 254-267.

② 陈同，赵萍. 患者安全与医疗系统的持续改进. 中国医院, 2005, 9（2）: 2-4.

③ The Joint Commission. National patient safety goals. https://www.jointcommission.org/standards/national-patient-safety-goals/, 2021-06-16.

④ 张文燕. 患者安全四国记. 中国医院院长, 2013,（21）: 78-80.

关部门采取了一系列措施。例如，我国政府颁布了《中华人民共和国执业医师法》（1998 年）（以下简称《执业医师法》）、《医疗事故处理条例》（2002年）、《中华人民共和国传染病防治法》（1989 年）（以下简称《传染病防治法》），卫生部等部门发布了《重大医疗过失行为和医疗事故报告制度的规定》（2002年）、《医疗机构药事管理暂行规定》（2002 年）、《处方管理办法（试行）》（2004 年）、《抗菌药物临床应用指导原则》（2004 年）、《药品不良反应报告和监测管理办法》（2004 年）①。中国医院协会（Chinese Hospital Association，CHA）从 2006 年起每年发布《中国医院协会患者安全目标》，我国台湾地区在2004年实行"患者安全，我关心"的主题活动，2005年推出"患者安全，我参与"的活动，2006 年倡导"患者安全，我放心"。

三、患者安全与医疗质量的关系

对于患者安全有许多的定义，然而，需要区别患者安全与质量改进，因为这两个名词经常同时出现。目前，医疗质量还没有统一的定义，1975 年美国医学会对医疗质量的定义如下：对患者的健康产生适当的改善，强调健康的改善与疾病的预防，以及时的方式提供服务，使病人参与评估治疗结果的决定。治疗时要遵循科学的可接受的原则，服务应人性化且关心患者的心理感受，有效利用技术，有效地记录以供同僚评估及持续性的服务②。美国医疗机构评审联合委员会认为医疗质量是指"对于特定的服务、过程、诊断及临床问题，遵守良好的执业规范，达到预期的结果"。美国技术评估局（U.S. Office of Technology Assessment）定义医疗质量如下：治疗结果达到患者期望值的可能程度，在考虑当前医学知识的情况下，将有违人愿的负效应的风险最小化的可能程度②。目前医疗质量多指患者期望获得的医疗服务与实际获得的医疗服务之间的差距。质量改进可被定义为致力于促进医疗保健中可度量的改进的系统而持续的行动；而患者安全则可定义为预防差错以及不良事件在与患者有关的医疗保健中的发生③。因此患者安全可能出现在质量改进过程中。

医疗质量与患者安全问题常常是共同讨论的问题，提高医疗质量不仅是满足患者的合理就医需求，更重要的是保证患者安全。2001 年 3 月美国医学研究所发表了一篇报告——《跨越质量的鸿沟：21 世纪全新的卫生保健系统》，重点讨论

① 陈同，赵萍. 患者安全与医疗系统的持续改进. 中国医院，2005，9（2）：2-4.
② 陈绍福. 医院质量管理. 北京：中国人民大学出版社，2007.
③ Institute of Medicine. To Err is Human：Building a Safer Health System. Washington，DC：National Academies Press，2000；Institute of Medicine. Crossing the Quality Chasm. A New Health System for the 21st Century. Washington，DC：National Academies Press，2001.

了医疗保健服务系统如何重新设计、创新、改进医疗保健服务，进一步满足患者的需求。报告中指出 21 世纪医疗系统质量改进的目标如下：安全、有效、以患者为中心、及时、效率和公平，其中，安全是医疗质量的首要问题和最基本的要求。安全是多方面的安全，患者安全是其重要的一部分。患者安全不等于质量改进，而是质量改进的一个范例[①]。

患者安全是医疗质量的前提和基本要求，是医院管理中最重要的课题之一，没有患者安全，就谈不上医疗质量。不注重患者安全，很可能对患者造成直接的、无法挽回的后果，甚至危及患者生命。如果在医疗服务过程中患者安全无法得到保障，那么医院管理也无任何意义。因此，必须从新的高度、新的角度认识患者安全问题。

四、患者安全的影响因素

1. 组织和管理因素

领导对患者安全的认识与态度通常决定了整个组织员工对患者安全的重视与行动方向。首先，领导的管理制度不健全、措施不力、监控不严，整个组织的患者安全文化落后，患者安全氛围不足，可能使患者暴露于各种危险伤害之下。其次，患者安全管理体系强调患者安全事件报告制度和非惩罚性文化，目的是希望组织能够及时发现存在的患者伤害，并从中学习，汲取教训，防止伤害的再次发生。但是，在管理实践中，患者安全报告制度实施得并不理想，我国的患者安全报告制度分为强制报告和自愿报告系统，由中国医师协会组织开展的患者安全事件自愿报告系统中，医疗机构对患者安全事件的报告并不积极。同时，组织的非惩罚性文化也很难落实，不管是医务人员还是管理人员都对报告不良事件所带来的不良结果具有畏惧心理。作为管理者首先要剔除医院管理过程中的"责备文化"氛围，构建一种"非惩罚性文化""学习型组织""医患自由沟通"的医院安全文化，从差错中总结和学习，寻找消除差错的办法，让医疗更安全[②]。

2. 医务人员因素

医务人员因素主要包括医务人员的知识/技能水平、医务人员身心健康状况、

① Institute of Medicine. To Err is Human：Building a Safer Health System. Washington，DC：National Academies Press，2000；Institute of Medicine. Crossing the Quality Chasm. A New Health System for the 21st Century. Washington，DC：National Academies Press，2001.

② 贾英雷，袁建峰，王平，等. 国内外患者安全的行动举措与实践启示. 中国医院管理，2016，36（8）：51，52.

沟通交流能力及团队合作等方面。医生的诊疗水平直接影响了其对患者诊断的准确性，低的诊疗、护理技术水平容易产生医疗差错，导致患者安全事件。《患者安全案例研究》一书通过大量研究案例指出，医务人员应具备的八大核心技能，其中一个核心技能便是人际沟通技巧，既包括病历书写等书面沟通技巧，也包括口头沟通技巧，既要有保持全面、及时且清晰可辨的医疗记录的书面沟通能力，也要有与同一职业或专科的同行、其他医护人员、卫生相关机构人员及患者进行有效的交流沟通的能力[1]。此外，当前医疗机构人员普遍短缺，导致医务人员工作负荷普遍过重，影响了其自身的健康状况，容易导致医疗差错，对患者安全造成影响。

3. 患者因素

患者的人口学特征、心理素质、对疾病的认识及承受力等，将影响其就诊行为及医嘱的依从性，对患者安全具有潜在的影响。除此之外，与患者相关的社会因素也会影响患者的认知[2]。

WHO 一直在为患者及家属参与患者安全进行努力。WHO 建立的"患者参与患者安全"（patients for patient safety，PFPS）项目是关于患者及家属参与医疗服务安全的提升以及促进自身能力提升以识别安全的医疗服务的项目[3]。目前，在一些发达地区，患者参与已经变成提高健康覆盖、安全及高质量保健、服务协调、患者为中心的核心策略。WHO 正在制定一个全面的指南以鼓励患者及家属参与到自身能力提升的安全健康系统中。这个指南将给患者及家属实践指导，提高组织及政策层面的可及性，促进安全及更高质量的服务提供。

4. 环境及其他因素

WHO 在《关于患者安全的 10 个事实》的报道中提到，在全球各地每年外科手术约有 2.34 亿例，这相当于每 32 人中约有 1 人接受手术。研究表明，术后的并发症导致 3%~25%的患者残疾或延长住院时间，具体情况取决于手术的复杂程度及医院环境，这意味着每年至少有 700 万名患者可能患有术后并发症[4]。除去患者

---

① Johnson J K, Haskell H W, Barach P R. Case Studies in Patient Safety. Burlington：Jones and Bartlett Publishers，2015.

② Vincent C, Taylor-Adams S, Stanhope N. Framework for analyzing risk and safety in clinical medicine. British Medical Journal，1998，316（7138）：1154-1157.

③ WHO. Patient safety：making health care safer. https://www.who.int/patientsafety/publications/patient-safety-making-health-care-safer/en/，2017.

④ WHO. 10 facts on patient safety. http://www.who.int/features/factfiles/patient_safety/patient_safety_facts/en/，2007.

自身，造成这些现象的因素还包括医院的基础设施落后、病区医疗资源配备不足、环境污染、病区的治安问题等。另外，医院的医疗环境对于患者安全也存在潜在的威胁，如停电、中心供氧或中心负压的中断等。一些突发性的灾害事故（如火灾、地震等）的发生都会对患者造成影响。

五、患者安全目标

1. 国际患者安全目标

国际患者安全目标（international patient safety goals，IPSGs）包括两部分内容，第一部分为以患者为中心的标准，第二部分为医疗机构管理标准。

以患者为中心的标准包括：

（1）医疗服务可及与连续（access to care and continuity of care，ACC）；

（2）患者及家属权益（patient and family rights，PFR）；

（3）患者评估（assessments of patients，AOP）；

（4）患者的医疗保健（care of patients，COP）；

（5）麻醉及外科保健（anesthesia and surgical care，ASC）；

（6）药品管理和使用（medication management and use，MMU）；

（7）患者及家属教育（patient and family education，PFE）。

医疗机构管理标准包括：

（1）质量改进和患者安全（quality improvement and patient safety，QPS）；

（2）感染预防与控制（prevention and control of infections，PCI）；

（3）政府、领导和导向（governance，leadership，and direction，GLD）；

（4）设施管理与安全（facility management and safety，FMS）；

（5）员工资格与教育（staff qualifications and education，SQE）；

（6）沟通与信息管理（management of communication and information，MCI）。

国际患者安全目标如表 1-2 所示，旨在为患者安全提供具体的改进措施。患者安全目标强调重视医疗保健中容易出现的问题，并提倡针对这些问题寻找可靠的、经过实践检验和权威认可的解决办法。健全的患者安全体系与安全、高质量的医疗保健紧密相连，因而患者安全目标主要致力于提供能够保障患者安全的系统方法。与其他标准一样，患者安全目标由目标、标准、衡量要素和解释四部分构成。这些目标实现程度可以通过评分判定为"完全符合""部分符合""不符合"来体现。

表 1-2　　国际患者安全目标

目标	标准	衡量要素	解释
IPSG1 准确确认 病人身份	医院要 建立准 确确认 病人身 份的 方法	1. 该制度和程序要求使用两种确认病人身份的方法，不包括使用病人的房号或床号。 2. 在给药、输血或血制品前要确认病人身份。 3. 在抽血和采集其他临床标本前要确认病人身份；进行治疗和操作前要确认病人身份。 4. 医院有制度或程序确保在所有情况下或不同地点对病人身份确认的方法是相同的	在诊断和治疗的过程中，经常会发生病人身份识别差错。病人可能是处于镇静状态、意识不清或没有充分警示，也可能是在住院过程中换床、换房或换地方；或是病人因为感官障碍或其他情况都可能导致在确认病人身份方面出现差错。该目标具有双重意义：第一，确认病人是不是准备进行治疗或服务的对象；第二，确认给病人所要提供的服务和治疗。 共同建立制度和程序来改进确认病人的方法，尤其是在给药、输血或血制品，抽血或采集其他检验标本，或在提供治疗或检查时，要确认病人身份。新的制度和程序要求至少有两种确认方式，如病人姓名、出生日期、住院号等，病人识别的载体，可以使用手腕条码或其他的方式。病人房间号或床号不能用于病人身份确认。制度和程序明确规定在医院所有地方都要使用两种不同的身份确认方式，如医院门诊、急诊和手术室。对身份无法确认的昏迷病人，也应考虑在内。在制定制度和程序时应共同参与讨论，确保在所有可能的情况下都能确认病人身份
IPSG2 促进医务 人员之间 的有效 沟通	医院要 采取措 施，促 进医务 人员之 间的有 效沟通	1. 共同制定制度或程序，确保在口头或电话医嘱时准确进行沟通。 2. 医嘱或检验结果接收者要记录下完整的口头或电话医嘱或检验结果。 3. 医嘱或检验结果接收者要复读所记录的口头医嘱或电话医嘱或检验结果。 4. 下达医嘱或报告检验结果的人员要确认医嘱或检验结果	有效的沟通应该是及时、准确、完整和清晰的，并使接收信息者能够明白，这可以减少医疗差错并能促进病人安全。沟通可以通过电子、口头或书面形式进行。最容易出错的信息沟通方式是口头医嘱或电话医嘱（假如当地的地方法律法规允许），然后是检验或其他检查危急值的报告。 医院要共同制定制度和程序，规范口头或电话医嘱、危急值报告，内容包括信息接收者要记录（或输入电脑）完整的医嘱或检验结果；复读医嘱或检验结果；并要求对方确认记录下的复读的信息正确无误。例如，在手术室、急诊或重症监护室，或发生紧急情况进行抢救时，如果不适合进行复读过程，制度和程序应规定其他的可行方案
IPSG3 促进高危 性药物的 安全管理	医院要 采取措 施，促 进高危 性药物 的安全 管理	1. 共同制定制度或程序，规定高浓度电解质使用的地方、标识和储存的方式。 2. 病房中不能存放高浓度电解质，除非临床上必须备用。这些部门应有制度规定采取预防措施，防止发生差错。 3. 在病房中存放的高浓度电解质必须使用明显区别于其他药品的标签，按要求存放，并适当限制其可及性	药物已成为病人治疗计划中不可或缺的一部分，合适的用药管理对保障病人安全至关重要。高危药品是指在医疗差错事故中发生频率比较高的药品、有较高的毒副作用风险的药品，以及看起来或听起来相似的药品，高危药品的清单可以从 WHO、安全用药实践研究所等机构获得。经常报道的用药安全问题往往是意外误用高浓度电解质（如高浓度的氯化钾、高浓度的磷酸钾、高浓度的氯化钠、高浓度的硫酸镁等）。当新员工还不熟悉病房情况，或合同护士没有经过适当的岗前培训，或发生紧急情况时，都容易导致这类差错发生。防止或减少这类问题的最有效措施是，所有病房不要存放高浓度电解质溶液，而要将其存放到药房。 医院要共同制定制度或程序，避免在病房中存放高浓度电解质，减少发生病人误用药物的机会。通过制度或程序规定哪些地方需要使用高浓度电解质，如急诊室或手术室，并规定这些高浓度电解质的存放须用明显的标识，并严格控制接触途径，以防止发生差错

续表

目标	标准	衡量要素	解释
IPSG4 保证正确的病人、正确的部位、正确的操作/手术	医院要采取措施，确保正确的病人、正确的部位、正确的操作/手术	1. 医院要求手术部位的标记必须一目了然，并让病人参与标记过程。 2. 医院采取核对表或其他术前核对方法，以确保正确的手术部位、正确的手术程序、正确的手术病人、完整的病历资料及需要的设备都准备就绪，设备到位并能正常使用。 3. 整个手术团队要在手术/操作一开始就进行计时。 4. 共同制定制度或程序，建立统一的流程，确保正确的病人、正确的部位、正确的操作/手术。手术室以外的操作也应包括在内	医院中常会在手术时发生病人差错、部位差错或操作/手术差错。这些差错之所以发生，主要是由于手术团队成员之间未能充分有效沟通，在标记手术部位时没有病人的参与，以及在术前缺乏核对手术部位的程序。其他相关因素还包括未能对病人进行充分评估、病历记录不完整、医院文化导致手术团队成员之间不能有效沟通、书写笔迹潦草、使用不规范的缩写等。 医院应共同制定制度或程序，有效地解决这些问题。制度包括明确界定"手术"，至少要包括那些通过切除、替代、截肢、嵌入诊断和/或治疗性内镜来进行疾病诊断和治疗的所有操作或程序。制度要应用于任何执行这些操作的医院场所；采取循证的最佳模式，如联合委员会推荐的有关差错病人、差错部位、差错操作/手术的预防措施。 在预防措施中最重要的做法如下：①对手术部位进行标记；②术前进行病人核对；③手术操作一开始马上进行计时。 要让病人参与手术部位标记的过程，并立即进行标记。医院须使用统一标记，在病人清醒和有意识时，由操作/手术医生亲自完成手术标记。要尽可能确保该标记在手术准备（消毒后）、铺巾后，仍然清晰可见。在有单侧、多重结构（手指、脚趾）病灶部位、多平面部位（脊柱）的手术时都应做标记。术前病人核对的目的如下： （1）确认病人正确、部位正确、手术操作正确； （2）确认所有相关病历资料、影像和检查结果都已齐全，有合理的标识； （3）确认所需要的特殊仪器和/或体内植入物都已准备就绪。 计时旨在解决尚存的不清楚的问题。计时就在操作的地方（手术室、治疗室）、在即将开始操作前进行，整个手术团队全体参加。医院决定计时过程如何记录在案
IPSG5 降低医源性感染的风险	医院采取措施，降低医源性感染的风险	1. 共同制定制度或程序，降低医源性感染的风险。 2. 医院必须接受或采纳目前公开发表的或国际上公认的手部卫生指南。 3. 医院的手部卫生指导程序得到了有效实施	医院感染的预防控制对大多数医院而言具有挑战性。医疗护理中感染率增高是病人和医务人员都十分关注的问题。在医院的各个医疗护理单元中，医院感染都是共性的，如导尿管相关性尿路感染、血流感染和呼吸机相关性肺炎。 清洁的服务才是安全的服务，阻断这些医院感染的关键是正确的手卫生。国际上公认的手部卫生指南在 WHO、美国疾病预防与控制中心及其他多个国家和国际性组织的网站上都可以获得。 医院共同制定的制度或程序要阐明：医院接受或采纳目前已经公开发表并被公认的手部卫生指南，并在医院内实施这些指南

续表

目标	标准	衡量要素	解释
IPSG6 降低病人跌倒/坠床导致伤害的风险	医院采取措施，降低病人跌倒/坠床导致伤害的风险	1. 共同制定制度或程序，降低病人在医院中跌倒/坠床导致伤害的风险。 2. 当病人入院时，医院要评估其跌倒/坠床的风险，当病情变化、用药改变或其他相关情况发生变化时，要再次对患者跌倒/坠床的风险进行评估。 3. 医院对评估出的有跌倒/坠床风险的病人采取措施降低其风险。 4. 对措施的有效性进行监控，包括跌倒/坠床所致伤害的持续下降	住院病人跌倒/坠床是导致院内伤害发生的主要风险之一。根据医院服务的人群、提供的服务类型和设施条件，对病人跌倒/坠床的风险进行评估，并采取相应措施降低跌倒/坠床的风险，减少因跌倒/坠床导致伤害的风险。病人评估包括跌倒/坠床史、用药情况、饮酒史、检查步态和平衡能力、病人是否用支具等。医院根据相应的制度或程序，制定降低跌倒/坠床风险的措施，并予以实施

注：导尿管相关性尿路感染：catheter-associated urinary tract infection，CAUTI；美国疾病预防与控制中心：Center for Disease Control and Prevention，CDC；呼吸机相关性肺炎：ventilator associated pneumonia，VAP

资料来源：Joint Commission International. International patient safety goals. http://www.jointcommissioninternational.org/assets/3/7/JCI_Infographic_IPSG.pdf，2021-06-16

2. 美国患者安全目标

　　美国医疗机构评审联合委员会发布了 2020 年国家患者安全目标，包括 8 个不同的项目：针对门诊的患者安全目标；针对医院的患者安全目标；针对护理中心的患者安全目标；针对家庭护理的患者安全目标；针对化验室的患者安全目标；针对关键可及医院[critical access hospital，少于 25 张病床，方圆 35 英里（1 英里 ≈ 1 609.344 米）之内没有其他医院]的患者安全目标；针对门诊手术的患者安全目标；针对行为保健的患者安全目标。每一目标下所对应的细则有一定的差异，见表 1-3~表 1-10。

表 1-3　针对门诊的患者安全目标

患者安全目标	目标细则
准确识别患者身份	至少使用两种方法来识别患者。例如，使用患者的姓名和出生日期，这样做是为了确保每个病人都得到正确的药物和治疗
安全用药	在操作前，给未标记的药物贴上标签。例如，注射器、杯子和盆里的药品。在放置药品和供应物资的地方应该遵守这项原则
	对服用药物用于稀释血液的患者要格外小心
	记录并传递有关患者药物的正确信息。明确病人正在使用的药物，并将其与给病人的新药物进行比较。向患者提供他们需要使用的药物的书面信息，告知患者每次就诊时都需要带上最新的药物清单
预防感染	遵照疾病预防与控制中心或 WHO 的手部清洁指南。设定改善手部清洁的目标，以促进手部清洁有效改善
	使用经过验证的指南预防术后感染

续表

患者安全目标	目标细则
预防术中的差错	确保正确的手术在正确的患者身上和正确的身体部位进行
	对患者身体上需要手术的正确位置做好标记
	术前暂停一下，确保没有出现错误

资料来源：The Joint Commission. 2020 national patient safety goals. https://www.jointcommission.org/standards/national-patient-safety-goals/，2021-06-16

表 1-4　针对医院的患者安全目标

患者安全目标	目标细则
准确识别患者身份	至少使用两种方法来识别患者。例如，使用个人的姓名和出生日期，这样做是为了确保每位患者都能得到正确的药物和治疗
改善员工之间的沟通	及时把重要的检查结果递交给指定人员
安全用药	在操作前，给未标记的药物贴上标签。例如，注射器、杯子和盆里的药品。在放置药品和供应物资的地方应该遵守这项原则
	对服用药物用于稀释血液的患者要格外小心
	记录并传递有关患者药物的正确信息。明确病人正在使用的药物，并将其与给病人的新药物进行比较。向患者提供他们需要使用的药物的书面信息，告知患者每次就诊时都需要带上最新的药物清单
安全使用警报	进行改进，确保医疗设备上的安全警报能被听到并及时得到响应
预防感染	遵照疾病预防与控制中心或 WHO 的手部清洁指南。设定改善手部清洁的目标，以促进手部清洁有效改善
识别患者安全风险	降低自杀的危险
预防术中的差错	确保正确的手术在正确的患者身上和正确的身体部位进行
	对患者身体上需要手术的正确位置做好标记
	术前暂停一下，确保没有出现错误

资料来源：The Joint Commission. 2020 national patient safety goals. https://www.jointcommission.org/standards/national-patient-safety-goals/，2021-06-16

表 1-5　针对护理中心的患者安全目标

患者安全目标	目标细则
准确识别患者身份	至少使用两种方法来识别患者。例如，使用个人的姓名和出生日期，这样做是为了确保每位患者都能得到正确的药物和治疗
安全用药	对服用药物以稀释血液的患者要格外小心
	记录并传递有关患者药物的正确信息。明确病人正在使用的药物，并将其与给病人的新药物进行比较。向患者提供他们需要使用的药物的书面信息，告知患者每次就诊时都需要带上最新的药物清单
预防感染	遵照疾病预防与控制中心或 WHO 的手部清洁指南。设定改善手部清洁的目标，以促进手部清洁有效改善
预防患者跌倒	明确哪些患者存在跌倒风险。例如，患者是否服用了可能导致虚弱、头晕或困倦的药物，及时采取行动以防止这些患者跌倒
预防褥疮	明确哪些患者存在褥疮风险。采取行动以预防这些患者发生褥疮。定期检查患者是否发生褥疮

资料来源：The Joint Commission. 2020 national patient safety goals. https://www.jointcommission.org/standards/national-patient-safety-goals/，2021-06-16

表 1-6　针对家庭护理的患者安全目标

患者安全目标	目标细则
准确识别患者身份	至少使用两种方法来识别患者。例如，使用个人的姓名和出生日期，这样做是为了确保每位患者都能得到正确的药物和治疗
安全用药	记录并传递有关患者药物的正确信息。明确病人正在使用的药物，并将其与给病人的新药物进行比较。向患者提供他们需要使用的药物的书面信息，告知患者每次就诊时都需要带上最新的药物清单
预防感染	遵照疾病预防与控制中心或 WHO 的手部清洁指南。设定改善手部清洁的目标，以促进手部清洁有效改善
预防患者跌倒	明确哪些患者存在跌倒风险。例如，患者是否服用了可能导致虚弱、头晕或困倦的药物，及时采取行动以防止这些患者跌倒
识别患者安全风险	明确吸氧的患者是否存在风险。例如，患者家里可能发生火灾

资料来源：The Joint Commission. 2020 national patient safety goals. https://www.jointcommission.org/standards/national-patient-safety-goals/，2021-06-16

表 1-7　针对化验室的患者安全目标

患者安全目标	目标细则
准确识别患者身份	至少使用两种方法来识别患者。例如，使用个人的姓名和出生日期，这样做是为了确保每位患者都能得到正确的药物和治疗
改善员工之间的沟通	及时把重要的检查结果递交给指定人员
预防感染	遵照疾病预防与控制中心或 WHO 的手部清洁指南。设定改善手部清洁的目标，以促进手部清洁有效改善

资料来源：The Joint Commission. 2020 national patient safety goals. https://www.jointcommission.org/standards/national-patient-safety-goals/，2021-06-16

表 1-8　针对关键可及医院的患者安全目标

患者安全目标	目标细则
准确识别患者身份	至少使用两种方法来识别患者。例如，使用个人的姓名和出生日期，这样做是为了确保每位患者都能得到正确的药物和治疗
改善员工之间的沟通	及时把重要的检查结果递交给指定人员
安全用药	在操作前，给未标记的药物贴上标签。例如，注射器、杯子和盆里的药品。在放置药品和供应物资的地方应该遵守这项原则
安全使用警报	进行改进，确保医疗设备上的安全警报能被听到并及时得到响应
预防感染	遵照疾病预防与控制中心或 WHO 的手部清洁指南。设定改善手部清洁的目标，以促进手部清洁有效改善
识别患者安全风险	降低自杀的风险
预防术中的差错	确保正确的手术在正确的患者身上和正确的身体部位进行
	对患者身体上需要手术的正确位置做好标记
	术前暂停一下，确保没有出现错误

资料来源：The Joint Commission. 2020 national patient safety goals. https://www.jointcommission.org/standards/national-patient-safety-goals/，2021-06-16

表 1-9　针对门诊手术的患者安全目标

患者安全目标	目标细则
准确识别患者身份	至少使用两种方法来识别患者。例如，使用个人的姓名和出生日期，这样做是为了确保每位患者都能得到正确的药物和治疗
安全用药	在操作前，给未标记的药物贴上标签。例如，注射器、杯子和盆里的药品。在放置药品和供应物资的地方应该遵守这项原则
安全用药	记录并传递有关患者药物的正确信息。明确病人正在使用的药物，并将其与病人的新药物进行比较。向患者提供他们需要使用的药物的书面信息，告知患者每次就诊时都需要带上最新的药物清单
预防感染	遵照疾病预防与控制中心或 WHO 的手部清洁指南。设定改善手部清洁的目标，以促进手部清洁有效改善
预防术中的差错	确保正确的手术在正确的患者身上和正确的身体部位进行
预防术中的差错	对患者身体上需要手术的正确位置做好标记
预防术中的差错	术前暂停一下，确保没有出现错误

资料来源：The Joint Commission. 2020 national patient safety goals. https://www.jointcommission.org/standards/national-patient-safety-goals/，2021-06-16

表 1-10　针对行为保健的患者安全目标

患者安全目标	目标细则
准确识别患者身份	至少使用两种方法来识别患者。例如，使用个人的姓名和出生日期，这样做是为了确保每位患者都能得到正确的药物和治疗
安全用药	记录并传递有关患者药物的正确信息。明确病人正在使用的药物，并将其与给病人的新药物进行比较。向患者提供他们需要使用的药物的书面信息，告知患者每次就诊时都需要带上最新的药物清单
预防感染	遵照疾病预防与控制中心或 WHO 的手部清洁指南。设定改善手部清洁的目标，以促进手部清洁有效改善
识别患者安全风险	降低自杀的风险

资料来源：The Joint Commission. 2020 national patient safety goals. https://www.jointcommission.org/standards/national-patient-safety-goals/，2021-06-16

3. 中国患者安全目标

CHA 自 2006 年起发布《中国医院协会患者安全目标》，2019 年版的中国患者安全目标如表 1-11 所示。目标一：正确识别患者身份；目标二：确保用药与用血安全；目标三：强化围手术期安全管理；目标四：预防和减少健康保健相关感染；目标五：加强医务人员之间的有效沟通；目标六：防范与减少意外伤害；目标七：提升管路安全；目标八：鼓励患者参与患者安全；目标九：加强医学装备安全与警报管理；目标十：加强电子病历系统安全管理。

表 1-11　中国患者安全目标

患者安全目标	目标细则
目标一：正确识别患者身份	严格执行查对制度，确保对正确的患者实施正确的操作和治疗。识别时应至少使用两种标识确认患者身份，如姓名、病案号、出生日期等，但不包括患者的床号或病房号
目标一：正确识别患者身份	在实施输血、特殊用药等关键治疗时，应采用双人核对识别患者身份

续表

患者安全目标	目标细则
目标一： 正确识别患者身份	对术中患者、精神疾病、意识障碍、语言障碍等特殊患者，应有身份识别标识（如腕带、床头卡、指纹等）
	鼓励应用条码扫描、人脸识别等身份信息识别技术，但仍需口头查对
	加强新生儿身份识别管理
目标二： 确保用药与用血安全	规范药品管理流程，对高警示药品、易混淆（听似、看似）药品有严格的贮存、识别及使用要求
	严格执行麻醉药品、精神药品、医疗用毒性药品、放射性药品等特殊药品，以及药品类易制毒化学品、抗肿瘤药物的使用与管理规范
	规范临床用药医嘱的开具、审核、查对、执行、点评制度及流程，制定并执行药物重整制度及流程
	建立和实施抗菌药物管理的诊疗体系和技术规范
	制定并严格执行静脉用药调配中心操作规范、审核、查对、安全配送制度与流程
	建立并严格执行储血、配血、发血、输血制度和流程，落实输血前指征评估和输血后效果评价，实行输血信息系统全流程管理
目标三：强化围手术期 安全管理	制定并实施择期手术（包括日间手术）必要的术前检查与评估，加强围手术期相关学科协作，强化术前、麻醉前病情评估及术后访视等制度的规范落实
	制定并实施统一的手术及有创操作的部位标识流程，由实施手术的医生标记手术部位，标记时应在患者清醒和知晓的情况下进行，并将其纳入术前核对流程予以执行
	建立手术安全核查及手术风险评估制度和流程，落实 WHO 手术安全核对表，并提供必需的保障与有效的监管措施
	预防性抗菌药物选择与使用应符合相关规范
	加强围手术期疼痛管理
	加强孕产妇安全分娩管理，实施 WHO 安全分娩核查表实践指南
	建立完整的标本采集、标识、运输、交接和报告制度，实现标本全流程可追溯管理
目标四：预防和减少健康保健相关感染	建立健全医院感染管理组织体系与制度，落实医院感染监控指标并持续改进
	提高医务人员手部卫生依从性，为执行手部卫生提供必需的设施和有效的监管
	使用合格的无菌医疗用品，遵循无菌操作要求。确保安全注射。安全处理医疗废物
	建立抗菌药物管理和监测机制，制定多重耐药管理制度
	落实呼吸机相关肺炎、血管导管相关感染、导尿管相关尿路感染等器械相关感染的防控措施，加强相应感染监测与反馈
	开展手术部位感染目标性监控，落实相应预防措施
目标五：加强医务人员之间的有效沟通	建立医务人员间有效沟通机制，规范信息交接流程，保障相关医疗照护措施落实到位
	加强跨专业协作，倡导多学科诊疗模式，为医务人员提供多种沟通方式和渠道，提升团队合作能力
	建立健全临床"危急值"报告制度，规范并落实操作流程
	建立不良事件自愿报告及强制性报告的制度和流程，倡导从错误中学习，构建公正的患者安全文化
	合理配置人力资源，关注医务人员的劳动强度对患者安全的影响
	防范医院暴力，确保"安全的人员"在"安全的环境"中执行"安全的医疗照护"
目标六：防范与减少意外伤害	加强高风险意外伤害人群管理，制定相关风险防范应急预案
	落实跌倒、坠床、压力性损伤、走失等意外事件的风险评估

续表

患者安全目标	目标细则
目标六：防范与减少意外伤害	识别具有自我攻击风险的患者，评估自我伤害、拒绝饮食、自杀倾向等行为，制定相应防范措施和应急处置预案
	完善意外伤害的报告及处置流程，有效降低伤害程度，改进相关风险防范能力
	加强对患者及其家属意外伤害防范的教育
目标七：提升管路安全	建立管路安全的管理制度和风险评估流程
	建立管路事件的监测流程，及时处置管路事件，减少对患者的伤害
	建立管路事件的报告流程并鼓励主动上报，对管路事件的发生原因及时进行分析和改进，有效减少管路事件的发生
	落实非计划拔管风险防范措施，建立相应防范和处置预案，并进行有效演练
	加强对医务人员管路安全的培训，鼓励和教育患者及其家属主动参与管路安全管理
目标八：鼓励患者参与患者安全	提高医务人员对患者参与医疗照护过程重要性的认识，及时有效地与患者及其家属进行信息沟通
	为患者提供多种方式与途径参与医疗照护过程，协助其正确理解与选择诊疗方案
	鼓励患者及家属主动参与患者身份识别、手术操作部位确认、输液输血、药物使用、患者转运等诊疗过程
	引导患者就诊时提供真实病情和相关信息，注重保护患者隐私
	为患者提供多种形式的患者安全教育培训，帮助和指导患者建立更好的健康意识，提升健康素养
目标九：加强医学装备安全与警报管理	建立医学装备安全使用与管理制度。确保急救和生命支持类设备的及时性、可用性和安全性
	建立医学装备安全使用的培训计划，加强对相关医务人员的培训和考核
	加强对医疗设备警报的管理，提升警报管理意识，制定警报设置制度和规范及警报响应和处置流程
	鼓励监测并上报医学装备相关不良事件，鼓励评价医学装备的安全性和有效性
目标十：加强电子病历系统安全管理	加强医院电子病历系统的安全等级管理
	加强对电子病历系统的培训，有效避免电子病历系统的使用错误
	加强电子病历系统的登录和使用者权限管理，强化患者隐私保护
	确保录入内容的标准、完整及准确，避免复制、粘贴所致的错误
	建立电子病历用药医嘱的闭环管理，建立电子病历用药医嘱知识库，利用诊断、检验结果进行细致核查和有效提示，并将处方评价的结果及时反馈至临床医生

注：手术部位感染：surgical site infection，SSI

资料来源：中国医院协会. 中国医院协会患者安全目标（2019 版）. 中国卫生，2019，（12）：57，58

　　与国际患者安全目标相比，中国的患者安全目标是对国际患者安全目标的细化并在此基础上增加了新的内容。在患者身份识别、手术安全、用药安全、医院感染、沟通、降低患者坠床方面中国的患者安全目标与国际安全目标一致，同时也增加了危急值的管理、安全事件的报告、医学装备和安全信息系统管理、鼓励患者参与等目标。与美国的患者安全目标相比，中国的患者安全目标针对的是整个医疗系统，而并非如美国针对具体的项目进行目标设定。

六、患者安全的分析工具

患者安全是医疗服务提供中整体质量提升的一部分，患者安全事故对于治疗结果、生活质量以及医疗保健的效益和效率都会产生极大的影响，同时也会导致极大的不公平性，因此患者安全不仅是临床问题，也是人类问题、经济问题、系统问题、公共健康问题[①]。世界范围内有许多方法、工具、资源致力于提升患者安全，更多地强调方式的重要性，尤其强调如何创造必要的条件保证一系列活动都是在合适的环境下进行，同时也有强调全过程监管已发现的问题。

1. 失效模式与效应分析法

1）失效模式与效应分析法概述

失效模式与效应分析（failure mode and effects analysis，FMEA）法起源于 20世纪 60 年代中期美国的航天工业公司。FMEA 是一种基于团队的、系统的、前瞻性的分析方法，主要探讨系统内潜在失效的原因及发生失效时对系统、亚系统所造成的影响，并针对系统潜在问题提出适当的预防措施或改进方案，是持续的质量改进过程[②]。它强调的是"事前预防"，对各种可能的风险进行评价、分析，将缺陷消灭在摇篮之中，从而能够降低不良事件后期用来弥补错失的成本。FMEA 广泛用于航空、航天、汽车和医疗设备等工业领域。

2）FMEA 的特点[③]

（1）规范性。FMEA 有着规定的程序。经典的 FMEA 包括五个基本步骤：第一，确定要研究的主题；第二，组建一个多学科综合性团队；第三，绘制流程图；第四，进行危害分析；第五，制定并执行改善措施及评价结果。

（2）前瞻性。FMEA 的焦点放在整个流程，强调的是"事前预防"，不同于根因分析将焦点放在发生事件上的"事后纠正"，作为一种风险管理工具，能前瞻性地发现流程中潜在的漏洞，使医疗保健管理者能"因病施治"，充分发挥系统防御对缺陷的屏蔽功能。

（3）系统性。FMEA 是一种流程的改进，强调过程的连续性及各环节之间的相互促进与制约。通过将潜在风险辨识、风险评价、风险应对、风险监控环节前后关联，具有严密的因果关系和逻辑性，可以较好地找出存在的问题，实现对流程路径的优化。

① WHO. Patient safety tool kit. https://apps.who.int/iris/handle/10665/195709，2015.

② Latino R J，Flood A. Optimizing FMEA and RCA efforts in healthcare. Heaths Risk Manage，2004，24（3）：21-28.

③ 梅思娟. 运用医疗失效模式与效应分析降低 PICC 脱出发生率的研究. 南京中医药大学硕士学位论文，2012.

（4）量化风险。通过确定风险事件风险值，量化潜在的风险，将复杂的医疗风险分级，从而在过程管理中抓住重点及关键流程，明确风险改进的目标，使资源分配和管理更有效。

FMEA 在医疗领域可以应用为医疗失效模式与效应分析（healthcare failure mode and effect analysis，HFMEA）。HFMEA 是由美国退伍军人事务部（United States Department of Veterans Affairs，VA）和国家患者安全中心共同开发的更适用于医疗行业的风险管理模式。HFMEA 是保障患者安全的工具[①]，能够为风险管理者提供机会，通过找出并矫正失效因子，防范差错于未然。HFMEA 最早应用于美国退伍军人医院系统，用以评估患者安全相关的流程。

3）FMEA 的基本步骤

FMEA 在医疗风险管理中的应用已备受肯定。美国医疗机构评审联合委员会于 2001 年首先提出，要求每家评审合格的医院以最频繁发生的警戒事件信息为基础，每年至少进行一次前瞻性风险评估[②]。从 2003 年起每所医院需实行 FMEA，将改善风险流程列为标准，以期在医疗风险事件发生之前对其进行预测评估，并采取相应的应对措施，从而有效降低医疗风险事件的发生。此后，美国医学物理学家协会及国际标准化组织技术委员会都推荐将 FMEA 作为医疗工作中高风险程序的前瞻性风险分析方法。

FMEA 步骤在具体实施过程中某些细节性的方法并不是完全相同的，但是该方法在整体上应遵循五个基本的步骤。

步骤一：制定主题。明确要解决的问题及目标。

步骤二：组建团队。FMEA 应用于医疗领域，而医疗行业分科较细，不同医学分科所涉及的内容不一样，但是维护患者安全是一个系统性的问题，需要不同医学学科之间的相互协作。所以，用 HFMEA 分析患者安全问题的团队成员需要来自医疗卫生机构的多个部门，注重跨学科之间的相互协作。

步骤三：分析流程。作为前瞻性的分析工具，HFMEA 不是在不良事件发生后来进行分析，而是在事件发生之前分析风险点。所以，对于事前分析，需要所有团队成员结合自己的专业知识和日常工作流程，分析在达到既定目标过程中的所有作业流程，以便为后期的风险点分析做准备。

步骤四：进行危害分析。在步骤三的基础之上，针对各个工作流程，尽可能设想流程执行过程中可能会发生的患者伤害。

步骤五：拟订行动计划与结果评价。根据不同环节中存在的风险提出相应的

---

① Barker D，Berry M，Driver J，et al. Strategies and tips for maximizing failure mode and effect analysis in an organization. Journal of Healthcare Risk Management，2010，22（3）：9-12.

② Duwe B，Fuchs B D，Hansen-Flaschen J. Failure mode and effects analysis application to critical care medicine. Critical Care Clinics，2005，21（1）：21-30.

改进措施。

下面列举了 FMEA 在预防患者跌倒中的应用①。

（1）明确要解决的问题是预防患者跌倒，减少患者跌倒风险。

（2）组建 FMEA 小组，形成多部门参与的跌倒管理体系。由护理部主导，医疗、药剂、设备、后勤、信息、质控等多部门负责人组成的 FMEA 小组，形成跌倒管理团队，制定工作职责。

（3）绘制流程图。FMEA 小组成员通过讨论分析列出跌倒流程管理的 4 个主流程。

跌倒评估：首次评估；病情变化评估。

跌倒教育：患者及家属教育。

跌倒预防：安全的设施；安全的环境；医疗服务提供者的预防；运转安全。

跌倒处置：患者自救；医疗服务提供者的处置；事件上报。

（4）评估潜在的失效模式和潜在原因，进行风险分析。小组人员对 4 个主流程中可能出现的失效模式和潜在的原因、可能导致的潜在后果进行讨论，罗列出潜在原因和后果，并根据 HFMEA 危害指数矩阵制定风险分析评估表，进行评分，对危害指数进行汇总分析，按分值列举出几项高风险子流程和失效模式，制订行动计划。

（5）多部门共同落实改进行动计划。预防跌倒是一项系统工程，需要医师、护士、后勤服务和家属的共同参与。

2. RCA

1）RCA 概述

RCA 是一种回溯性失误分析方法，起源于美国，最早应用在航空安全、核工业等领域，之后应用于各行业。JCI 要求参加评审的医院建立医疗不安全事件 RCA 机制，及时分析医疗不安全事件的根本原因，并进行有效整改，从而实现医疗质量的持续改进。

RCA 的理论基础来源于瑞士乳酪理论，即系统可以看成一个多层的瑞士乳酪，每一层乳酪代表一个环节，也就是一道防线，上面散布着大小不一的洞，表示该环节的漏洞（即潜在失误）。光线能够穿过多层乳酪上的洞，意味着在一系列潜在失误的共同作用下，最后导致差错事件的发生②。RCA 的核心理念如下：

---

① 戴月琴，金友红，缪科，等. 失效模式与效应分析在降低住院患者跌倒伤害率中的应用. 中华现代护理杂志，2018，24（33）：4022-4026.

② Williams P M. Techniques for root cause analysis. Baylor University Medical Center Proceedings，2001，14（2）：154-157.

分析整个系统及过程而非个人执行上的过错与责任，找出预防措施，制订可执行的计划，避免类似事件再次发生，从而营造一种安全文化。RCA 有以下一些优势[①]：①改变了过去只针对具体事件，治标不治本的缺点；②帮助医院找出操作流程和系统设计上的风险或缺陷，并采取正确行动；③通过同行间的资料分享和经验交流，可预防未来不安全事件的发生；④可了解医院缺少哪些资料，从而帮助医院建立健全医疗不安全事件资料库。

在医院，以下事件通常应用 RCA 进行分析：①警讯事件；②造成严重后果的不安全事件，即风险评估为一级或二级的事件；③归因为系统问题的事件（利用决策树进行判断）；④有特殊学习价值的事件；⑤风险评估为三级或四级但发生频率高的事件（用整合型 RCA）；等等。

RCA 中有关问题应包括以下几条：该不良事件的原因是什么。事件的原因是否与人力资源、环境管理、领导力或沟通等问题相关。是否已经找出了所有可能的根本原因。可能的根本原因之间如何关联。纠正或去除可能的根本原因是否会防止该不良事件的再次发生。如果不会，当不良事件再次发生时，应采取什么措施保护患者免受伤害。

2）RCA 常用工具包

RCA 常用工具包如下：因果图；头脑风暴法；因果分析——鱼骨图；因果分析——WHY-WHY 图。

因果图是一种描述一个结果和所有可能对它有影响的原因之间的关系的方法，其步骤包括：定义问题，作图，描述所有相关的任务，复核图表，确定纠正行动。

头脑风暴法是揭示所有可能的原因和所有的选择方案并导出纠正措施的最有效的一种方法。头脑风暴法的规则如下：决不批评任何一个想法；快速地写下每个想法并保持思维流畅；鼓励在他人的意见的基础上提出想法；鼓励发散性的思考；将规则张贴在团队成员都能看见的地方。指派一个记录员将各种想法写在纸上，要使讨论充满乐趣，记住即使愚蠢的想法也可能引发他人想到一个有用的点子。

1953 年，日本管理大师石川馨先生提出了一种把握结果（特性）与原因（影响特性的要因）的极方便而有效的方法，是一种发现问题"根本原因"的方法，是一种透过现象看本质的分析方法，故名"石川图"。因其形状很像鱼骨，也称为"鱼骨图"或者"鱼刺图"。

主要步骤如下：

步骤一：清楚地陈述问题或目标。

步骤二：确认 3~6 个主要的原因类别。

步骤三：运用头脑风暴法在每个类别下填写原因，并将每个原因联系到主要

① 盛文佳，金可可，曹艳佩，等. 根本原因分析法实践研究. 中国卫生质量管理，2011，18（1）：20-22.

类别上去。

步骤四：针对每个原因思考可能对其起作用的因素，把这些因素放在从原因出发的一条线上。

步骤五：讨论每个因素如何对某个原因起作用，将该信息列在原因旁边。

步骤六：对最可能的原因达成一致，将它们圈出来，寻找重复出现的原因。

步骤七：统一将采取的步骤，以收集数据确认原因或采取纠正措施消除原因。

图1-3是利用鱼骨图对"静脉输注液浪费"这一问题进行的分析。

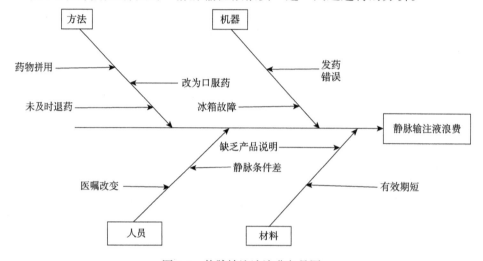

图 1-3　静脉输注液浪费鱼骨图

因果分析——WHY-WHY 图是一种简单却有效的方法，通过层层分解原因找出导致一个问题不断发生的根本原因，主要包括：选择问题，该问题为何出现，那些原因为何发生，找出最重要的原因（可能不止一个）。基本步骤如下：

步骤一：确定问题或目标，把它写在图的最左边的一个方框内，要确保所有成员都知道这个问题或目标。

步骤二：确定原因或任务，写在方框的右边的分枝上。

步骤三：继续阐明原因或任务，并在右边画上新的分枝。

步骤四：重复上述步骤直到每个分枝到达它的逻辑终点。

步骤五：检查树状图，确定是否需要增加其他信息或者在层次上是否有欠缺的地方。

步骤六：制订行动计划。

3）RCA 的基本步骤

步骤一：组成团队。根据事件的不同，RCA 工作小组成员组成也有所不同。对于严重的不安全事件或警讯事件，工作小组成员应包括相关流程的一线工作人员、RCA 指导、具备事件相关专业知识且能够主导团队运作的主管等。成员应具有优秀的分析技巧，有批判性观点，态度客观，以 3~4 人为宜，最好不超过 10人。与事件最直接的关系人，应慎重考虑是否将其纳入。

步骤二：调查事件与确认问题，找出直接原因。事件相关资料的收集包括：目击者的说明和观察资料、物证和书面文件等。相关资料最好在事件发生后尽快收集，以免忘记重要细节。还原事件经过的方法有叙事时间表、时间表、时间序列表、时间-人员表和因果图（鱼骨图）等。发掘问题的方法有头脑风暴法、书面头脑风暴法、差异分析法和名义团体法等。确认问题时，需问：出现何种问题（what）、在何处发生（where）、在何时发生（when）、如何发生（how）及达到何种程度（extent），并确认事件发生的先后顺序。然后根据鱼骨图、原因树和推移法等方法找到事件发生的直接原因。

步骤三：确认根本原因。如何从众多的直接原因中发掘出根本原因呢？要问3 个问题：第一，当这个原因不存在时，问题还会发生吗？第二，如果这个原因被纠正或排除，问题还会因为相同因素而再次发生吗？第三，原因纠正或排除以后，还会导致类似事件发生吗？如果答案为"是"，为直接原因；如果答案为"否"，则为根本原因。确认根本原因的关键在于能够清楚看出原因与结果的关系。需要注意，对于人为因素和流程差异的原因应继续往上追溯原因，如流程执行失败，可以进一步探讨流程设计的合理性和严密性。

步骤四：制订并执行改进计划。对于根本原因和直接原因，制订可行的改进计划，并贯彻执行。同时，应设立若干指标，监测系统在改进计划实施前后的变化，以评价改进计划的效果。制订改进计划时应遵循以下原则：简单化；以事实为依据；让员工、病人和家属共同参与；列出所有建议及其优先级次序；考虑可行性及成本效益；考虑可转移性。改进计划的制订和执行可采用 PDCA[①]循环法。

4）FMEA 与 RCA 的区别

FMEA 是一种预防型质量管理方法，其通过系统地判定单个部件或过程的潜在失效模式，估计失效对于结果或产品性能的可能影响，评价风险大小并进行排序，用于判别增加适当的预防措施是否能够将风险降至最低。

RCA 是在进行风险管理时对已发生的事件进行回顾性调查，然后制定相应的规章制度与考核要求去规范人们的行为，防止类似事件再发生。RCA 是一个发现和消除根本原因的过程，能够有效防止这些问题的再发生[②]。两者异同见表 1-12。

---

① PDCA：plan（计划）、do（实施）、check（检查）、action（行动）。

② 梅思娟. 运用医疗失效模式与效应分析降低 PICC 脱出发生率的研究. 南京中医药大学硕士学位论文, 2012.

表 1-12　RCA 和 FMEA 的异同点①

分析工具	相同点	不同点
RCA（根因分析）	为非统计性方法 主要目的是减少患者伤害， 找到造成伤害的情况	事后反应型 焦点放在发生后的事件上 易有事后分析偏差 思路：为什么……
FMEA（失效模式与效应分析）		前瞻性 焦点放在整个流程上 较无偏差 思路：若这样，则……

3. 追踪法

1）追踪法概述

追踪法也称追踪方法学，是近年来国际医院评审中应用的一种方法，是 JCI 设计的新的评价方法，2006 年开始应用于 JCI 评价。追踪法强调以患者为中心，通过患者的就医过程，重点评价医院内部各部门、各专业之间的沟通与合作是否满足患者的医疗需要，所提供的医疗服务质量与安全是否达到高标准的要求，最终使患者获得优质的医疗护理服务，是一种科学性、先进性、实用性强的管理方法。

追踪法具有以下的特点：

（1）以"患者"的视角来评价医院；

（2）追踪的关键是现场调查方式的灵活性；

（3）注重利用信息系统和数据的客观性。

追踪法分为个案追踪和系统追踪①。个案追踪，即患者追踪或客户追踪，是指通过选定某特定患者就诊路线为追踪路径进行追踪检查，以患者经历的就诊感受追查该患者从入院到出院所接受的所有医疗服务活动，用来评价医疗机构对各种质量与安全管理制度与流程的落实程度、医院服务的各部门的衔接配合的连贯性及学科综合实力；系统追踪是在个案追踪的基础上，把整个医疗机构的高风险流程或项目作为重点关注内容进行关注，重点考察各部门单位之间围绕一个共同目标的协同工作情况，重点评价医院的组织系统功能是如何实现的以及实现的程度②。

在医疗机构评审时，两种追踪方法同时进行，互为补充，个案追踪（水平状—横断面—起伏式）侧重于考察沟通和协调；系统追踪（垂直状—纵断面—钟摆式）侧重于考察落实与执行。系统追踪与个案追踪相似，其调查可能包括参观

---

① 董军，刘亚平，周亚春. 追踪方法学在医院评审中护理管理的策划与实例分析. 中国医院，2012，16（3）：11-14.

② 金丽萍，王宁，宁永金，等. 追踪方法学在护理安全管理中的应用. 中国医院，2012，16（5）：47-49.

与流程直接相关的科室或区域。系统追踪一般会涉及以下几个问题[①]：

（1）贯穿整个医疗机构的流程，包括风险点的确定以及处理它们的方式，关键活动的整合。

（2）程序涉及的部门和员工之间的交流与协调。

（3）需要改进区域的优缺点以及所能采取的措施。

（4）需要在调查活动后进一步探究的问题。

（5）标准依从性的线性评估。

（6）合适的教育。

评审者应用追踪法，按照患者在医院就诊期间在各科室的路线，感受各部门之间医务人员与医院系统及流程之间的关系，发现潜在问题。追踪法能帮助评审者发现：医院服务流程中影响服务质量的风险及危害患者、医护人员及系统其他工作人员的潜在隐患，发现威胁患者安全的地方，从而防患于未然。追踪法能使评审专家运用信息和数据更客观地评估医院的日常功能运行、流程执行情况，从检查中发现问题，然后评价追踪医院评审标准中的检查要点或评价要素是否符合医院评审标准的要求。

2）追踪法的基本步骤

以下是追踪法的基本步骤，可以用来对运行情况进行自测，并提出评价和做出必要的改进[②]。

步骤一：明确要追踪的目标和内容。

步骤二：挑选目前正在医疗机构接受多科室治疗的患者，并且考虑哪些医疗机构系统或者流程需要为这些患者提供必需的服务。

步骤三：选择一个公开的患者记录样本，设计记录表格。选择在医疗机构的不同领域接受医疗护理服务的患者有助于检查医疗机构范围内的流程和医疗护理服务的连续性。

步骤四：计划追踪调查。这个过程包括列出患者接受的医疗服务所覆盖的学科和领域、适用的 JCI 标准、患者安全国际目标以及相关人员。

步骤五：进行追踪调查。指定一个熟悉 JCI 标准的人来参观模拟追踪调查覆盖的领域，回顾记录，与员工访谈和进行随访。

步骤六：分析结果来确定需要改进的领域。从模拟追踪调查收集得到的数据可以用来确定趋势和改进努力的优先级别。

3）追踪法的应用

追踪法是医疗卫生领域促进患者安全的重要工具，在国际上得到广泛的应用。它通过系统的跟踪检查，发现医疗过程中潜在的问题，加强医护人员的责任

① 姜保国，英立平，张俊. 患者安全：医疗救治的核心（国际版）. 北京：北京大学医学出版社，2008.

意识，自觉减少个人差错，有效地规范临床的各项工作，促进患者安全。同时，追踪法通过对临床过程的管理，体现了临床人文关怀，重视患者价值，真正实现以患者为中心，同时促进医患和谐。追踪法成为 JCI 评价中重要的评价方法，在手术部位预防感染、预防用药差错等不良事件的管理中发挥着重要作用。

追踪法在手部卫生管理中的应用[①]：

（1）明确手部卫生追踪的内容。

（2）组建追踪检查小组，包括临床科室的医师及护士、医院感染科专家等。选择部分患者，包括严重创伤患者、使用抗生素患者等。

（3）设计表格。其包括基本信息、入院时间、诊断情况、治疗手段、医护人员洗手情况、病原菌送检情况及次数、床单消毒清洁次数、患者医疗废弃物处理情况等，每位患者发放一份检查表，连续追踪 1 周。

（4）制订追踪计划和环节。其包括接触患者前后、接触患者分泌物前后、摘除手套前后、接触患者使用过的物品前后、从患者污染部位转到清洁部位实施操作时，这几个操作环节必须清洗手部。

（5）实施追踪。查看医护人员手部卫生执行情况，清洁消毒流程；跟随医生查房，观察医院感染控制措施执行情况；追踪患者隔离及防护用品情况；追踪患者标本送检及抗菌情况。

（6）追踪完成后对追踪过程中发现的问题进行反馈、讨论，提出持续质量改进措施。

七、患者安全发展趋势：让医疗服务更安全[②]

1. 患者安全：全球共同关注的话题

患者安全是医疗保健的基本原则，许多高收入国家的研究表明，在获得医疗保健期间许多患者受到伤害，包括永久的伤害、住院时间延长或者死亡等。最新研究表明，用药差错在美国是第三大致死因素，在英国，平均每 35 秒就会报告一起患者伤害事件。同样，在中低收入国家，医务人员缺乏、拥挤的卫生机构等各种不确定因素的混合，导致患者安全事故层出不穷。

脆弱的安全和质量文化阻碍了医疗服务的流程，削弱了卫生保健系统服务提供的能力，导致不安全的医疗保健。对于提供医疗保健服务的机构来说，保证患

---

① 贾延芳，张凌云，胡浪静. 系统追踪法在手术室护士手部感染防控管理中的应用. 全科护理，2018，16（1）：90-92.

② WHO. Patient safety: making health care safer. https://www.who.int/publications/i/item/patient-safety-making-health-care-safer, 2017.

者的安全是一个高度关注的问题，不是某一个国家的问题，而是世界范围内共同的问题。医疗保健的安全现在也是全球关注的重大问题之一。不安全和低质量的医疗服务导致健康结果减少，甚至导致患者受到伤害。积极参与患者安全治理的国家经验表明，虽然医疗系统在国与国之间存在差异，但对于患者安全的影响因素及其解决办法是相同的。在一个安全的环境中提供治疗和护理，预防医疗服务造成的伤害是每个国家优选的做法。

在复杂、压力不断增大且迅速变化的环境中提供更安全的服务是医疗保健面临的最大挑战，许多医疗程序在此类环境下开始出错。在患者安全领域最重要的挑战就是如何在患者获得治疗和护理时去预防伤害，尤其是"杜绝伤害"。所有的可预防差错能够也应该被杜绝。因此，为了提供高质量的医疗服务，每一位患者的安全都应该得到优先的重视。

目前大多数关于患者安全的研究都是在发达国家针对不同医院医疗保健的研究，这些研究表明不良事件大约达到 10%，但对于发展中国家的数据较少。另外，对于初级保健、长期护理、精神健康保健中的患者安全问题的研究较少。WHO 患者安全国际联盟组建了一支国际化的专家团队来识别患者安全研究的优先领域，采用三阶段德尔菲法来识别优先研究的领域并对选择后的领域进行排序。

风险降低战略的成本效果（cost effectiveness of risk reducing strategies）是所有国家面对的共同问题；识别和检验地方调适政策的成本效果（identify and test the cost effectiveness of locally adapted solutions）对发展中国家来说是最重要的；对发达国家来说缺乏沟通与协调（包括跨组织协调和不连续性）[lack of communication and coordination（including coordination across organizations and discontinuity）]是排位最前的优先研究领域。仅在发达国家需要研究的问题主要如下：在设计和操作过程中缺乏人为因素考虑的程序（procedures that lack human factors consideration built into design and operation）、健康信息技术/信息系统（health information technology/information systems）、患者在形成研究议程中的角色（patients' role in shaping the research agenda）、在设计和操作过程中缺乏人为因素考虑的设备（devices that lack human factors consideration built into design and operation）、药物不良事件/药物差错（adverse drug events/drug errors）。仅在发展中国家需要研究的问题包括：假冒和不合格药品（counterfeit and substandard drugs）、孕产妇及新生儿保健（maternal and newborn care）、安全注射（safe injection practices）、不安全输血（unsafe blood practices）。在发展中国家研究的优先领域包括：识别、发展、检验地方有效的、可负担的方案（identifications，development，and testing of locally effective and affordable solutions）；能力不足、培训以及技能问题（inadequate competences，training and skills）；医疗保健相关

的感染（healthcare associated infections）；患者安全问题的范围和性质（extent and nature of problem of patient safety）；缺乏适当的知识和知识的转移（lack of appropriate knowledge and transfer of knowledge）[①]。

2. 制定患者安全指导方针和工具，培养保障安全的能力

1）组织患者安全教育与培训

《多专业患者安全课程指南》（*Multi-professional Patient Safety Curriculum Guide*）这一书籍已成为提升患者安全教育的核心工具，WHO近期计划在这一书籍的基础上制定国际患者安全在线课程为医疗专家培养患者安全的能力，并正在建立教育委员会网络，用以促进专业医疗人员的培训和全球患者安全课程的实施。

2）构建患者安全领导能力框架

WHO在患者安全领域的战略目标是为患者安全提供全球的领导以及利用知识、专家和创新来提升医疗保健背景下患者的安全。WHO在全球范围内的独一无二的召集作用成为患者安全提升以及在国际范围内合作、成员国之间的参与和协调的媒介。2002年开始，全球和各地区层面都在致力于患者安全的提升。WHO通过提供领导、确定优先事项、召集专家、促进协作和建立网络、发布指导、促进变革和建立能力以及监测趋势，在全世界形成患者安全议程方面发挥了重要作用。将患者放在更安全医疗服务战略的中心，在患者安全方面的工作推动了以下关键战略领域的改进：提供全球领导及培训合作；研发指南及工具；患者及家庭的参与；监督患者安全的提升。

3）更安全的初级医疗保健

初级医疗保健致力于保持社区健康，一些专家认为这是实现"可持续的全民健康保健和确保没有人掉队"的主要手段。目前为止，许多研究都是以医院为研究背景，对于提供基层医疗服务的基层研究较少，认识到安全的初级保健信息的缺失，WHO近期研发了关于促进初级保健安全的工具。WHO Technical Series on Safer Primary Care是关于患者、卫生人力、保健流程、工具及技术的9部系列专著，其探索了伤害的本质并提供了可能的解决方案以及在初级保健中提高安全性的具体步骤，系列专著涵盖的主题如下：患者参与；教育和培训；人为因素；行政管理差错；诊断差错；用药差错；多重病症；转诊；电子工具。

4）患者安全事件报告及学习系统：最小信息模型

患者安全最小信息模型（minimum information model）是一个简单的工具，致力于促进不良事件的收集、分析、比较、分享以及全球学习，同时也可用于医

---

① Bates D W，Larizgoitia I，Prasopa-Plaizier N，et al. Global priorities for patient safety research. British Medical Jorunal，2009，338：1242-1244.

疗机构或国家间来学习建立或改善不良事件学习系统，它通过分析多个国家及机构提供的有关不良事件的数据而制定。最小信息模型的用户指导手册旨在帮助在建立安全事件报告及学习系统时与信息结合，包括：从保健内外的经验中获得的主要经验教训；促进不良事故的报告，包括不良事件、医疗保健中的失误、敏感信息；评价进程；患者参与安全事件的报告和学习；将这些数据转化为行动以更好地提升质量和医疗保健安全。

5）分娩安全和手术安全核对清单

据估计，从 2015 年起全球每年约有 303 000 名女性在怀孕及生产期死亡。同时，有 270 万名婴儿在出生 28 天内死亡，260 万名婴儿胎死腹中。为了强调孕产妇和新生儿死亡的主要原因，WHO 分娩安全核对清单（WHO Safe Childbirth Checklist）是一个简单且可行的工具，以帮助医疗工作者核对必要的护理标准。WHO 分娩安全核对清单的主要目的是提升分娩的安全性以及列出在分娩时必要的操作，支持那些计划使用这一核对清单的医疗机构。

每年每 25 名患者中就有 1 名接受了外科手术，而在这些患者中有四分之一发生了手术并发症，但在其中有至少一半手术导致的伤害是可以预防的。2009 年WHO 提出第二次全球患者安全挑战：安全的手术拯救生命，多方专家协作编写了手术安全核对清单（WHO Surgical Safety Checklist），包括 19 个条目，3 个阶段，致力于减少潜在的差错以及不良事件，增加手术过程中的团队合作和交流。核对清单的实施减少了手术并发症发生率和手术死亡率，在世界范围内被许多外科医疗服务人员使用。

6）全球患者安全网

在日本和阿曼政府的支持下，WHO 创建了全球患者安全网[Global Patient Safety（GPS）Network]，以连接起全球与患者安全相关的国家、机构、组织、团体、个人以及其他利益相关者。多个利益相关者积极参与患者安全领域，丰富的经验、最佳做法以及经验教训皆可在此网站获得。这一网络的首要目标如下：鼓励领导层的承诺；搜集各类证据，以证实未来政策和行动；加强知识的转化以及技术能力在各国之间的传播；制度化患者安全保证其可持续性；鼓励分享和应用优秀的实践。

3. 患者安全的提升：度量与改进

随着时间的变化度量患者安全是很重要的一步，这包括清晰地解释患者安全事件的定义，定义全球、国家及地方的指标和度量方法，建立国家及地方的不良事件报告系统，定期汇编数据或是用工具评价患者的体验是提升患者安全的主要手段。因此高质量的数据是这一系统的基础。患者安全度量工作的主要目标是研发良好的方式，与其他国家合作评价以及建立良好的信息结构，进一步监控全球患者安全环境。WHO 研发了患者安全度量工具以及相应的指南，为了编制更有效的患者安全标准，WHO 正与经济合作与发展组织（Organization for Economic Co-operation and Development，OECD）、世界银行以及其他国际团体合作，负责这一监督和评价工作的启动。美国医疗质量改进研究所（Institute for Healthcare Improvement，IHI）讨论了三种类型的衡量标准：过程、结果和平衡①。过程的衡量需要针对特定临床指标制定一套完整的程序；结果的衡量需要确定结果问题，同时需要兼顾平衡指标。

第二节　患者安全基础理论

一、冰山理论

1895 年，心理学家弗洛伊德与布罗伊尔合作发表《歇斯底里研究》，提出了著名的"冰山理论"：人的心理就像海上的冰山一样，露出来的仅仅是其中的小部分，绝大部分处于海面之下，处于无意识状态。正是这看不见的冰山下的巨大的底部，在某种程度上决定人类的行为。

从安全角度讲，露出海平面的是事故，海平面以下的是隐患。死亡事故与严重伤害、未遂事件、不安全行为形成一个像冰山一样的三角形，一个暴露出来的严重事故必定有成千上万的不安全行为掩藏其后，就像浮在水面上的冰山只是冰山整体的一小部分，而冰山隐藏在水下看不见的部分，却庞大得多（图 1-4）。医疗差错只是冰山一角，但是大多数医务人员还没意识到水面下的部分有多大。

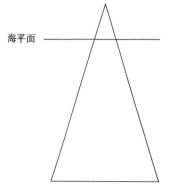

海平面

sentinel event：警讯事件（非预期死亡或非自然病程中永久性功能丧失）

adverse event：不良事件（由于医疗处置而非原有的疾病所造成的伤害）

no harm event：未造成伤害事件（差错或异常已经发生在患者身上，但未造成伤害，或是伤害极为轻微，连患者都未感觉到）

near miss：接近错失（因及时介入而使伤害未真正发生）

图 1-4　冰山理论

---

① Institute for Healthcare Improvement. Measures. http://www.ihi.org/resources/Pages/Measures/default.aspx，2004.

二、乳酪理论

1990 年 James Reason 提出瑞士乳酪理论，解释事故原因之连锁关系链。系统可以看成一个多层的瑞士乳酪，每一层乳酪代表一个环节，也就是一道防线，上面散布着大小不一的洞，表示该环节的漏洞（即潜在失误）。光线能够穿过多层乳酪上的洞，意味着在一系列潜在失误的共同作用下，最后导致差错事件的发生。因此将其归结如下：每片乳酪都有潜在的漏洞，但不一定马上造成伤害的后果，但如果不去弥补这些漏洞，伤害终有一天会发生。Reason 指出，防线上的空洞可依原因区分为前端的诱发性失误（active failures）以及后端的潜在失误（latent failures）。由此可知，潜在失误的存在是差错事件的重要条件，而且潜在失误容易导致诱发失误。修复潜在失误更能有效创造安全、稳定的环境。医疗不良事件或医疗疏失是由一连串的失误所造成的，大部分的医疗实践并非因为个人的疏忽或缺乏训练，75%的医疗问题来自系统的失误[①]。

三、海因里希法则

海因里希法则（Heinrich's law）是 1941 年美国安全工程师海因里希（Heinrich）通过对许多灾害的统计得出的。当时，海因里希统计了 55 万件机械事故，其中死亡、重伤事故 1 666 件，轻伤 48 334 件，其余则为无伤害事故，从而得出一个重要结论。在机械事故中，死亡/重伤、轻伤和无伤害事故的比例为 1∶29∶300，国际上把这一法则叫事故法则，即在一件重大的事故背后必有 29 件轻度的事故，还有 300 件潜在的隐患（图 1-5）。

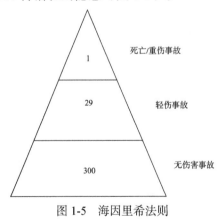

图 1-5　海因里希法则

① Williams P M. Techniques for root cause analysis. Baylor University Medical Center Proceedings, 2001, 14（2）: 154-157.

安全事故是可以预防的。当一件重大事故发生后，我们在处理事故本身的同时，还要及时对同类问题的"事故征兆"和"事故苗头"进行排查处理，以此防止类似问题的重复发生，及时解决再次发生重大事故的隐患，把问题解决在萌芽状态①。

四、墨菲定律

墨菲定律（Murphy's law）是由美国空军工程师爱德华·墨菲（Edward Murphy）提出的，他参加了一次火箭试验，目的是测定人类对加速度的承受极限。其中，有一个试验项目是将16个火箭加速度计悬空装置在受试者上方，当时有两种方法可以将加速度计固定在支架上，而不可思议的是，竟然有人将16个加速度计全部装在差错的位置导致试验失败。于是墨菲做出了一个论断：如果有两种或两种以上的选择，而其中一种将导致灾难，则必定有人会做出这种可以导致灾难的选择，即只要存在发生事故的可能，事故就一定会在某个时候发生，不管这种可能性有多小，它总会发生，并造成最大可能的破坏。该论断应用于安全管理，就是墨菲定律。墨菲定律给人们的警示是要时刻警惕差错的发生，尤其是一些不可思议的、低级的差错的发生。在医疗活动中，一些极小的失误，将可能导致严重的后果，关乎患者的生命安危①。

墨菲定律告诉我们，安全事故是不可避免的，必然会发生的；而海因里希法则提示，任何事故是可以预防、可以避免的。医疗系统内的安全事故正是如此，既可预防但又不可避免地会发生。

五、复杂适应系统理论

复杂适应系统（complex adaptive systems，CAS）理论是由约翰·霍兰（John Holland）于 1994 年正式提出的。基本思想可概述如下：把系统或组织中的成员称为具有适应性的主体（adaptive agent，简称 Agent），Agent 能够与环境及其他主体进行交互作用，并不断"学习"和"积累经验"，进而调整自身机构和行为方式，以便更好地在客观环境中生存②。Holland 认为 CAS 是一个由多个平行运动的具有适应性的主体组成的动态网络，不断对其他主体行为做出反应并反过来影响主体行为和整个系统，其核心思想是适应性造就复杂性，主体与其他主体、主

① 崔娟莲，王亚平. 医疗安全之"墨菲定律"和"海恩法则". 医学与哲学：临床决策论坛版，2012，33（12）：1，2，6.
② 徐福缘，陶倩，黄平. 基于机制的复杂适应系统分析. 企业家天地，2006，（5）：151，152.

体与环境的交互作用、相互影响的过程中形成和产生了复杂性，也正是主体的这种适应，成为系统演变和进化的主要动力①。CAS 具有协同进化、连通性、自组织性等特点。该理论早期应用于经济学、心理学、生物学、控制论、人类学和自然科学等学科，近年来逐渐应用到社会学和管理学等学科。

　　一个医疗卫生组织也可以看成由许多微观系统组成的宏观系统，组织行为必须基于微观系统的优势和如何在更宏观的卫生系统中相互作用才有开创性。CAS方法使我们在思考卫生领域的领导和组织发展时少一些线性思维。具体来说，这种方法最常见的优势如下：挑战过去的假设、强调关系而不是简单因果模型、可以应用于多元环境、对分类和分析知识及组成部分提供框架、带来新的变化可能性、对影响变化提供了更完整的描绘②。有学者认为全球卫生治理具有 CAS 的特点，有多层多样化的利益相关者，他们不断发展和动态相互影响③。Sargeant 检测了 CAS 思想有利于解释卫生领域不同专业间的合作与交流，相比较于传统的继续教育中的交流，多学科教育的交流与合作是提高患者安全的主动性和防止医疗差错的有效路径④。

　　在医疗机构中，对患者安全事件的处理和应对仍是丝毫不能松懈的问题，医疗机构正如一个复杂的系统，其内部各主体间相互联通及其复杂性也会导致患者安全事件的发生。

　　① 李淮涌，吴乐山，雷二庆. 公立医院经济运行的复杂适应系统分析. 中国卫生经济，2009，28（9）：74-76；Plsek P E，Greenhalgh T. Complexity science：the challenge of comlexity in health care. British Medical Journal，2001，323：625-628；井淇，徐凌忠，许建强，等. 复杂适应系统理论及其在国际卫生领域应用的启示. 中国卫生经济，2015，34（1）：13-15.

　　② 井淇，徐凌忠，许建强，等. 复杂适应系统理论及其在国际卫生领域应用的启示. 中国卫生经济，2015，34（1）：13-15.

　　③ Hill P S. Understanding global health governance as a complex adaptive system. Global Public Health，2011，6（6）：593-605.

　　④ Sargeant J. Theories to aid understanding and implementation of inter-professional education. Journal of Continuing Education in the Health Professions，2009，29（3）：178-184.

第二章　医疗差错与患者安全事件

第一节　医 疗 差 错

一、界定与范围

　　患者安全运动开展以来，医疗差错所致患者死亡的数量就一直备受关注。早在美国医学研究所发布的《孰能无错：建立一个更安全的医疗卫生体系》报告中，就曾指出美国因为可预防性的医疗不良事件所致死亡人数每年有 44 000~98 000 人。2016 年《英国医学杂志》（*British Medical Journal*，BMJ）上发表了一篇令人瞩目的报告，指出在美国每年因为医疗差错导致的死亡人数估计超过 25万人，如果这是真的，这将使医疗差错成为美国人的第三大死因。即使医疗差错导致的真实人口流行病学死亡率远远低于《英国医学杂志》研究所估计的数量，但在美国医院，每年都有一些可预防的死亡事件发生却是不争的事实。医疗差错是指医疗机构及其医务人员在诊疗行为中有过失，但未造成就诊人人身损害的行为。即行为主体虽有过失，但未造成就诊人死亡、残废、组织器官损伤等严重后果或未造成任何后果，如使经济费用增加或治疗期限延长等[①]，而若对患者造成人身损害则构成了医疗事故。

　　根据对患者人身造成的损害程度可将医疗事故分为四级。一级：造成患者死亡、重度残疾的；二级：患者中度残疾、器官组织损伤导致严重功能障碍；三级：患者轻度残疾，器官组织损伤导致一般功能损伤；四级：患者明显人身损害的其他后果。因此有学者认为，医疗差错是指医务人员在诊疗护理工作中，有诊疗护理差错，给病人身体造成低于三级医疗事故的损害。由此可见，医疗差错与医疗事故的唯一不同就是损害后果程度上的差异。

---

　　① 王凌，徐家建，沈春明，等. 医疗事故、医疗过失及医疗差错之比较研究. 中华医学教育探索杂志，2013，12（1）：63-66.

　　医疗差错有多种分类方法，但都未被普遍接受。现有以下几种分类方式①：根据就医环境区分，即门诊、病房或监护室等的差错。根据当事人区分，即医生、护士等的差错。根据原因分类，即决策失误性差错、技术性差错、信息交流不良性差错等。根据造成损害的严重程度分为三个等级，即微小差错（minimal error）、小差错（minor error）、大差错或严重差错（major error）②。根据医疗差错的结果将医疗差错分为一般医疗差错和严重医疗差错是较常见的一种分类方法③。

　　一般医疗差错是指在诊疗护理工作中，医务人员虽有诊疗护理差错，但未给病人的身体造成损害，也无不良后果，既未给病人造成痛苦，也未使病人延长治疗护理时间。严重医疗差错是指在诊疗护理中，医务人员因责任或技术的过失给病人造成一定痛苦，延长了治疗时间，但无不良后果。

　　对患者的伤害称为医疗伤害。狭义的医疗伤害是指在医疗过程中，医疗行为导致的患者心理、躯体和生命的损害，引起一系列的不良后果。广义的医疗伤害包括医务人员所受到的人身、名誉，甚至生命的损害。若医务人员由于严重不负责任，造成患者死亡或者严重损害患者身体健康的行为，则构成了医疗事故罪。

　　与医疗差错相比，医疗过失（medical malpractice）是指医疗机构的医务人员在实施具体诊疗行为时没有充分履行其应尽的义务④。医疗意外则是指患者死亡、残疾、功能障碍等结果不是由医务人员的诊疗护理过失所致，而是由医务人员难以预防和防范的原因，或者根据实际情况无法避免的原因引起的。

二、医疗差错的主要内容

1. 管理差错⑤

　　有回顾性研究表明，在患者安全事故中，有 6%~67%的事故可能被归因于沟通和组织差错，这些差错通常是由行政管理过失引起的。管理差错（与提供治疗的系统和流程有关的差错）是初级医疗保健中报道的最常见差错类型，但很难确定它们发生的频率。据估计，初级保健所有医疗差错中，有 5%~50%是管理差错。

　　通常认为，管理差错比药物或诊断差错的危害要小一些。然而，在这些差错

---

　　① 吕略钧，高也陶. 美国医疗差错的概念、定义与特征. 法律与医学杂志，2002，9（3）：160-162.

　　② 孙文兵，赵立强，魏永祥，等. 从医师的视角浅析医疗差错的辩证观. 医学与哲学，2010，31（8）：2-4，15.

　　③ 马建民. 医疗纠纷与法. 北京：北京科学技术出版社，1990.

　　④ 王凌，徐家建，沈春明，等. 医疗事故、医疗过失及医疗差错之比较研究. 中华医学教育探索杂志，2013，12（1）：63-66.

　　⑤ World Health Organization. Administrative errors. https://apps.who.int/iris/handle/10665/252270，2016.

类别中有很多模糊和重叠，许多诊断或药物差错的根本原因大多是管理上的差错。有许多严重伤害和死亡是由管理失误造成的，如系统故障而导致的误诊。然而，很难判断与管理差错相关的损害，特别是因为不同类型的差错经常相互关联。

WHO 通过大量的文献研究及专题讨论认为，在初级保健中的管理差错包括以下几个方面。

（1）患者登记差错。不准确或不完全的医疗记录是初级保健中常见的管理差错。例如，在错误的文档中记录病人信息会导致医疗记录信息中断和丢失，这些差错在初级医疗保健系统中可能更为普遍，因为手写记录占绝大多数，同时存在管理问题。

（2）随访系统差错。在病人诊断测试之后不进行充分的随访，相关的差错会造成严重的结果。这些促成因素包括混合使用纸质档或电子档的病例记录，没有及时召回和提醒病例的更新，当咨询诊断发生在不同地方的时候，这可能会导致严重的问题，如在病人的家里开展问诊。

（3）医疗服务衔接中的沟通差错。差错经常发生在从一个医疗服务提供者到另一个医疗服务提供者之间的口头或书面信息沟通中。初级保健和医院之间的衔接是一个常见的差错来源。这种类型的差错可能会给医疗系统带来相当大的成本代价，并可能导致重复住院。一项研究发现，在发生沟通障碍后的三个月内，患者重返入院的可能性是平常的六倍。

（4）患者识别差错。有时是因为记录混乱，把一个病人当成另一个病人，就会出现误诊。这可能发生在两个病人有相似名字的情况下，有时发生在家庭中或者在人口众多的社区。它也可能是由于缺少适当的衔接和交叉检查记录系统，而这个问题可能对临床管理决策产生重大影响。

2. 用药差错①

关于用药差错，目前没有统一的界定，系统的文献综述发现有 26 种用于用药差错的术语。美国国家用药差错报告及预防协调委员会将药物差错定义如下：药物在医护人员、病人或消费者控制下，可能引起或导致不当的药物使用或患者伤害的任何可预防的事件。这些事件可能与专业实践、保健产品、程序和系统有关，包括处方、订单沟通、产品标签、包装和命名、配药、分配、管理、教育、监控和使用。

有许多不同的方法来分类用药差错。一种方法是按照药物使用过程的顺序、阶段进行分类，如处方、转录、分配、给药或监测。另一种方法是考虑所发生的

---

① World Health Organization. Medication errors. https://apps.who.int/iris/handle/10665/252274，2016.

差错类型，如差错的药物、剂量、频率、给药途径或患者。

使用不同的定义和分类系统，很难对用药差错的趋势进行估计。用药差错是全球性问题，在全球，每年用药差错所致的支出约为 420 亿美元，还不包括由此所致的薪酬、生产力或医疗卫生服务的损失，这一支出约为全球卫生总支出的1%。英国的一项研究发现，12%的初级保健患者在一年内可能受到处方或监测误差的影响，在 75 岁及以上患者中，在 12 个月期间服用 5 种以上药物的患者增加到 38%，总体来说，5%的处方有处方差错。一项瑞典研究发现药物误差率为42%。然而，三分之二药品无法说明与治疗方法的目的有关，只有 1%的差错是由于不正确的剂量。墨西哥的一项研究发现，58%的处方含有差错，而剂量差错占27.6%。

WHO 总结了与用药差错相关的因素，包括医务人员、患者、工作环境、初级与二级医疗保健之间的交换等。

与医务人员有关的因素包括：缺乏治疗培训；药物知识和经验不足；对患者情况缺乏了解；对风险认识不足；过度劳累或疲劳；身体和情绪的健康问题；医务人员与患者间沟通不畅。

与患者有关的因素包括：患者特征（如性格、文化程度、语言障碍等）；临床病例的复杂性（如多重病症、多药和高危药物使用）。

与工作环境有关的因素包括：工作负荷和时间压力；工作中的分心和干扰（初级保健人员和患者）；缺乏标准化的协议和流程；资源不足；其他环境因素（如照明、温度和通风）。

初级与二级医疗保健之间的交接以及与二级医疗保健之间的沟通质量问题等也是导致用药差错的一个主要因素。

3. 诊断差错[1]

当诊断遗漏、不恰当延迟和错误时就会出现诊断差错，即诊断会出现完全遗漏（尽管出现症状，癌症诊断被遗漏）或者错误（病人被告知一种诊断，但有证据表明是另一种诊断）或延迟（检查结果异常提示是癌症，但没有人告诉病人）。正确和及时的诊断依赖于许多因素，包括初级保健提供者的知识、经验和技能以及可用的资源。诊断差错可能导致病人因差错或延误的测试或治疗而受到伤害。

诊断差错在初级保健中相对常见，大多数人在其一生中可能会经历诊断差错。正确和及时的诊断依赖于许多因素，包括医疗服务提供者的知识、经验和技

---

① World Health Organization. Diagnostic errors. https://apps.who.int/iris/bitstream/handle/10665/252410/9789241511636-eng.pdf, 2016.

能以及可用的资源。在初级保健中诊断是一个高危区域，初级保健提供者通常会遇到很多患者，而且由于临床表现等潜在因素，他们的情况通常很难诊断，因为初级保健提供者可能经验有限，再加上不寻常的疾病和不同的诊断测试，诊断差错更常见。

诊断过程的所有方面都容易出错。诊断差错的研究常揭示出每种情况下的一些根本原因，原因可能包括认知差错，如未能正确地合成有效的证据或没有适当地使用物理检查或测试数据。事实上，有证据表明，在一半以上诊断差错中认知差错是可以意识到的。沟通或协调的问题、医疗记录数据的可用性问题、对专家的访问不足、系统缺陷可能也会导致诊断差错。

有研究表明，美国至少有 5%的成人每年都在门诊遇到诊断差错。近几十年来的尸检研究表明，诊断差错在美国导致约 10%的患者死亡。在马来西亚初级保健诊所开展的一项横断面调查证实，诊断差错发生率为 3.6%。医疗记录审查还表明，诊断差错占到医院所有不良事件的 6%~17%[1]。

来自低收入和中等收入国家的证据十分有限，但是预计这一比率会高于高收入国家，因为诊断过程还受到更多因素的影响，如治疗和诊断检测资源的获得性受限，合格的初级保健提供者和专家以及纸质记录系统仍存有不足。

4. 医疗服务交接差错[2]

在医疗环境中，临床交接（clinical transitions）多是指从一种专业医疗保健服务向另一种专业医疗保健服务转移。医疗服务交接（transitions of care）则指的是患者为了获得医疗服务而在不同地点之间的转诊，包括医院与患者住宅之间、不同医疗服务机构之间等。

医疗服务交接是患者就诊过程中的一部分，贯穿于医疗服务全过程。有效地管理患者从初级保健机构到医院以及从医院到初级保健机构是最基本的部分，医院与初级保健机构之间的交接被认为是最高风险的部分，研究表明其中涉及的问题包括：死亡率/发病率的上升、不良事件的上升、获得合适的治疗的延迟、重复检查、重复入院、用药一致性问题、协调性问题带来的医患不满意等[3]。患者的转诊与否应视患者病情而定，但在实际中却并非如此，医院过度拥挤、初级保健机构缺乏合适的诊疗、经济问题等均会导致患者转诊，因此出现的问题也更

---

① World Health Organization. 关于患者安全的 10 个事实. http://www.who.int/zh/news-room/facts-in-pictures/detail/patient-safety，2018-03-09.

② World Health Organization. Transitions of care. https://apps.who.int/iris/handle/10665/252272，2016.

③ Russell L M, Doggett J, Dawda P, et al. Patient safety-handover of care between primary and acute care. Policy review and analysis. Canberra：National Lead Clinicians Group，Australian Government Department of Health and Ageing，2013.

复杂。

从一个医疗机构向另一个医疗机构的转诊往往意味着患者健康状况的变化，而在不同的医疗机构之间的转诊患者会经历类似的检查、调整的治疗方案等，而这一系列的调整对于患者来说会影响患者病情并可能出现不良事件。为了让患者在医疗服务的衔接中减少差错，除了需要医务人员在信息传输方面做好完善的准备，更需要患者和家属的配合。

目前没有较简单的方式来保证医疗服务衔接的安全性，有学者提出一系列的干预措施以提升医疗服务衔接的安全性，包括：标准化转诊记录，规定转诊中应包含的详细信息；出院记录要保证质量和及时性传输；及时进行患者随访；设置专门负责转诊的人员；患者是否需要转诊的正确识别。

三、医疗差错的影响因素

1. 人误因素[①]

人误是指操作者没有意向，也不是规则或外部观察者的期望，导致任务或系统超过可接受阈限的行为[②]。人误包含某种偏离，这种偏离的发生不存在操作者的主观故意，这是人误与违章最主要的区别之一。

越来越多的数据表明，随着科学技术的发展，在与安全密切相关的行业里，系统中仪器的设计和制造越发成熟可靠，由仪器失灵或设计差错导致的系统差错不断减少，而由操作人员（即人的失误）导致的差错逐渐增多，在医疗行业中亦如此。因此，医疗安全中医务人员的因素愈发被关注。有经验的临床医生具备预测医疗事故或差错的能力，能够采取预防措施，从而消灭事故苗头或减轻有害后果。低年资医务人员缺乏这种经验和能力，容易触发医疗失误。

根据 Reason 模型，事故的发生不仅和与事故直接相关的生产活动有关，还和离事故较远的其他层面的活动和人员有关。安全与每一个人密切相关，操作者失误或技术失效等只是事故的触发器，而隐藏在事故背后的潜在差错威胁性更大。

我们应该认识和理解"人都有犯错的可能性"这一命题，进一步研究人为因素产生的原因，才能创建一个更加安全、高效、反应灵敏的医疗卫生服务系统。

---

① 刘福勇，任晓黎. 刍议医疗安全中的人误因素及差错的防范. 临床误诊误治，2010，23（1）：1-3.
② Senders J W，Moray N P. Human Error：Cause，Prediction，and Reduction. Boca Raton：CRC Press，1991.

2. 标准操作程序与指南因素

医疗过程是一个极其复杂的、需要多学科联系、广大医务人员共同协作完成的过程。其中任何一个环节的失控，都会影响到患者安全，导致医疗差错和事故的发生。目前，各医院都采取了适应自身特点的措施对医疗过程实施监控。医院的基础规章制度在不断完善，但不能否认，某些环节还缺乏有效的监控。

由于经费方面的问题，一些医疗单位设备比较陈旧落后，早已超过使用寿命，但仍在临床上继续使用。同时，随着科学技术的发展，各种新仪器、新设备正在不断地投入使用，标准化的操作，制定维修制度和技术操作规范，也需要更长的时间去落实。

3. 培训因素

人力资源培训对任何企事业单位都具有重要意义，对医疗卫生行业更是如此。目前医院人力资源培训的内容主要包括：基础医学知识、临床诊疗经验、新技术新业务探究、临床操作技能、医疗法律法规、院感知识与药物知识等。主要采取的培训形式有讲座授课法（医院通过组织开展专题讲座、聘请专业人员授课、开展学术研讨会等形式，提高医院员工的专业水平）、讨论分析法（临床医务人员对具体案例进行研究，讨论分析，解决疑难问题，总结经验）、操作技能培训（医院医务科、护理部等组织的对专业技术人员进行各项临床操作技能培训）[1]。我国对卫生人才的培养主要由院校高等教育阶段、入职前的住院医师规范化培训阶段和入职后的继续教育阶段组成。目前院校培养模式存在理论化，缺少临床实践技能，培养考核模式单一化等问题。部分医学生入职后实践操作技能欠缺，对患者安全造成潜在的隐患，可能导致不良事件的发生。

4. 沟通因素

当前我国医患纠纷事件多发，许多专家提出，加强医患沟通是解决医患矛盾的重要途径。从众多医患纠纷事件中可以发现，医患交流时间过短、医疗信息传递出现误差、沟通方式不合理等均是医患矛盾激化的导火索。

目前在我国大部分三甲医院，就诊患者多，而医疗资源有限，导致医生的工作负荷处于较高水平。医生与每位患者沟通的时间有限，不利于医患之间的充分沟通。如果医患沟通不畅，医生可能会漏掉一些关于患者病情的细节性问题，最终可能导致漏诊或误诊等情况的发生。

---

① 庞淑珍，闫春梅，沈虹. 浅析公立医院人力资源培训存在的问题及对策. 内蒙古教育·科研版，2017，（4）：47，48.

5. 患者因素

尽管患者个体在参与的偏好上可能存在较大差异，但他们都希望医生在决策过程中能让自己参与其中。患者的参与能保证患者的知情权，能使患者在有疑惑时及时与医生进行沟通。患者参与越来越被认为是以人为中心的医疗保健的重要组成部分，是安全服务的关键。

阻碍患者参与的一个关键因素是患者对其角色和地位的认知。例如，患者可能害怕被贴上"困难"的标签或者作为一个主动保护自己人身安全的人，他们可能扮演被动的角色。其他可能影响患者安全参与的因素包括：患者（如人口特征、健康素养）、健康状况（如疾病严重程度）、卫生保健专业人士（如知识和态度）、任务（如是否需要病人的安全行为挑战临床医生的临床能力）、卫生保健环境（如初级或二级保健）。

四、减少医疗差错的策略

医疗差错不可避免，但可以预防。McFadden 等采用案例研究的方式，确定了可以成功降低医疗差错发生率的一些关键策略。这些策略可以减少医疗差错，或者减少医疗差错所带来的巨大负面影响[1]。

1. 患者参与策略，提供患者安全关键因素，创建合伙人关系

医院的合伙人包括医生、护士、管理者、托管者。他们需要同心协作、出谋划策，提出解决问题的方案。与患者及其患者家属建立合作关系也已经被证明在提高医疗程序安全方面能起到重要作用。了解所有参与者的需求与观点，获得高层管理者的支持与承诺是非常重要的。患者安全是一种"团队运动"，这就需要所有关键利益相关者参与并共同为之努力才能得以实现。

2. 主动报告策略，提高报告医疗差错的组织效率，避免抱怨与责备

美国拥有两大类医疗差错报告系统，一类是强制性报告系统，它侧重于那些与严重伤害或死亡有关的差错，其目的是约束医务人员对其行为负责；另一类是自愿性报告系统，它关注的焦点通常是那些不会导致患者伤害或者导致的伤害非常小的差错（包括临近差错），其目的是关注患者安全状况的改善[2]。高效的报告系统应该鼓励报告差错并确保这些报告是不被归责的。提高医疗差错报告率的

---

① McFadden K L，尚玉明，周健，等. 七大策略降低医疗差错. 中国医疗前沿（上半月），2007，（7）：46-50.

② 厉传琳，陈英耀. 美国病人安全事件分类规范的启示. 中国卫生质量管理，2005，12（6）：65-67.

关键是在组织内建立互信机制，找到医疗差错并对此报告给予适当的激励，这固然重要，但更重要的是应避免采用医疗领域典型的归责模式。

3. 公开讨论策略，培育患者安全文化

医疗差错发生后，不仅是当事人需要进行反思，也需要在组织层面进行学习和讨论，更重要的是在非惩罚的前提下进行公开交流，从差错中学习，减少甚至杜绝差错的再次发生。努力培育分享信息与知识的组织氛围可以让参与讨论医疗差错的人感觉舒适、自然。

在医院中培育患者安全文化，要把患者安全作为医院管理的首要任务去抓。当医疗差错出现时，不要认为差错只是"羞辱、责备"，而是要在非惩罚的氛围中分享经验和讨论解决问题的办法，支持"任何人都会犯错"的观点。该策略依赖高层管理者对共同价值观的分享及对行为规范的遵守。

4. 教育与培训策略，为员工提供教育及培训

教育与培训不但可以提高患者安全，也可以降低医疗事故诉讼。针对患者安全的跨学科培训，不仅可以加强医院医疗团队的协作，也可以降低医疗差错的发生。

5. 分析策略，针对医疗差错数据进行收集与分析

数据的简单收集是不够的，必须采用定量技术对医疗差错数据进行系统化分析。目前，医院已经普遍培训员工采用图表分析医院的医疗差错。医疗差错的数据收集越全面，就越可以采用更有效的统计模型来分析医疗差错各个变量之间的交互关系。有研究表明，大多数医疗差错来源于多个变量的影响，而非单一因素。

6. 系统再造策略，对系统进行再设计

系统再设计指的是医院对某些医疗程序进行改进，以全面提高医疗质量。该策略的意图是对组织系统进行再建，以便避免组织陷入困境。无论如何，如果一旦发生差错，医护人员可以从根本上解决该问题。克林顿政府专门成立了美国协调工作效力质量机构（Quality Interagency Coordination Task Force，QuIC），并制定了《患者安全法案》。其中一个重要的措施，就是在全国范围内建立医疗差错报告制度，及时获取导致死亡和严重伤害的不良事件信息。医疗差错报告体系由授权报告系统与志愿报告系统组成。授权报告系统主要用于收集导致死亡和严重伤害的不良事件信息。各州政府负责相关信息的收集，所有的医疗卫生机构包括

血库都必须按照规定进行报告[①]。

第二节　患者安全事件

一、患者安全事件概念

美国医疗机构评审联合委员会指出，患者安全事件是指接受医疗服务的患者遇到的无意或非预期的事件，给患者造成了一定的伤害[②]。2018 年 3 月，WHO 更新了《关于患者安全的 10 个事实》，根据最新数据的保守估计，患者伤害是全球发病率和死亡率的第 14 大原因，与结核和疟疾相提并论。全球约有三分之二的不良事件发生在中低收入国家。在高收入国家，接受医院医疗服务的患者中，每 10 位中就有 1 位可能会受到伤害，主要由不良事件所致，且其中近 50%是可以避免的。在 OECD 国家中，医院支出的 15%是由不良事件直接导致的，据估计，在这些国家中，发生的不良事件会造成每年数万亿美元的支出。可见，患者安全事件多发且对患者、医院均造成不利的影响。

患者在获得医疗服务的过程中，出现的患者安全事件，一方面延误了治疗的进度，导致患者会遭受更大疾病困扰，严重者可能危及患者生命；另一方面也会对患者心理造成一定的影响。患者对于自身遭遇的医疗差错，可能会进行申诉和维权，由此便会产生医疗纠纷，不利于医院整体建设以及未来的发展。

二、患者安全事件分类

根据冰山理论，可将患者安全事件分为四类：警讯事件；不良事件；未造成伤害事件；接近错失。警讯事件是指非预期死亡或非自然病程中永久性功能丧失；不良事件则是指医疗处置而非原有的疾病所造成的伤害；未造成伤害事件则是指差错或异常已经发生在患者身上，但未造成伤害，或是伤害极为轻微，连患者都未感觉到；接近错失是指因及时介入而使伤害未真正发生。

警讯事件包括各种安全医疗风险、医疗意外、医疗差错和医疗事故。这些安全警讯事件中既包括可能给患者造成额外经济损失、人身损害、死亡，造成医疗纠纷的事件，也包括可能给医院造成不良影响，损坏医院良好信誉或者给医院带

---

① 罗秀，蒲川. 美国的医疗差错报告制度及借鉴意义. 中国医院管理，2006，26（6）：26-28.

② Joint Commission on Accreditation of Health Care Organizations. Comprehensive Accreditation Manual for Hospitals：The Official Handbook，2002.

来经济损失、给医务人员带来人身伤害或经济损失的事件①。1995 年，美国医疗机构评审联合委员会建立了警讯事件报告制度。1995 年 1 月至 2010 年 6 月，经美国医疗机构评审联合委员会审核的警讯事件有 6 923 件。为减少安全事件的发生，保证患者安全，美国医疗机构评审联合委员会公开出版不良事件预警公告。

美国医疗机构评审联合委员会从影响、类型、范畴、起因、预防与缓解五个互补的方面，将患者安全事件划分为五个部分，见表 2-1。这五个方面还可以再细分，最终可细分为 200 余种情况。"影响"被定义为医疗差错或系统的失误造成的结果或后果，该部分又包含了两个分支，即与医学相关的影响和与医学无关的影响（指对法律、社会或经济造成的影响）。"医学相关的影响"包含生理影响和心理影响两大亚类，并根据损伤的程度由轻到重各分为 9 类：最严重的生理影响是"死亡"，最严重的心理影响是"永久性精神损害"。"类型"则被定义为存在过失或差错的隐含或可见的步骤。"范畴"被定义为不良事件发生机构的特征和涉及的个体的类型。"起因"被定义为引发不良事件的因素，包括系统差错（过程和结构差错）和人为差错两大分支。另外，技术操作人员的疏忽、鲁莽和违规操作也计入该部分。"预防与缓解"被定义为采用或建议采用的减少不良事件发生或减弱不良事件后果的方法。

表 2-1　患者安全事件分类

方面	分类	亚类
影响（impact）	非医学	法律/社会/经济
	医学	生理
		心理
类型（type）	患者管理	不适当的委托
		患者跟踪或随访失败
		差错的推荐或咨询
		可疑的资源使用
	沟通	提供信息不准确、不完整
		建议或解释可疑
		知情同意过程可疑
		揭露过程可疑
		文档记录可疑
	临床绩效	干预前的差错
		干预中的差错
		干预后的差错

① 徐冰，尹燕玲，褚江洪，等. 建立医院医疗安全警讯事件报告制度的实践与思考. 中国农村卫生事业管理，2010，30（1）：38，39.

续表

方面	分类	亚类
范畴（domain）	医疗机构	各卫生保健机构的类型
	患者	人口学特征和疾病特征
	医务人员	医生
		护理人员
		医技人员
	干预内容	各干预决策
起因（cause）	系统差错	源于组织的差错
		源于技术的差错
	人为差错	源于患者的因素
		源于诊疗操作者的因素
		外部因素
预防与缓解（prevention & mitigation）	普遍性的	提高患者身份识别的准确性
		提高医疗保健服务提供者之间沟通的有效性
		提高临床警报系统的有效性
		降低卫生保健获得性感染的风险
	选择性的	消除错误部位、错误患者、错误流程的手术
	针对性的	提高使用高危药物的安全性
		提高输液泵使用的安全性

资料来源：Chang A，Schyve P M，Croteau R J，et al. The JCAHO patient safety event taxonomy：a standardized terminology and classification schema for near misses and adverse events. International Journal for Quality in Health Care，2005，17（2）：95-105

三、患者安全事件上报

1. 医疗不良事件报告系统的建立

WHO 倡议将建立国际患者安全事件报告系统作为一项重要工作，以此保障全球患者的安全。医疗不良事件报告系统可以分为强制性报告系统和自愿性报告系统或者外部报告系统与内部报告系统。强制性报告系统主要定位于严重的、可以预防的医疗差错和可以确定的不良事件。自愿性报告系统是强制性报告系统的补充，鼓励机构或个人自愿报告不良事件，主要包括未造成伤害的事件和接近错失，即不经意或是及时介入行动，使原本可能导致意外、伤害或疾病的事件或情况并未真正发生。内部报告系统是以个人为主要报告主体的医疗机构内部的报告系统，并由医疗机构自行管理①。外部报告系统主要是针对内部报告系统而言的，其主要形式是国家规定的强制报告系统和 CHA 的自愿报告系统。

世界各国的卫生保健系统都根据各国不同的医疗卫生实际情况，建立符合各国情况的医疗不良事件报告制度和报告系统。美国、澳大利亚、英国、日本均建有医疗不良事件报告系统。例如，美国启动有两大类系统，一是强制性报告系统，侧重于那些严重伤害及与死亡有关的差错，目的是约束医务人员对其行为负责；二是自愿性报告系统，关注焦点是不会导致患者伤害或伤害非常小的差错（包括临近差错），目的是关注患者安全②。

1999 年 11 月，我国《药品不良反应监测管理办法（试行）》出台，标志着药品不良反应报告制度正式实施。2002 年 12 月，国家食品药品监督管理局启动医疗器械不良事件监测试点工作，目前已建立药品不良反应事件和医疗器械不良事件网上报告系统和离线填报系统。卫生部、国家中医药管理局于 2002 年 8 月印发《重大医疗过失行为和医疗事故报告制度的规定》。卫生部办公厅和国家中医药管理局办公室于 2002 年联合下发《关于统一使用重大医疗过失行为和医疗事故报告工作软件的通知》。2011 年 1 月，卫生部印发《医疗质量安全事件报告暂行规定》，于同年 4 月 1 日正式实施，同时废止《重大医疗过失行为和医疗事故报告制度的规定》。药品不良反应事件和医疗器械不良事件报告则由各级食品药品监督管理局负责。

CHA 于 2007 年下半年启动患者安全（不良事件）自愿报告系统，作为对国家强制性"重大医疗过失行为和医疗事故报告系统"的补充，为各会员医院的医疗质量与病人安全管理持续改进工作提供实质性的支持。该报告系统为自愿、匿名、非惩罚性的报告系统，由医疗机构自愿报告医疗安全不良事件信息，利用报告系统进行研究、分析，向医疗机构提供医疗安全警示信息和改进建议，以增强医院识别、处理安全隐患和预防不良事件发生的能力，从而实现医疗安全的目标。该系统仅向自愿申请参加的会员医院开放，不向其他医院及社会公众第三方开放。但是，该报告系统开通至今，有关对该报告系统使用情况和实施效果的评价报道较少见。不良事件报告制度实施困难，主要是受到多方面的影响，包括个人的认识问题、不良事件报告系统制度管理的问题、不良事件报告系统设计问题等多方面的原因。

个人因素包括报告者对不良事件报告的认知、报告者的报告意愿，以及报告者的恐惧心理等。对不良事件报告的正确认知是医务人员愿意报告的前提。相

---

① 王海和，钟森，宋宏先，等. 我国医疗安全不良事件报告系统现状分析与对策探讨. 中国卫生质量管理，2014，21（4）：26-28.

② 厉传林，陈英耀. 美国病人安全事件分类规范的启示. 中国卫生质量管理，2005，12（6）：65-67.

反，对不良事件报告认识不足则会影响医务人员报告的态度及其行为[①]。当机构中发生不良事件之后，根据个人主观判断，医务人员并没有意识到该事件是不良事件，自然不会进入不良事件汇报系统进行报告。此外，即使认识到不良事件，也不愿进行汇报，因为医务人员担心不良事件进行汇报后会对个人及医院带来影响。一方面医务人员害怕绩效考核和晋升受到影响；另一方面也担心引起医疗纠纷，影响机构的声誉。

报告程序复杂，占用过多时间，不能匿名报告，担心个人信息外泄等，这些都会影响医务人员的报告意愿和行为。国内也有学者对护理人员进行了调查，调查结果证明报告流程越复杂，护理人员的报告意向越低[②]。匿名报告要求报告者不需要提供个人信息，但是即使这样，报告者也会担心个人信息会外泄给第三方。因此保密性就要求不管是否提供个人信息，报告者的个人信息都要对第三方保密，但是匿名可能会引起其他问题，如报告内容真实性问题。

对不良事件进行汇报不是为了惩罚犯错的个人，而是为了对不良事件进行讨论和分析，找出主要原因，然后进行反馈与改进学习，从而促进患者安全，提高医务人员的工作绩效。所以，学习和改进是对事件进行汇报的主要目的，这就要求不良事件报告系统要有反应性，能及时对汇报的事件分析结果进行反馈。如果不良事件汇报后并没有相应的反馈机制，汇报后不能带来任何好处，反而可能会影响个人声誉，这会严重打击相关人员的汇报积极性。在文化层面，没有形成学习型氛围，反而使汇报的个人内心感到恐惧，会严重打击医务人员上报不良事件的积极性。相反，如果报告制度具有灵活性和反应性，明确汇报是为了学习而不是惩罚，并且奖励报告，则会提高医务人员报告的积极性。

2. 不良事件报告的原则

1）自愿性与强制性结合

不良事件报告是否为强制性应该根据医疗不良事件的严重程度和分级确定。一、二级不良事件属于强制性报告范畴，报告原则应遵照国务院《医疗事故处理条例》和卫生部《医疗质量安全事件报告暂行规定》执行。三、四级不良事件具有自愿性原则。医院和个人有自愿参与的权利，提供信息报告属于自愿行为。

2）保密性原则

为了鼓励医疗不良事件的汇报，同时避免相关机构和个人因为汇报的不良事件而受到惩罚，在不良事件报告系统中，应对报告人以及报告中涉及的部门和机

---

① 罗丹，周立，明星. 医疗不良事件报告影响因素的国外研究现状. 解放军护理杂志，2009，26（11）：27，28，30.

② 陆秀文，徐红，楼建华，等. 影响护理人员报告给药差错的相关因素分析. 中华护理杂志，2011，46（6）：581-583.

构的信息进行保密。报告人可通过网络、邮件等匿名形式汇报。

3）非惩罚性原则

报告的内容不应作为报告人或其他人违章处罚的依据，也不能作为个人晋升的考核指标。对汇报不良事件行为应持有鼓励态度，必要时采取奖励措施。

3. 患者安全事件报告系统

1）美国国家医疗保健安全网①

CDC 于 20 世纪 70 年代初建立了全国医院感染监测（National Nosocomial Infections Surveillance，NNIS）系统，培训感染监测专职人员，报告医院感染病例，分析相关危险因素和致病菌，建立全国性的危险因素调查，报告不同部位感染的发生率，给各个参与报告的医疗机构提供参考。CDC 于 1999 年 8 月建立透析监测网络（Dialysis Surveillance Network，DSN），记录和跟踪透析患者的血管通路感染和各种细菌感染，以及抗生素的使用和耐药情况。通过该系统，可以了解到不同血液透析中心的感染情况，以制定预防和控制措施。2000 年 7 月，CDC 建立美国国家医务人员监测系统（National Surveillance System for Healthcare Workers，NaSH），系统收集资料，监测感染趋势，确定新的职业危害，评估职业暴露感染风险，评价预防措施效果，公布各种经验教训，目的是防止 800 万名医务人员的职业暴露和感染。2005 年，CDC 通过整合 NNIS、DSN 和 NaSH，建立美国国家医疗保健安全网（National Healthcare Safety Network，NHSN），促进报告与医院相关的感染，监测医院感染发生的形势和发展趋势，促进医院间的比较，及时发现医院感染相关问题，保证和促进患者和医务人员的安全。

2）美国患者安全事件报告系统

美国退伍军人事务部委托美国国家宇航局模拟航空系统内异常事件隐患报告系统，于 2000 年 5 月建立美国患者安全事件报告系统（Patient Safety Reporting System，PSRS），该系统是一个自愿、保密的患者安全事件报告系统。美国 15 000 多家医疗机构通过这一系统报告、共享和学习患者安全事件，同时为制定和改进患者安全政策和程序等提供参考依据②。

3）英国国家患者安全事件上报和学习系统③

NHS 授权 NPSA 建立 NRLS，收集全国 607 个医疗机构的患者安全事件。

---

① Edwards J R，Peterson K D，Andrns M L，et al. National Healthcare Safety Network（NHSN）report，data summary for 2006 through 2007，issued november 2008. American Journal of Infection Control，2008，36（9）：609-626；肖美莲，丁四清. 患者安全事件上报的研究现状与建议. 护理管理杂志，2010，（10）：710-712.

② Patient Safety Reporting System. Program overview. https://psrs.arc.nasa.gov/programoverview/index.html.

③ National Patient Safety Agency. Quarterly data summary issue 14-England. http://www.nrls.npsa.nhs.uk/resources/? EntryId45=65320，2009-11-27.

NRLS 采取匿名自愿上报方式，于 2005 年开通网上上报系统，极大地方便了医务人员的上报工作，有 93%的患者安全事件通过网络上报，网络自动将信息反馈给报告人，并自动转发给相关专业人员。NHS 定期公布上报情况，并通过分析上报的患者安全事例和隐患，找出医疗服务缺陷，分析其原因及危险因素，并制定相关措施，从而保证提供更安全的医疗服务。

4）美国国家用药差错报告及预防协调委员会①和药物差错自愿报告系统

美国药典委员会（the United States Pharmacopeial Convention，USP）、美国用药安全研究会于 1995 年与美国食品药品监督管理局、美国医学会、美国药学会等 15 个国家级单位建立了国家用药差错报告及预防协调委员会（National Coordinating Council for Medication Error Reporting and Prevention，NCCMERP），其目的如下：①通过鼓励和促进国内和各地区间用药差错的报告和信息共享，增加用药差错报告率，促进制定差错预防策略。②分析用药差错问题、差错类型、原因和来源，对医疗机构、患者的治疗和经济方面的影响，促进对用药差错的理解和研究，分析其原因，提出有效的干预措施。③标准化的用药流程，杜绝在开处方、发药、服药等环节出错，鼓励利用科技预防用药差错；在包装、标签等方面注意容易出错的环节，对患者进行宣教。

美国药典委员会还专门为医院建立了以匿名的网络为基础的药物差错报告系统。医院使用该系统收集和分析自己的药物差错事例，并与国内其他医疗机构进行比较。各医疗机构能更好地评估存在的可能导致给药差错的各种系统缺陷，采取措施预防各种可能发生的差错，避免再次发生其他医疗机构已经发生的差错。

四、患者安全事件的学习与改进

1. 搭建医院患者安全事件上报平台，提供便捷有效的报告途径②

在 2016 年患者安全全球行动峰会（Patient Safety Global Action Summit 2016）上，《国家报告和学习系统的研究与发展》（*National Reporting and Learning System（NRLS）Research and Development*）与《患者安全 2030》（*Patient Safety 2030*）两份报告被发布③，强调了加强患者安全事件报告的重要性。报告指出，在英国只有 5%的不良事件得到了充分的报告，而未进行报告的原因主要是担心责罚。美国卫生保健研究和质量机构、患者安全组织（Patient

---

① NCC MERP. http://www.nccmerp.org/vision-and-mission.

② 肖玲，赵庆华. 患者安全：主动报告患者安全事件. http://www.cn-healthcare.com/articlewm/20161228/content-1009645.html，2016-12-28.

③ Lancet T. Patient safety is not a luxury. The Lancet，2016，387（10024）：1133.

Safety Organizations，PSOs）建立了患者安全事件报告的通用表格，通过标准化的方式（包括统一事件的定义和报告格式）来收集和分析数据[①]。英国最知名且被广泛使用的报告系统是成立于 2003 年的 NRLS。2008 年，我国通过建立医疗（安全）不良事件报告系统（试行），对报告系统收集的数据进行研究、分析和意见反馈，以增强医院识别、处理和预防事件发生的能力。2017 年患者安全目标第九个目标为"主动报告患者安全事件"，要求领导重视，建立报告系统、风险评估系统及教育培训系统。

2. 制定强制性报告事项，培养医院员工的上报习惯

2007 年 8 月，美国医疗保险和医疗补助服务中心（Centers for Medicare and Medicaid Services，CMS）宣称，医疗保险将不再为过多的可预防的差错支付额外费用，包括"绝不事件"（never event）。"绝不事件"通常是指可以预防的严重不良事件。2011 年，美国国家质量论坛（National Quality Forum，NQF）将手术、产品或设备、患者保护、照护管理、环境、放射和犯罪共 7 大类 29 种事件列为其中，有部分州市被强制要求医疗机构一旦发生此类事件须及时报告。这也给我们国家医院制定强制性报告事项做出示范，敲响警钟。

3. 对报告的患者安全事件进行收集、分析与反馈，从差错中学习[②]

由于缺乏收集、存储、分类、分析、解读安全事件报告以及其他临床数据的标准，WHO 提出了建立患者安全事件最小信息模型（minimal information model，MIM），包括事件识别、事件类型、事件后果、所采取的行动、报告人 5 个方面，旨在共享、学习全球患者安全事件。通过提供最少有意义的用于学习的关键数据来加强有效的报告。国家或者医疗机构的报告信息则更倾向收集额外的信息，以满足其特殊需求。这个最小信息模型可以被看作针对自己的国情定制的更全面的本土报告系统的第一层，也可以看作更全面的共同信息模式的上层，如果这种进一步的发展是必要的、可负担的。

WHO 后来出版了改进版信息模型，在最小信息模型的内部逻辑基础和真实的数据收集过程中，增加了事件的环境细节。事件的环境包括机构参与、主导行动（事件发生之前的所有行动）、持续行动（事件发生时的行动）、原因（引发事件的主要部分，没有这一因素事件不会发生）、主导因素（增加事件发生的因素或是事件发生的根源因素）。

---

① Agency for Healthcare Research and Quality. Common formats. https://pso.ahrq.gov/common，2016-07.

② World Health Organization. Preliminary versionof minimal information model for patient safety. https://www.who.int/patientsafety/implementation/IMPS_working-paper.pdf，2014-07.

最小信息模型满足了事件报告中核心信息的要求，同时针对不同的医疗系统，也可增加其他灵活性要求的信息。最小信息模型将实现在不同医疗报告系统之间的普适性，有利于数据在全球范围内的比较以及分享学习。

4. 建立学习型组织，积极营造患者安全文化氛围

有效的领导和支持性文化对于提高诊疗的安全性是至关重要的，这意味着要创造一种环境，让专业人士和患者能够畅所欲言，谈论他们关心的安全问题，不必担心受到指责或惩罚。要促进一种环境的形成，在这种环境中人们愿意报告风险和安全事件，并从中吸取教训，减少不良事件的复发。这种安全文化氛围也强调反馈机制的重要性，在安全问题被提出后能做出任何改进措施。提高透明度是建立一个强大的安全文化的关键。

就医疗机构发生的患者安全事件，组织可以开展学习，开展团队会议讨论患者安全事件案例，反思安全事件，要有审计和报告安全问题的机制，组织定期小组会议，开展高层管理者和临床领导人的安全"巡视"。

第三章　改善患者安全的临床过程与方法

英国心理学家对差错的管理提出两种不同观点，即个人观和系统观[1]。个人观认为差错是由个人原因引起的，因此防范措施就是处罚犯错的人；系统观则认为只要是人就会犯错，即使是最优秀的员工也会犯错，差错的原因在于系统的问题而非人为的因素，差错发生后不是去追究谁犯了错误，而是弄清楚为什么会发生这个差错。据研究，有近六成的医疗差错是可以避免的[2]，大部分的医疗不良事件并非因为个人的疏忽或缺乏训练，而是身处不完善的系统或过程而造成的行为偏差，促进患者安全最根本的措施是从医疗系统上进行设计。

第一节　患者安全系统设计

一、患者安全系统

卫生保健的首要义务是"做到无害"。医疗质量和安全是密不可分的，质量是服务过程和结果达到或者超过它所服务的人群的需求和期望，这种需求和期望包括安全在内。高质量的管理系统应该确保有可靠的流程；不断改进以减少变异和缺陷；致力于实现更好的产出结果；基于事实和证据来确保服务的满意度。

患者安全是质量的中心目标。根据 WHO 的定义，患者安全是对与卫生保健相关的差错和患者伤害的预防。虽然患者安全事件并不能完全消除，但可以通过

①　Reason J. Human error：models and management. British Medical Journal，2000，320：768-770.

②　Gawande A A，Zinner M J，Studdert D M，et al. Analysis of errors reported by surgeons at three teaching hospitals. Surgery，2003，133（6）：614-621.

采取一定的措施减少对患者的伤害，逐渐接近零伤害的目标。医院是一个复杂的环境，患者安全系统设计要求管理者采取一些积极主动的方法，提高医疗质量和患者安全。

患者安全系统主要包括以下内容：①安全文化；②有效改进流程和系统的方法；③标准化的跨学科团队沟通和协作方式；④发挥领导在患者安全中的作用；⑤安全集成技术，建立医疗不良事件报告系统；⑥患者参与患者安全；⑦患者安全教育。

在一个综合的患者安全系统中，工作人员和领导应该共同努力消除自满情绪，促进集体意识、相互尊重，并从患者安全事件中学习，做到患者安全的持续改进。

二、患者安全的系统障碍

一些研究者提出希望借鉴其他领域（如航空、核电行业）一些成功的安全系统工具，来实现患者安全。由于存在资源不足、个人能力限制或战略不完善的问题，以及安全目标、安全绩效和组织战略的影响，患者安全系统现实情况可能更加复杂，解决方案并没有那么简单。

目前，专家认为在医疗保健向高度安全的行业体系发展的道路上，有以下五个连续的系统性障碍。这些安全障碍是根本性的，解决每一个根本障碍都需要在实践中进行实质性的变革，需要在经济、政治和绩效等方面做出相当大的权衡[1]。

1. 接受对最大性能的限制

该障碍涉及限制所允许的风险水平的法规。这一水平是在要求高水平的生产和业绩的情况下规定的。当限制不存在时，即普遍的态度是"无论付出什么代价，都要达到特定高水平的生产"，这个系统是非常不安全的。当最大性能是不受限制的，并且允许个人或系统在没有规则或约束的情况下自主决策时，致命事件的风险接近 1×10^{-2}。例如，攀登 3 座海拔 8 000 米以上的喜马拉雅山峰的登山者，其死亡风险超过 30%[2]，这一数据 50 多年来一直保持不变。类似的情况也出现在复杂而大胆的医学手术干预中，如修复复杂的儿童心脏异常[3]。值得注意的

① Amalberti R, Auroy Y, Berwick D, et al. Five system barriers to achieving ultrasafe health care. Annals of Internal Medicine, 2005, 142（9）: 756-764.

② Brugger P, Regard M, Landis T, et al. Hallucinatory experiences in extreme-altitude climbers. Neuropsychiatry Neuropsychology & Behavioral Neurology, 1999, 12（1）: 67.

③ de Leval M R, Carthey J, Wright D J, et al. Human factors and cardiac surgery: a multicenter study. The Journal of Thoracic and Cardiovascular Surgery, 2000, 119（4）: 661-672.

是，在这种情况下采取行动的专业人士能力很强。低安全水平并非源于无能。在复杂领域中，挑战自身最大绩效边界的专家会面临更大的风险。专家越大胆，采用的策略风险越大，不利结果出现的频率也越高。

目前，大多数工业系统已经度过了开拓阶段，并通过全面的法规和自我强加的指导方针限制了其最大潜在生产力和性能。这些制度甚至剥夺了专家的绝对自由裁量权。

然而，过度监管也会带来风险。在过去的20年里，一系列对采血的安全限制已经成功地将与艾滋病病毒和肝炎病毒传播相关的风险大大降低。然而，这些限制导致了接受献血者人数的严重减少，血液短缺。这个结果显示了高安全性和高生产力之间的矛盾：虽然对献血环境的限制极大地减少了严重疾病的传播概率，但也会导致血液供应不足。在找到可靠的血液合成替代品之前，这种矛盾将对所有患者产生潜在影响，使其安全受到威胁。

2. 医疗保健专业人员放弃职业自主权

第二个障碍涉及对卫生保健专业人员职业自主权的限制。例如，在道路安全领域，每个驾驶员都在追求自己的目标（如目的地、时间），而其他参与者（如其他司机、行人）在某种意义上阻碍了这些个人目标的实现。道路安全标准要求驾驶员不能完全按照自主意识驾驶，因为道路是所有人共享的，应该考虑到该领域其他人的行为和需求，相互配合。在核电行业高度紧张的政治和法律环境中，我们发现职业自主权逐渐被限制，而安全状况随之有所改善。出于对潜在灾难的恐惧，以及它对所有行业成员的影响，促使该行业减少了核电站运营者的自主权，建立了一套健全的报告体系以应对险情。同样地，航空业近30年来发展起来的全面风险管理计划也降低了飞行员的职业自主权，使航空更加安全。经过几十年的努力，通过系统监测和反馈来改善航空安全，这为卫生保健提供了许多重要的经验[①]。

对卫生保健专业人员进行团队合作和严格规程的教育越来越多，这减少了卫生保健专业人员的职业自主权，从而提高了卫生保健的安全性[②]。但是，当团队合作必须跨越部门或地理区域（如医院病房或科室之间）进行时，过多自主权的障碍是无法完全克服的。例如，不可预见的个人或技术情况有时会导致手术开始和结束的时间远远超出计划，手术室可能会组织团队来应对这样的计划变化，但

---

① Billings C E. Some hopes and concerns regarding medical event-reporting systems: lessons from the NASA aviation safety reporting system. Archives of Pathology & Laboratory Medicine, 1998, 122（3）: 214-215.

② Salas E, Burke C S, Stagl K C. Developing teams and team leaders: strategies and principles//Demaree R G, Zaccaro S J, Halpin S M. Series in Applied Psychology. Leader Development for Transforming Organizations. Mahwah: Lawrence Erlbaum Associates Publishers, 2004: 325-355.

是等待患者返回病房的人不是该团队的一部分，可能无法及时做好准备，需要个人根据具体的情况进行自主决策。外科医生和麻醉师必须对系统有更广泛的了解，其中包括对他人的问题的预测和目标的调整，以及其他因素。可见，系统地思考和预测跨部门流程的结果仍然是一个主要的挑战。

3. 从工匠思维向等效行动者思维的转换

当第三个障碍出现时，系统已经接受了对个人自由裁量权的限制（成功跨越了第一个障碍），并且可以在团队层面上很好地工作（成功跨越了第二个障碍）。我们认为，要实现下一个安全水平的提高，卫生保健专业人员必须面临一个非常困难的转变：放弃他们作为工匠的地位和自我形象，而采取一种职级之间等效的立场。例如，商业航空公司的乘客通常既不知道也不在乎他们所搭乘的航班的飞行员或副驾驶是谁，对于乘客来说，即使在最后一刻更换机长也并不是什么大问题，因为人们已经习惯了这样一种观念，即所有飞行员的技术水平都差不多。当患者面对手术时，他们对麻醉师也持有类似的态度。在这两种情况下，所采取的都是高度标准化的做法，所涉及的专业人员在本质上放弃了他们的个性，取而代之的是一种可靠的优质服务标准。他们为患者提供的是服务而不是个人身份。因此，身体状况良好的患者（美国麻醉师协会风险类别为 1 或 2）在麻醉过程中发生死亡的风险非常低[①]。相反，通常情况下，大多数患者都会对外科医生进行选择，并认为手术的结果会随着选择的医生而有所不同，这种观点是工匠市场的典型例子，而麻醉师是等效行动者，患者不会对其进行选择。但是，外科医生发生安全性错误的概率（接近 1×10^{-4} ）比麻醉师高得多（接近 1×10^{-6} ）[②]。

高度的标准化和等效行动者的原则需要稳定的活动条件。在一些医疗保健部门，如药房、放射学和非急诊麻醉学，都可以达到这些条件，但在重症监护病房和急诊手术中却不太常见。因为在重症监护病房和急诊手术中，不确定性较高，不稳定的情况是常态。

4. 需要系统层面的仲裁来优化安全策略

来自医疗事故责任和媒体监督的压力不断增加，产生了对系统层面仲裁的需求。这是系统达到高安全水平时产生的矛盾后果。一个系统越安全，当伤害发生时，社会就越有可能追究人们的责任或寻求法律援助。例如，在法国，每 1 000

---

① Arbous M S, Grobbee D E, Kleef J W V, et al. Mortality associated with anaesthesia: a qualitative analysis to identify risk factors. Anaesthesia, 2001, 56（12）: 1141-1153.

② Baker G R, Norton P G, Flintoft V, et al. The Canadian adverse events study: the incidence of adverse events among hospital patients in Canada. Canadian Medical Association Journal, 2004, 170（11）: 1678-1686.

个床位的病人官方投诉率从 1999 年的 11.5% 上升到 2004 年的 16.7%①。这一矛盾的结果是，对受到伤害的患者的赔偿往往是非常昂贵的，这也助长了责任危机。虽然事故的发生频率和严重程度不高，但是事故的代价和后果使得安全事故在政治和经济上变得无法容忍。公众和媒体可以指责医院，从而导致全面的新政策，解雇个人有时甚至会摧毁一个行业。美国佛罗里达州通过了一项宪法修正案，要求将所有的质量保证数据提供给公众，这表明公众希望更好地审查医疗保健服务提供者②，但是这项修正案导致了佛罗里达州不良事件报告的减少。

值得注意的是，安全问题可能会对客观的风险评估造成偏差，因为对个别死亡的评估值较低，即使死亡人数众多；而对集中死亡的评估值较高，即使死亡人数很少。例如，在飞机事故方面，就可以看到这种偏差。在这种情况下，卫生保健专业人员会担心自己的处境，并采取相应的行动。

第四个障碍是由于专业人士在面对法律压力和诉讼威胁时往往过分保护自己，没有充分考虑到对其他工作人员和系统的意外后果。然而，不利的影响是，他们的安全决定主要免除了他们自身的责任，而没有明确认识到他们的决定所造成的影响。

自上而下的安全强化的另一个不利影响是在组织的不同层级上，对患者安全的感知存在潜在差异。最高管理者从减轻危机后果的角度来看待安全，从而避免危害整个组织③。对他们来说，患者安全只是风险来源之一，其他的风险来源也会对组织产生类似的后果，如劳资关系问题或现金流不足。传统上，临床科室的主任将安全与质量混为一谈，把重点放在生产效率上。个别临床医生对患者安全问题更加了解，因为这些风险可能会损害他们的自我形象、声誉或财力。社会谴责，包括个人或社会对自己所发生的错误或失败的对抗，是临床医生难以接受的④。

20 世纪 80 年代的输血危机就是第四个障碍的例子，随之而来的是三个层面的过度监管和冲突。法国在献血过程中没有进行艾滋病病毒感染的系统检测，导致许多患者感染了艾滋病病毒。人们普遍认为，公共卫生当局为了避免损失金钱和国家声誉，拒绝使用来自美国的检测工具，从而推迟引入艾滋病病毒检测

---

① Amalberti R, Auroy Y, Berwick D, et al. Five system barriers to achieving ultrasafe health care. Annals of Internal Medicine, 2005, 142（9）：756-764.

② 任仲杰. 美国的医疗差错和不良事件报告系统. 中华医院管理杂志, 2006, 22（6）：425-427.

③ Carroll D. Chronic obstruction of major pulmonary arteries. American Journal of Medicine, 1950, 9（2）：175-185.

④ Wu A W, Folkman S, McPhee S J, et al. Do house officers learn from their mistakes? JAMA, 1991, 266（4）：512, 513; Vohra P D, Johnson J K, Daugherty C K, et al. Housestaff and medical student attitudes toward medical errors and adverse events. The Joint Commission Journal on Quality and Patient Safety, 2007, 33（8）：493-501.

①。事实上，有关医疗当局已建议立即采取行动。随着危机公开化，由于献血者信心的丧失，献血变得稀缺。此外，越来越多的控制和文书工作也使得献血变得更加困难和费时，结果造成许多医生自愿减少用血需求。在危机过去 20 年后，在实施了数十项额外控制措施之后，输血传播病毒感染的风险本质上要低得多②，但这些事件的一个意想不到的后果是法国严重贫血事件的再次发生。因此，一种在西方国家已经基本消失的疾病正在重新出现③。

5. 需要简化专业规章制度

第五个障碍通常源于追求卓越的负面影响，它是由旨在提高安全性而使系统过于复杂、烦琐和过度保护的层次的积累而产生的。由于事故报告失去了相关性，人们忘记了报告事故。风险的可见度变得很小，在没有明确证据证明其效益的情况下做出决策，有时导致法规和政策之间的矛盾③。在这一点上实施的新的安全解决方案产生了意想不到的效果。例如，欧洲联合航空监管机构制定新的指导文件和规则的速度正在大幅提高。尽管全球商业航空安全风险多年来一直处于 1×10^{-6} 的稳定水平，但每年仍有 200 多个新政策、指导文件和规则出台。由于人们对哪些规则或新指南真正与安全水平挂钩知之甚少，故该系统完全是附加的：旧的规则和指南永远不会被丢弃或删除。规章制度变得难以执行，飞行员也因此违反了更多的规章制度，以应对日益增加的法律压力。

一些医学领域也遵循同样的模式。例如，在过去的 8 年里，法国医院的防火规定已经被修改了 5 次，几乎没有数据表明这些规定是否真正改善了消防安全，而不是简单地使系统变得更加笨拙。在医疗保健领域，晦涩难懂的词语、复杂而不透明的流程会导致从业者很难看到风险。

自动化飞机最先进的安全解决方案是电子防护罩和飞行护罩，以保护飞机不受飞行员错误操作的影响，如指令过多、速度过高或过低。矛盾的是，由于机组人员对软件逻辑的误解，这些保护措施已经成为最近几起玻璃驾驶舱的接近错失和事故的重要原因。我们可以从航空自动化和复杂性带来的意外后果推断出医疗技术复杂性的负面影响。当患者面临的风险变得不那么明显时，最好的办法是简化系统，消除无效的规定，并在决策时给予临床医生更多的自由。

---

① Gremy F. Knowledge and communication in public health. Evolution of scientific knowledge during the dramatic moment of blood contamination. 1-debates concerning the origin and nature of AIDS. Santé Publique, 2000, 12（1）: 91-108.

② Pillonel J, Laperche S. Evolution du risque transfusionnel de transmission des infections virales（VIH, VHC, VHB）entre 1992 and 2003 en France et impact du test de dépistage génomique viral. European Communicable Disease Bulletin, 2005, 10: 5-6.

③ Amalberti R. The paradoxes of almost totally safe transportation systems. Safety Science, 2001, 37（2）: 109-126.

三、高可靠性的患者安全系统设计

1. 高可靠性组织

一些高危险企业为了避免风险和伤害，建立了一种风险模型，并不断研究和改进，有效减少了发展过程中的安全事故，从而形成了目前的高可靠性组织（high reliability organization，HRO）。高可靠性组织是一个社会系统，它能够创造一种敏感文化，让组织的员工能够有效处理不确定性和时间依赖性所带来的威胁[1]。通过创造一种"集体意识"的环境，让所有员工都在小问题或不安全状况对组织构成重大风险之前，以及在它们容易解决的时候，寻找并报告它们[2]。他们重视对差错的识别，并要求从仔细分析这些事件之前发生的事情中吸取教训。这些教训指出了安全规程或程序中的一些具体弱点，这些弱点可以通过补救来降低未来发生故障的风险。高可靠性组织具有如下特性。

（1）高可靠性组织的特点是恢复力，即处理和应对不良事件的能力[3]，具有普遍的宗旨和一种实践态度，即工作人员必须仔细检查其业务并寻找异常情况和真实或潜在的错误[4]。该组织接受可能存在的安全障碍，并将其转化为安全改进的机会。持续不断地主动分析和修复错误，能够做到相对无事故。

（2）高可靠性组织能够认识到系统的复杂性，以及系统之间的耦合性，不会将安全问题简单化。即使各个元素之间是隔离的，组织仍然必须承认系统内部各元素之间的相互依赖。

（3）高可靠性组织能够站在组织整体的层面分析问题，而不是个人层面。高可靠性组织能够对错误进行持续的关注，仔细研究实际和潜在的风险，并试图预测负面后果，不断寻找可能造成危险的事件，当作学习和成长的机会。

（4）高可靠性组织由具有良好团队协作能力，且能有效进行信息共享的团队成员组成。因为社会技术系统具有复杂性，为了应对医疗服务患者安全的要求，组织需要认真考虑成员的能力和专业知识，能够有效识别、理解和应对患者安全的不确定性因素。所以，高可靠性组织也需要花费一定的时间和精力让新进的成员能够熟悉系统的所有元素和前后工作流程。有学者认为高可靠性组织主要

---

① Roberts K H，Yu K，Stralen D V. Patient Safety is an Organizational Systems Issue：Lessons from a Variety of Industries. Patient Safety Handbook. Sudbury：Jones and Bartlett Publishers，2004.

② Weick K E，Sutcliffe K M. Managing the Unexpected：Assuring High Performance in an Age of Complexity San Francisco：Jossey-Bass，2001.

③ Hollnagel E，Woods D D，Levenson N. Resilience Engineerings：Concepts and Precepts. Aldershot：Ashgate，2006.

④ Frese M. Error Management in Training：Conceptual and Empirical Results. Berlin：Springer，1995.

致力于支持和维持一种情景意识，了解前线工作，知道现在正在发生什么，昨天发生了什么，以及将来可能会发生什么①。

（5）高可靠性组织可以采用多种方法进行风险管理。风险决策者的确定应该依据人们对该领域的专业程度，而不是岗位层级。正式的规则和程序是用来规范活动的，而不是成为消极的官僚主义，组织中较低层的员工应该更加注重细节。

近年来，高可靠性组织理论已经被成功地应用到很多高风险领域，如核电站、铁路运输系统、石油化工厂和航空航天系统①，使得这些行业的组织更加安全可靠。

2. 医院与高可靠性组织

医院是一个高风险组织。美国医学研究所对患者安全展开研究，记录了美国医院的风险，该组织评估了由医院发生的不良事件导致的每年死亡人数的最低数量为 44 000 人，高于道路交通事故死亡人数（43 498 人），约为艾滋病死亡人数的 3 倍（16 516 人）②。医疗机构中不良事件经常发生，患者安全受到严重威胁。由于报告的困难、医疗纠纷的频繁，以及缺乏明确的定义和资源，责备文化和社会偏见，我们已知的数据可能只是冰山一角，还有更多的不良事件未被知晓。

医院的高风险性意味着必须将医院转变为一个高可靠性组织。众所周知，组织的变革是一个漫长的过程，尤其是涉及转变员工的行为态度等文化层面的内容。目前，美国的医疗保健研究机构等组织强烈支持医院转变为高可靠性组织，但是，国际上医院内的这种变革的效果并不是非常明显，因为医疗机构系统的复杂性，与传统的高可靠性组织还有差异，医疗机构的高可靠性设计还需要时间的沉淀。

医院的不良事件与传统组织具有较大差异。在医疗机构，患者安全事件通常直接或间接地涉及一个或多个操作者以及相应的患者。患者安全事件通常可能出现在各种不可预测的地方，医院的不良事件发生形式和地点比传统组织更具多样化。例如，发电厂、石油化工厂等传统组织，不良事件的发生往往具有局部性，一些子系统更容易发生不良事件，而医院不良事件的发生则更多样且较为分散，因为医院人口密度大，内部人员有主动和被动等不同角色，差异性较大。尽管医护人员也可能会受到职业伤害的影响，但是在大多数情况下，当不良事件发生

---

① Weick K E, Sutcliffe K M. Managing the Unexpected: Assuring High Performance in an Age of Complexity. San Francisco: Jossey-Bass, 2001.

② Kohn L T, Corrigan J M, Donaldson M S. To Err is Human: Building a Safer Health System. Committee on Quality in America. Washington, DC: National Academic Press, 1999.

后，受影响更大的可能是患者及其家属，不良事件带来的身体和心理的后果与医护人员也不同。

　　同时，与传统高风险组织相比，医院的高变异性使得风险更加复杂。人类系统是自然界中较为活跃的系统，人类的疾病随时在变化。不同的患者对同一治疗方案的反应不同，给医院带来不可预测的变异性，造成医院建立标准程序、明确有效的沟通和无差错操作时较为困难。随着居民医疗需求的提升，医院还要适应不同社会背景和文化差异场景下的个人需要，以避免潜在的含糊不清导致的冲突和不良事件。在传统高风险组织中，这些情况较为少见。

　　与传统高风险组织相比，医院的"客户"即患者，通常是决策参与人，也是决策后果承担者，这种"双重角色系统"的情感参与非常高。患者对自己的健康和身体状况越来越关注和了解，可以清楚地描述自己的疾病和医疗需求，并与医护人员互动，许多患者互动时采取了谈判的态度，而医生则常常不准备用谈判思维与患者及其家属进行交流。在传统高风险组织中，运营商可能会做出最合理的决策，最大限度地提高系统的工作效率，理性决策使得谈判和情感参与较为少见。医院与传统高风险组织的区别见表3-1。

表 3-1　医院与传统高风险组织的区别

医院	传统高风险组织
小而频繁的事故	很少事故
流行病	灾难
受害者：患者	受害者：经营者
情绪化的，基于谈判的决策	理性决策
不断变化的组织	稳定组织
多种互动	界定的互动
基于实验的实践	基于程序的实践

　　资料来源：Bagnara S, Parlangeli O, Tartaglia R. Are hospitals becoming high reliability organizations? Applied Ergonomics, 2010, 41（5）: 713-718

　　3. 医院如何成为高可靠性组织

　　了解医院不良事件发生的风险特点，及时发出警告，有助于将医院转变为高可靠性组织。由于医院与传统高风险组织在不良事件上的差异，而且大多数医务人员对患者安全事件感知度不高，事故报告系统使用效果不明显，故医院转变为高可靠性组织仍然较为困难[1]。Amalberti 等[2]通过对社会文化的定性分析，明确了患者安全系统可靠性设计存在的五个障碍：①接受对最大性能的限制；②医疗保健专业人员放弃职业自主权；③从工匠思维向等效行动者思维的转换；④需要系统层面的仲裁来优化安全策略；⑤需要简化专业规章制度，具体在前面已详细论述。总之，组织特征、文化、职业态度、社会障碍和制度规范等因素混杂，使得医院在实现向高可靠性系统的转变上十分困难。

　　虽然实现医院的高可靠性设计存在困难，但并不是没有可能，更不意味着医院应该因此放弃成为高可靠性组织的努力。上述证据只是说明了成为高可靠性组织，医院需要学习和借鉴其他部门领域的经验，开创具有行业特点的安全系统，而不是简单地复制其他模式[3]。

　　高可靠性组织的原则如下：①对失败的专注，不满足于当前取得的安全成就；②承认安全威胁之间的复杂性；③对实践操作保持敏感性，注重细节变化；④对恢复力的承诺，及时发现错误并纠正；⑤根据专业知识选拔合适人才。正如一开始提到的，医院向更安全的高可靠性系统转变虽然需要连贯的技术和组织变革，但重要的优先领域是医疗服务提供者的态度，要消除导致医院不安全的心理社会障碍，这是一个组织文化变革的过程，需要时间沉淀才能显示出持久的变化。

　　复杂系统理论要求医院转变为高可靠性组织时改变指责文化。在安全文化中，人们承认人总是会犯错误，个人罪责的归属并没有改善任何事情。相反，对错误的承认和反思，能够促进组织学习和系统设计的改善。这意味着高可靠性系统设计的着重点必须从单个参与者的单个行动转移到完成服务的环境，以及提供服务的组织，将对错误的道德评价从内疚转向责任。同时，医疗系统的运作是一种复杂的环境，表现出多种因素的相互作用[4]。医护人员通常具备能力和动力，即使有时候看似各自孤立行动，但也会涉及其他专业人员的一部分，错误的发生往往不是由于个人孤立。复杂系统理论要求组织承认错误的存在，反思集体责任，弥补系统设计的缺陷。

　　文化的改变将隐藏和指责错误变为基于责任的错误，使错误透明化，共享学习以达到改进。要实现这样一种系统设计，必须改变社会环境和氛围，为员工创造一个空间，公开讨论不良事件并制订方案，将拟订的解决方案进行试验、实施

　　① Gaba D M，Singer S J，Sinaiko A D，et al. Differences in safety climate between hospital personnel and navy aviators. Human Factors，2003，45（2）：173-185.

　　② Amalberti R，Auroy Y，Berwick D，et al. Five system barriers to achieving ultrasafe health care. Annals of Internal Medicine，2005，142（9）：756-764.

　　③ Bagnara S，Parlangeli O，Tartaglia R. Are hospitals becoming high reliability organizations？ Applied Ergonomics，2010，41（5）：713-718.

　　④ Roberts K H，Stout S K，Halpern J J. Decision dynamics in two high reliability military organizations. Management Science，2013，40：614-628.

和传播。这一系列措施增强了改进的可见性，提高了医务人员对患者安全的参与意愿。为了能够及时识别错误，还应该允许患者协作并干预错误的检测和诊断，提高错误的预防能力，由此形成一个良性循环。

四、患者安全系统设计的 SEIPS 模型

系统设计使有风险的干预变得可靠。复杂性理论的两个原则如下：首先，系统的复杂性越大，混乱的倾向就越大；其次，在开放、交互作用的系统中，不可预知的事件有可能发生。系统设计越好，面对不可预知的或即将发生的失败，它就越有弹性，有利于预防或解决它们。安全系统包括材料、程序、环境、培训以及在系统中操作的人的文化特性。

SEIPS 模型，即面向患者安全的系统工程（systems engineering initiative to patient safety，SEIPS）模型，是由 Carayon 等[1]基于工作系统模型和医疗质量的结构-过程-结果（structure-process-outcome，SPO）模型所提出来的一种通用框架模型，可以用来描述个人或团队等任意类型的医疗工作，是理解复杂医护工作系统的有效工具[2]。SEIPS模型有两个基本假设：患者安全是由工作系统和很多过程的设计、运行方式所决定的；组织和个人的输出结果会受到工作系统设计的影响，并且组织和个人的输出结果与患者安全结果相关[3]。

1. 基于 SEIPS 模型的患者安全系统设计

要设计一个可靠的患者安全系统，需要进一步明确系统的组成要素、造成伤害的原因、控制医疗差错和不良事件的措施，发现要素之间的相互作用。基于SEIPS 模型的患者安全系统设计要素如图3-1所示。在工作系统中，有五个基本的要素，包括人、组织、技术和工具、任务、环境，这五个要素之间不同的相互作用会对绩效、安全、健康和工作质量产生不同的结果[1]。其中，最重要的是系统中人的因素，人与环境之间的相互作用，从而实现好的绩效、促进安全和健康。所以通过简单而明确的方式弄清楚人与环境间的互相作用来识别系统中需要改善的方面及行为至关重要。

① Carayon P, Schoofs A H, Karsh B T, et al. Work system design for patient safety：the SEIPS model. Quality and Safety in Health Care，2006，15（1）：50-58.
② 蒲学梅，魏建新，冯庆敏，等. 基于人因与工效学的 ICU 护理工作系统研究进展. 护理学杂志：外科版，2014，29（12）：84-87.
③ Carayon P, Alvarado C J, Schoofs A H. Work design and patient safety. Theoretical Issues in Ergonomics Science，2007，8（5）：395-428.

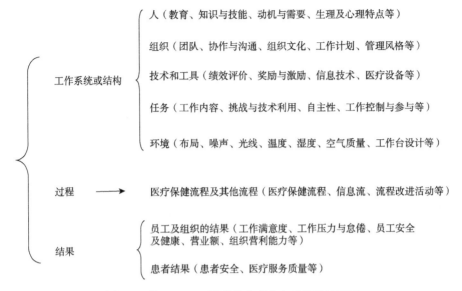

图 3-1 基于 SEIPS 模型的患者安全系统设计要素

资料来源：Carayon P，Schoofs A H，Karsh B T，et al. Work system design for patient safety：the SEIPS model. Quality and Safety in Health Care，2006，15（1）：50-58

在患者安全系统中，人处于系统的中心，包括医疗服务提供者以及接受服务的患者。工作系统的设计应提高和促进个人的工作效率，尽量减少对个人的负面影响（如减轻压力）。而且，必须认识到医疗工作系统不仅包括医疗服务提供者，还包括患者。例如，如果工作系统的重点是护士对药物的管理，那么工作系统的个人主体就是护士。此时，患者是参与护士工作系统的组成部分。因为护士实际使用药物的任务内容涉及患者，同时，这种药物管理环境可能受到来自其他患者的干扰。如果工作系统的焦点是患者服药，那么工作系统的主体就是患者，护士、其他医疗服务提供者和工作人员是参与患者工作系统的组成部分，此时，患者的任务是服用由医生嘱咐和护士管理的药物。因此，任何医疗工作系统都可能涉及多个个体，如医疗服务提供者和患者。患者安全系统的设计必须满足他们所有的需求才能使设计有效，而不仅仅是单方面的需求。

工作系统中的医生、护士、药剂师及其他医务人员受到道德强制的约束，必须为患者提供有效服务。这种职业上的自主性和责任感可能在一定程度上导致医生抵制改变他们行为的组织策略。然而，当出现不良事件时，医生的专业精神也会助长一种"责备文化"，因为如果医生要对整个医疗过程负责，那么他们也必须要对医疗质量负责[1]。

通过系统重新设计为改变医生的行为提供了新的思路和方法，而且可能比传

① Leape L L. Error in medicine. JAMA，1994，272（5）：1851-1857.

统的通过激励提高质量的努力更能被医生所接受。例如，在麻醉学中，通过系统重新设计对一些医疗设备进行了改造，在一定程度上减少了错误的发生。这种技术的进步，除了强调安全文化以外，还帮助减少了因此造成的患者伤害。系统的重新设计同时也促进了医生作为专业人员的角色状态。因此，设计一个新的患者安全工作系统必须将改变个人行为的目标纳入进去。

2. 实现系统各要素的平衡

基于 Carayon 和 Smith 提出的"平衡"的概念[①]，在一个难以改变的工作系统中，可以通过关注其他一些积极的因素来克服一些消极的因素。例如，在科室中，如果病房的整体布局并不是最优的，可以通过给护士分配病床位于相邻位置的患者，这样有助于护士高效工作，或者通过加强护士之间的团队精神和协作精神，来克服护理人员数量不足的问题。

在医疗保健领域被广泛关注的工作系统中的一个要素是医疗保健提供者的个人技能和知识。但是一个可靠的患者安全系统设计必须明确，尽管单个医疗服务提供者的技能和知识很重要，但这对于保证高质量的护理和患者安全是远远不够的，还需要对整个工作系统的各要素进行良好的设计，实现各要素之间的平衡，以获得最优性能。例如，虽然护士具备了良好的技能和知识，但如果使用的设备是过时的或医疗机构不能够提供足够的必需药品，那么再好的个人技能也无法保证最高的质量和最安全的患者护理。可见患者安全系统中的一些元素（如过时的设备）会阻碍系统的最优化。

另外，即使是同一个医疗服务提供者，在两个不同的工作系统中工作，也可能会表现出不同的效果。例如，如果有团队支持和完整的工具及设备，即使护士有很重的工作负荷，他们也能提供高质量的和安全的医疗服务。相反，如果得不到团队支持，而且缺乏合适的工具和设备，同一名护士在这个工作系统中可能表现不佳。因此系统设计中各要素间的平衡对于系统的健康发展尤为重要[②]。

3. 增强患者安全系统的弹性

在整个患者安全系统中，通常有多个相互联系的微系统同时存在。在患者安全系统中，除了要达到系统内部的平衡，重视各个要素之间的相互作用外，增强系统弹性也非常重要。因为外部环境是一个动态变化的过程，一个系统只有主动

① Carayon P, Smith M J. Work organization and ergonomics. Applied Ergonomics, 2000, 31: 649-662; Smith M J, Sainfort P C. A balance theory of job design for stress reduction. International Journal of Industrial Ergonomics, 1989, 4（1）: 67-79.

② Carayon P, Schoofs A H, Karsh B T, et al. Work system design for patient safety: the SEIPS model. Quality and Safety in Health Care, 2006, 15（1）: 50-58.

地去适应，做出改变才能够持久地生存下去。例如，当患者从医院转回社区医疗卫生机构时，他们能清楚体验到不同机构安全系统之间的差距。这些交叉系统之间的区别和联系对于改善患者安全工作至关重要。可以通过对患者的随访，了解他们在不同医疗机构中关于患者安全的体验，分析不同机构安全系统设计的好坏，这能帮助改善医疗质量和患者安全。同时，医疗机构在设计和管理患者安全系统的时候，也应该主动和其他系统建立合作关系，促进多方交流，从而彼此学习①。

　　一种有效的合作关系是建立在这样一个基本假设之上的，即合作是一种比个人努力更有效的实现目标的方法。合作关系的建立和发展，需要以下三个主要因素②：①相互信任。以信任为基础，根据他人的报告采取行动。②诚实。如实汇报，以便他人能借鉴自己的经验进行改进。③自信。借鉴他人经验的同时，结合自己的具体情况。

　　患者安全系统与其他系统的配合关系主要包括以下几个范畴①：①环境。患者安全系统发展的人力和财政资源的存在或不存在、政治环境、公众情绪以及社会方面存在的挑战。②目标与共识。对患者安全问题达成共识，是系统间关系形成的基础。③资源基础。多样化的资源基础有助于确保合作伙伴能够实现患者安全，而不会因为追求单方面目标而偏离轨道。④成员异质性。不同患者安全系统中参与成员特性之间的平衡。⑤协调技巧。非正式的和正式的沟通机制确保合作者达到患者安全的目标，定期汇报关于患者安全的进展。⑥共同承担患者安全责任。

第二节　利用信息技术促进患者安全

一、临床决策支持系统的风险预警

　　随着信息技术的发展，医疗卫生机构的管理系统不断更新换代，越来越广泛地将信息技术运用到临床诊疗过程中，信息技术依靠硬件设施和软件编程技术，提前录入临床相关诊疗信息和命令，一旦输入的患者出现编码中存在的风险情况，系统便会根据命令输出危险警告，提示医务人员可能存在的隐患。临床决策支持信息系统可以自动识别潜在的风险，可以减少人为操作中出现的遗忘、记混

　　① Mohr J，Batalden P，Barach P. Integrating patient safety into the clinical microsystem. Quality and Safety in Health Care，2004，13（2）：34-38.

　　② Weick K. Prepare your organization to fight fires. Harvard Business Review，1996，74（3）：143-148.

等差错。

临床决策支持系统（clinical decision support system，CDSS）是人工智能、医学知识的有效结合，不仅为医生提供了医学支持，同时在诊疗决策方面，规避了医生专业知识的局限性和人为诊疗差错等方面的问题，提供了医疗服务质量保障。系统分为数据层、服务层、应用层三部分①。数据层包括药物、ICD（international classification of diseases，国际疾病分类）疾病、检查、护理常规、手术治疗等结构化知识数据。数据来源于临床技术操作规范或是临床诊疗指南等，可提供完善的医学知识库。服务层包括药物使用、检查与检验、疾病诊疗、临床护理、手术治疗等决策支持服务。应用层主要是指医护人员以疾病实际情况为主的辅助决策支持系统，如疾病临床表现、药物或手术治疗、护理等实际情况。系统能够判断电子病历信息，知识库会显示相符的知识。人工与智能工作流程结合，能够自动提示与知识库相匹配的支持，减少错误。

CDSS 的预警功能运用的案例是手术压力性损伤预防系统的风险预警。正确的压力性损伤风险评估是预防压力性损伤的前提。为了对压力性损伤防治和监管进行有效控制，中国医科大学附属盛京医院手术室使用了压力性损伤上报流程与监管系统信息化平台。

手术室护理信息管理系统中的术中压力性损伤风险评估表，可从患者的年龄、手术时间、手术体位、体质指数、皮肤状况、摩擦力与剪切力等方面进行评估，每项评分 1~5 分。该系统的风险预警提示如下：高龄患者、特殊体位和特殊手术患者，系统自动提示进行压力性损伤评估；得分在 10 分以上，系统自动提示巡回护士进行压力性损伤告知并采取积极的预防措施；得分在 20 分以上，系统自动提示巡回护士向护理部提交压力性损伤风险报告；在系统中填报患者手术过程中安置的体位类型，系统会自动生成一张简易的体位摆放图，同时提示巡回护士哪些部位是经常发生压力性损伤的部位，使巡回护士提前采取有效措施，将压力性损伤发生的概率降到最低。该系统还可实现病房与手术室全程、实时的信息共享，对于病房的压力性损伤高风险手术患者，术前手术室护士可在系统内查阅患者的相关信息，进行手术压力性损伤风险评估并采取积极的预防措施；手术压力性损伤发生后，病区护士也可通过系统查阅手术压力性损伤发生及处理情况，手术室护士也可在线追踪压力性损伤的转归，实施动态、实时的管理②。

虽然 CDSS 在临床决策中具有重要作用，对于减少患者伤害非常重要，但是，CDSS 在我国医院的应用正处于摸索性阶段，促使其智能化发展，还需克服

① 罗雪梅. 临床决策支持系统在医院的应用. 电子技术与软件工程, 2018, （19）：180.
② 胡千桃，郭子君. 手术麻醉信息管理系统中风险预警的构建及应用. 中华护理杂志, 2018, 53（6）：48-52.

知识库建设、系统与临床脱节、电子病历与技术集成等方面的问题，继而改善传统的人工诊疗模式，实现科学化、知识化的临床辅助决策。

二、利用条形码核查信息

近年来，条形码在商品流通领域得到了广泛的应用，由于其快速、准确、低成本和高可靠性获取信息的优点，条形码技术也逐渐被应用到医院的信息系统中。条形码技术是在计算机技术与网络技术的基础上逐步发展起来的一种信息储存和传递技术，集编码、制作、识别、数据采集与处理、传输为一体。它由一组不同宽度不同反射频率的条和空格按规定的编码规则组合起来，用以表示一组数据的符号[①]。条形码识别技术在患者识别、医疗器械管理、药物管理、输血安全等方面得到了广泛的应用。

在进行手术时，可以通过患者手部腕带上的条形码，核对患者姓名、科室、住院号、血型、手术方式、手术部位、麻醉方式、术中带入物品及药品、手术用物品是否准备齐全及合格等内容，避免了术中错误识别患者或手术部位错误等不良事件。

在输血和用药管理中，医生根据患者需要开具处方，录入系统自动生成具有患者信息的条形码，医院血液科和药房根据条形码扫描出的信息准备相应的血液和药物，护士凭条形码取血液或药品，然后根据该条形码和患者腕带条形码进行核对，成功匹配后给药。条形码在临床中的应用能有效减少患者识别错误、处方誊写错误、药品配置错误等错误的发生，有利于减少可避免的患者伤害。

手术室器械信息追溯管理系统在器械包回收、清洗、检查、打包、灭菌、卸载、入库、发放、使用的各环节，通过条形码射频识别技术，可以对器械包编码、工作人员编码、机器编码进行扫描，实现相关信息的采集、绑定，将器械包在所有主要信息采集点的所有参数内容录入系统，并生成该器械包专一条形码，供全程质量追溯，同时可实现手术器械包实时定位。当高值耗材和体内植入物入库时，进行条形码管理，类似于身份证，做到一物一码，便于及时核查耗材的安全性。

三、不良事件上报的信息化系统

不良事件的记录与报告是医疗机构质量持续改进的重要方面。随着医疗机构

---

① 尚颖，吴洁，刘文成. 条形码识别技术在医院门诊中的应用. 中国全科医学，2009，12（18）：1749，1950.

信息化的发展，信息化的不良事件上报系统在促进患者安全方面发挥着越来越重要的作用。过去临床上对不良事件上报常用的是纸质表单，不同类别项目多、内容多，不能短时间浏览获悉，导致在临床上报过程中操作烦琐，且在人员交接、部门传递过程中存在丢失现象，制度的时限性不能有效落实。利用信息化手段定期进行统计、分析，对全院上报的不良事件数据进行汇总整理，运用管理工具实施根因分析，实现电子化信息化上报后简化了操作流程，节约了手工填写时间及人力，项目分类清楚，方便了院科两级管理统计及留档核查与追踪，夯实了医院预警管理体系内涵。

我国不良事件上报系统尚处于初级发展阶段，以国家卫生健康委医院管理研究所为代表的多家机构，已经开始致力于这项工作的研究。目前，我国尚未建立起覆盖全国的国家层面的医疗不良事件报告制度①。我国的医疗不良事件上报系统主要有"医疗事故报告系统"、"医疗质量安全事件信息报告系统"和"医疗安全（不良）事件报告系统"。各个报告系统归属于不同部门管理，且报告系统要求上报的不良事件存在交叉性。各医院内部根据等级医院评审标准实施细则的相关要求，依据本院实际情况建立了适合医院内部的医疗不良事件报告制度，各医院有着不同的管理制度和运行模式，导致各医院的医疗不良事件报告制度建设情况不一，上报内容、上报时限、上报流程、分析反馈、监督管理等环节没有统一的管理模式，制度具体执行情况也各不相同。报告分析结果仅在医院内部交流讨论，其他医疗机构并不能获得相关经验分享，因此无法在大范围内改善医疗质量，提升患者安全。

因此，完善医疗不良事件上报系统，需要在信息化平台上不断深入对医疗风险评估与预警领域的研究，探索在国家层面建立以信息化手段为基础的医疗风险评估数据库。构建区域协同信息化不良事件上报系统，打通区域医疗资源的信息屏障，实现医疗机构之间信息的互通与共享，以达到各区域共同发展、共同提高医疗服务质量的效果。通过统一信息平台，收集全国不良事件信息，利用大数据手段，准确把握医疗风险的发生与分布状况，查找存在的医疗安全风险，进而制定出科学的医疗风险防控对策。

四、电子交接系统

患者交接过程中的差错一直被认为是可预防的、造成患者伤害的重要原因之一。交接过程中不完整的信息可能会影响患者的治疗，增加工作人员不必要的工作量。信息传递沟通不良和系统性人为因素差错在交接过程中比较突出，因此，

---

① 蒋婷婷，高新强，赵婧，等. 试论医疗不良事件报告制度的完善. 中国医院，2018，22（12）：7-9.

对交接工作的改进是促进患者安全的重要方面。

为此，很多国家医院开始采用电子交接系统。电子交接系统是一套专为医生而设计的交接系统，采用内联网个人电脑（病人内容储存）方案，为医院创建病房地图，该系统能够连接到患者电子管理系统。需要交班的医生或护士提前将需要的信息输入交接系统中，当中午、晚上或者周末医务人员进行交接的时候，该系统可以将任务按优先级分配给接班的临床医务人员，并相应地完成其他任务联系，该系统能够促进临床信息的安全和准确记录。

值得注意的是，如果没有结构化的形式和面对面的接触来帮助理解重要信息，交接者的信息接收质量可能会受影响。在没有指导的情况下，许多有效切换所需的关键信息常常被忽略，从而在团队之间传播危险的错误信息。所以，电子交接系统虽然在减少患者信息遗漏方面起作用，但只是辅助交接的工具。在医护人员面对面交接的同时发挥电子交接的作用，才能使护理的连续性得到改善，将可避免的沟通失误对患者安全造成的风险最小化，使繁忙的医务人员的工作效率得到提高。

五、患者教育信息系统

随着医学模式的转变，"生物-社会-心理"医学模式更强调以患者为中心的理念。2015年3月《关于进一步深化优质护理、改善护理服务的通知》发布，要求对患者实施个性化的健康教育，注重用药、检查、手术前后注意事项及疾病相关知识等指导。医疗信息技术不断更新，患者教育的手段和形式日趋多样化。患者教育信息系统包括医疗机构患者教育公众号、移动医疗APP教育平台等，能方便、快捷地将信息传递给患者。

微信公众号和移动医疗APP作为快速发展的新媒体，竞争优势显著。医疗机构建立微信公众号或移动医疗APP，将入院宣教、科室简介、医生、责任护士简介、各种手续办理流程、各类标本的采集方法和特殊检验注意事项、专科疾病知识介绍等内容以视频、图片、文字等形式录入。利用微信公众号和移动医疗APP的精准传播优势，实施信息主动推送；责任护士可以根据患者病情的不同时期变化，发送相关健康教育知识[①]；利用微信公众号的自动回复功能，患者根据需求指定关键字，主动向公众号提取相关健康教育知识。

患者教育的现代信息系统根据不同需求，通过微信以语音、视频、图片和文字等形式把教育信息传播给患者，避免了文字枯燥难懂，不同护士表达能力缺陷、讲解不清或遗漏的情况。这种方式可以让患者更直接、方便、明确地学习疾

---

① 徐杰. 微信公众平台在医院健康教育中的应用. 中国健康教育，2015，31（1）：86，87.

病相关知识，使就医流程更加透明化，能够增强患者的参与性和主体意识，也能促进医患沟通和患者安全，在国内得到了广泛的认可。

第三节　患者安全的标准操作程序

WHO 于 2006 年启动了 High 5s 项目，专注于解决世界范围内对于患者安全持续存在的几个主要问题，旨于在全球范围内对标准化的患者安全解决方案进行评估，并促进标准操作程序的实施，以实现对富有挑战性的患者安全问题的可测量的、显著的和可持续的减少[①]。

目前，High 5s 项目已经提出了针对以下 3 个方面患者安全问题的标准操作程序。

一、浓缩型注射药物的安全管理

已经有来自世界各地的证据表明，浓缩型注射药物的使用已经被卷入导致患者死亡或严重伤害的不良药物事件中，仅在 2005~2006 年，英国 NPSA 就每月收到约 800 份与注射药物有关的报告，其中有 25 例死亡，28 起严重伤害[②]。对患者安全造成伤害的浓缩型注射药物主要包括浓缩钾溶液、大于 1 000 单位/毫升的肝素钠、注射用阿片类制剂等。

此类不良事件通常可能由以下原因造成。

（1）由于不同药物的标签或包装相似，故医护人员选择了错误的药物，如误用了浓缩型注射药物而非其他注射药物。

（2）剂量和比率上的给药错误，这可能涉及不正确的计算、测量和稀释。

High 5s 项目通过测试和评估，提出了一些针对浓缩型注射药物的安全管理指导原则，如在临床中采用预先稀释的即用型注射药物代替浓缩型注射药物；提高钾、肝素和吗啡注射液浓缩制剂的储存、处方开具、配药、管理、制备与监测的安全性。

除了以上指导原则，WHO 鼓励所有成员国在临床实践中遵循以下标准操作

---

① WHO. High 5s：standard operating procedures. https://www.who.int/initiatives/high-5s-standard-operating-procedures，2013-12-14.

② Leotsakas A，Caisley L，Karga M，et al. High 5s：addressing excellence in patient safety. World Hospitals & Health Service，2009，45（2）：19-22.

程序①。

（1）通过标准化和限制注射药物的浓度，使临床单位可注射药物的范围最小化。

（2）对于需要使用浓缩型注射药物的治疗方案，应尽量简化、合理化。

（3）规范浓缩型注射药物的处方和订单，以便为护理人员和药房工作人员建立一个完整、明确的订购系统。

（4）使用标准化输注表格记录连续输注的给药率，最好是与结果参数（如注射吗啡时的疼痛评分或注射肝素时的凝血参数）有关。

（5）如果在临床区域必须继续储存和制备浓缩型注射药物，应当采取以下措施以最小化其使用风险：执行关于如何安全地开具处方，以及储存、制备和管理这些药物的多学科政策和程序；通过使用公认的标签策略，尽量减少外观相似的浓缩型注射药物的标签和包装；将浓缩型注射药物与其他药物分开储存；根据历史需求频率和使用药物替代的及时可用性，将储存在临床区域的浓缩注射药物的数量限制到治疗患者合理需要的最少量；为员工提供剂量计算的工具（如提供一系列的根据体重算出的剂量图表，消除计算剂量的需要）；培训所有员工，并对他们安全地开具处方、制备和管理浓缩型注射药物的能力进行评估。

二、患者交接过程中的药物安全管理

许多药物不良事件是医务人员之间以及医务人员和患者之间沟通不畅造成的，或者是在医疗卫生机构进行患者交接的过程中（如患者入院时、转科时、转入社区或疗养机构时）发生的。有报告称，在医院中，约有一半的用药错误发生在入院或出院时②，约 30%的这类错误可能会导致患者受到伤害③。这类错误可能发生在获得患者用药史（如入院）时、将药物记录在病历中时、根据处方配药时、患者转移到另一病区以及出院时。另外，在住院期间记录的患者的处方用药历史中，高达 67%的记录存在至少一个错误，30%~80%的患者在医院购买的药

---

① WHO. The High 5s Project-standard operating protocol for safe management of concentrated injectable medicines. https://cdn.who.int/media/docs/default-source/patient-safety/high5s/cim-sop.pdf?sfvrsn=b087952d_2, 2021-06-16.

② Sullivan C, Gleason K M, Rooney D, et al. Medication reconciliation in the acute care setting: opportunity and challenge for nursing. Journal of Nursing Care Quality, 2005, 20（2）: 95-98.

③ Vira T, Colquhoun M, Etchells E E. Reconciliable differences: correcting medication errors at hospital admission and discharge. Quality & Safety in Health Care, 2006, 15（2）: 122-126; Cornish P L, Knowles S R, Marcheso R, et al. Unintended medication discrepancies at the time of hospital admission. Archives of Internal Medicine, 2005, 165（4）: 424-429.

物与他们出院后自行购买的药物之间存在差异①。

High 5s 项目认为上述问题可以通过在患者交接过程中进行药物管理而得到改善，并推荐在临床过程中遵循一些药物安全管理原则，其核心是进行药物核对。药物核对是一个正式的过程，在该过程中，医疗保健专业人员与患者合作，以确保在医疗服务交接时进行准确和完整的用药信息传递。因此，实施药物核对的指导原则包括：在任何环境下，都应该确保获得最新和准确的患者用药清单；在所有的医疗保健交接中，都应该有正式的药物核对的结构化过程；入院时的药物核对是整个医疗保健过程中药物核对的基础；将药物核对整合到用药管理和患者流动的现有流程中；药物核对过程是一个与了解自己的角色和责任的员工共同承担责任的过程；患者及家属要参与药物核对。

为了能有效且高效地实施药物安全管理流程，需要将药物核对步骤整合到药物和患者管理的现有流程中，而不是简单地添加新任务。因此，先要确定在患者医疗保健过程中的哪些交接中需要进行药物核对，主要包括：患者入院时；初步患者评估时；开具药物处方、准备和分发药物时；护理记录时；患者转诊时；医护人员之间进行信息交流时；制订出院计划时；进行患者教育和出院指导时。

除了以上指导原则外，WHO 鼓励所有成员国在临床实践中遵循以下标准操作程序②。

（1）在入院时，临床医生应通过多种信息来源获得患者的最佳可能用药史（best possible medication history，BPMH），包括所有常规用药（处方用药和非处方用药）的完整历史。

（2）BPMH 是药物信息记录，比常规主要用药史（通常是简略的患者用药史）更全面，主要包括：药物名称（药物名和商品名）、使用剂量、频率和服用途径。这是患者实际用药情况的快速反应，应记录在特定表格或电脑中，以便随时在开具处方时提供所需信息。建议使用指南等工具来进行收集，以提高准确性和效率。

（3）药物信息应该在适当的情况下通过多个来源进行核实，如社区药剂师、医生、家庭护理提供者、药物容器检查、患者的用药清单、政府药物数据库、患者以前的健康记录等。

（4）对所有参与药物核对过程的工作人员，都需要提供有关责任领域的全面、持续的培训。

---

① NICE. Medicines optimisation: the safe and effective use of medicines to enable the best possible outcomes. https://www.nice.org.uk/guidance/ng5/resources/medicines-optimisation-the-safe-and-effective-use-of-medicines-to-enable-the- best-possible-outcomes-pdf-51041805253，2015-03-04.

② WHO. The high 5s project-standard operating protocol for medication reconciliation. https://www.who.int/patientsafety/implementation/solutions/high5s/h5s-sop.pdf，2021-06-16.

（5）在医疗服务结束时，应将最佳可能出院用药计划（best possible medication discharge plan，BPMDP）传达给患者、社区药房、初级保健医生、下一个为患者提供医疗保健服务的团队或部门。在接收 BPMDP 后，各种接收者应确保在后续的医疗保健过程中及时更新其记录，以准确反映患者的当前用药情况。

（6）鼓励患者及家属参与，在入院或门诊时携带最新的用药清单，并在每次与医疗保健人员见面时主动出示用药清单。如果他们认为他们所使用的药物出现了任何问题，应该及时向医护人员反映。

三、正确手术的安全管理

"正确手术"意味着已经在正确的患者、正确的解剖部位实施了正确的操作步骤，必要时使用了正确的植入物。在这种情况下使用"正确"这个词，是针对操作程序而言的，而不作为该程序的适当性或必要性的临床判断。就每年进行的手术总次数而言，由"错误手术"导致的患者伤害并不常见[1]，但过去 20 年间报告的此类伤害病例的数量正在稳步增加[2]。对这些病例的详细分析表明，导致错误的主要原因是缺乏标准化的术前过程，并且可能在术前例行检查的程序中，医护人员存在一定程度的疏忽[3]。

为了确保"正确手术"，医护人员应该遵循以下标准操作程序[4]。

（1）术前核对：在手术开始之前，使用术前核对表对以下内容进行核查，以确保可用性，包括：相关文件（如病史记录、体格检查单、知情同意书、护理评估和麻醉前评估）、诊断检验结果（包括活检报告）、相关影像、所需植入物的具体尺寸和类型、所需使用的特殊设备的详细要求等。

（2）手术部位标记：在需要进行切口或经皮器械的所有情况中，都需要对预定的手术部位进行标记。对于不符合部位标记最低要求的病例，也可以由手术机构或手术外科医生自行决定是否进行标记。标记应尽可能在患者清醒时进行，并在患者到达手术室之前完成。手术部位标记应该由手术执行者（最优选的）或直接参与者进行。对于需要标记部位的病例，标记者应在病历中（最好是在术前

① Kwaan M R，Studdert D M，Zinner M J，et al. Incidence，patterns，and prevention of wrong-site surgery. Archives of Surgery，2006，141（4）：353-358.

② The Joint Commission. Sentinel event. https://www.jointcommission.org/resources/patient-safety-topics/sentinel-event/，2021-06-16.

③ The Joint Commission. Sentinel event alert 24：a follow-up review of wrong site surgery. https://www.jointcommission.org/resources/patient-safety-topics/sentinel-event/sentinel-event-alert-newsletters/sentinel-event-alert-issue-24-a-follow-up-review-of-wrong-site-surgery/.

④ WHO. The high 5s project-correct site surgery，standard operating protocol. https://www.who.int/patientsafety/implementation/solutions/high5s/css-sop.pdf?ua=1，2021-06-16.

验证清单中）注明。标记在预定的切口部位或附近，不要标记任何非手术部位，除非有必要进行其他方面的护理。标记的形式必须是明确的，最好是由国家或卫生系统监督机构制定统一形式，或由手术机构自行确定，但必须是标准化的。该标记应持续到完成皮肤准备后仍然可见。对于在技术上或解剖学上不可能标记该部位（如脊柱、会阴）的情况，应该使用相应的替代方法（如使用特殊的术中放射定位技术来标记确切的椎体水平，或在手术侧佩戴临时腕带，其中包含患者的姓名、预定的手术部位等信息）。

（3）在手术正式开始前进行最后的核对：最后的核对应于术前在手术地点进行，使患者处于合适的手术体位。核对必须由整个操作团队一起进行，由持有知情同意书的指定人员（通常是巡回护士，也可能是参与该操作的任何临床医生或其他专业人员）发起，该指定人员应由机构认证获得此职位的资格。在核对期间，其他活动应停止，尽可能不影响患者的安全，以便团队的所有成员都集中精力验证患者、手术程序、部位和其他关键元素（如患者体位、所需的植入物、任何特殊设备或特殊要求等），核对的结果应记录在术前核对清单中。最后的核对以"故障安全"（fail-safe）模式进行。也就是说，只有解决了所有问题，手术才会正式开始。另外，需要制定一个明确的程序，用于解决核对过程中可能发现的任何问题。

（4）术前核对过程是一个多学科参与的活动，应该由外科医生、麻醉师、护士、技术人员和其他参与患者术前护理的人员共同承担责任。

第四节　患者安全的临床策略

一、用药安全

在世界各地的卫生保健系统中，不安全的药物使用和用药差错是造成伤害和可避免伤害的主要原因。在全球范围内，与用药差错相关的成本估计每年为 420 亿美元。差错可能发生在用药过程的不同阶段，如疲劳、恶劣的环境条件或工作人员短缺，当影响到处方、转录、配药、管理和监测工作时，就会发生用药差错，从而可能造成严重伤害、残疾甚至死亡[①]。然而，无论是从人的自然及社会属性还是从医疗系统的高风险特性来看，用药差错可以通过采取一定的干预策略而得到预防，但是难以彻底避免。我国也对其高度重视，自 2007 年 CHA 正式提出"患者安全目标"以来，"确保用药安全"一直被列入其中，足见我国对用药

---

① WHO. The third global patient safety challenge: tackling medication-related harm. https://www.who.int/publications/i/item/the-third-global-patient-safety-challenge-tackling-medication-related-harm，2017-03-27.

安全的重视程度之高。

1. 用药差错的主要环节

用药差错主要出现在如下环节：①处方（医嘱）开具与传递，包括处方本身的错误、处方传递过程中出现的错误。②药品调剂与分发，如调剂错误、药物配制错误、标记或书写错误。③给药与监测，如患者身份识别错误、给药技术错误（给药途径、部位、速度等）、用药时间错误、给药顺序错误、遗漏错误、患者用药依从性错误、监测错误（监测缺失、监测方法不适宜、监测数据评估不适宜）。④用药指导，如医生、药师、护士指导患者用药不正确或未进行指导。⑤药品管理，如药品储存不当、药品摆放错误（药品摆放不合理导致调配、给药错误）。⑥信息技术，如药品信息系统设计和维护错误。

2. 用药差错的危险因素

用药差错主要由以下危险因素导致：①管理因素。国家相关法规或医疗机构管理制度落实不够；管理部门监管不到位，缺少专职的管理机构和人员；监测网不统一；未建立健康的安全用药文化。②流程因素。医疗机构内部缺乏有效沟通，诸多用药环节衔接不畅，如换班及口头医嘱等环节；从处方开具到用药整个过程中的信息系统错误。③环境因素。工作环境欠佳，如光线不适、噪声过强、工作被频繁打断等；工作空间狭小，药品或给药装置等摆放混乱。④设备因素。信息系统落后，不能发挥基本的用药错误识别和防范功能；设备老化，易出故障；新型设备应用不熟练，程序配置错误，医务人员未能及时识别并采取相应措施。⑤人员因素。知识不足；未遵守规章制度或标准操作规程；培训缺失或培训内容欠妥、陈旧甚至错误；人力资源不足导致疲劳。⑥药品因素。药品名称、标签、包装等外观或读音相近；特定剂型、特殊用法（如鞘内注射）；给药剂量计算复杂；药品储存条件特殊。

3. 全球患者安全挑战的战略框架①

2017 年 3 月，WHO 在德国波恩举行的第二届全球患者安全部级峰会上发布了第三个全球患者安全挑战——无伤害用药，呼吁在未来 5 年内，将所有国家严重、可避免的药物相关的伤害减少 50%。WHO 的目标是实现 WHO 成员国和世界各地专业机构对减少与药物有关的危害的广泛参与和承诺。全球患者安全挑战的战略框架描述了该挑战的四个一级维度：患者和公众、医疗保健专业人员、药

---

① WHO. Global patient safety challenge:medication without harm. https://www.who.int/patientsafety/medication-safety/strategic-framework.pdf.

品、用药系统及实践，具体见图 3-2。

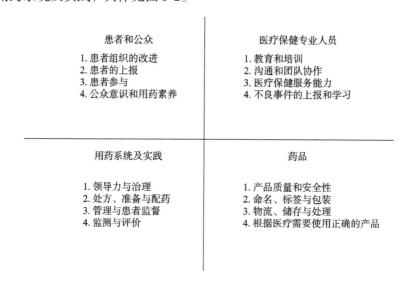

患者和公众	医疗保健专业人员
1. 患者组织的改进	1. 教育和培训
2. 患者的上报	2. 沟通和团队协作
3. 患者参与	3. 医疗保健服务能力
4. 公众意识和用药素养	4. 不良事件的上报和学习
用药系统及实践	药品
1. 领导力与治理	1. 产品质量和安全性
2. 处方、准备与配药	2. 命名、标签与包装
3. 管理与患者监督	3. 物流、储存与处理
4. 监测与评价	4. 根据医疗需要使用正确的产品

图 3-2　全球患者安全挑战的战略框架

4. 患者参与用药安全的 5 个时刻[①]

WHO 的"用药安全的 5 个时刻"是患者和给药者减少用药相关风险的有效措施，每个关键节点包括 5 个关键问题（表 3-2），有些问题需要患者自己回答，而有些问题需要医疗服务提供者的帮助来回答，反映了相关的错误。"用药安全的 5 个时刻"是 WHO 关于"患者安全挑战：无伤害用药"项目开发的用药安全策略，主要是用来鼓励患者参与到自己的医疗保健中，激发患者对正在进行的药物治疗的兴趣，让患者公开和自己的医生讨论。

表 3-2　用药安全的 5 个时刻

时刻	关键问题
开始药物治疗	1. 药物的名字是什么？主要针对什么疾病？ 2. 它有什么风险和副作用？ 3. 是否存在其他治疗疾病的方法？ 4. 我是否告诉了医生自己的过敏情况和其他疾病情况？ 5. 我应该怎样存储这些药物？
服药的时候	1. 我应该什么时候使用药物？每次使用多少？ 2. 我应该怎样服用药物？ 3. 在服药期间关于食物和饮品有什么我需要知道的吗？ 4. 如果我错过了一剂药物，应该怎么办？ 5. 如果我发生副作用该怎么办？

① WHO. 5 moments for medication safety. https://apps.who.int/iris/bitstream/handle/10665/311157/WHO-HIS-SDS-2019.3-eng.pdf?ua=1，2019-03.

续表

时刻	关键问题
增加药物	1. 我是否真的需要其他药物？ 2. 我是否告诉了医务人员自己正在使用的药物？ 3. 增加的药物是否会和其他药物产生相互影响？ 4. 如果我怀疑药物出现相互作用，该怎么办？ 5. 我能否正确管理多种用药？
检查药物	1. 我是否保持了自己所有用药的清单？ 2. 每一种药物要吃多久？ 3. 对于一些不需要的药物，我是否还在吃？ 4. 医务人员是否定期检查我的用药？ 5. 对我的药物进行检查应该多长时间一次？
停止用药	1. 每一种药物应该在什么时候停止？ 2. 是否有些我的药物不能突然停止？ 3. 如果我的药物吃完了该怎么办？ 4. 如果因为一些意外我不得不停止了用药，应该在哪里上报？ 5. 我应该如何处理过期药物或剩余的药物？

"用药安全的 5 个时刻"可以在如下情景中使用：①看牙医或药剂师、护士、医生的时候；②去药房或初级卫生保健机构的时候；③办理入院或出院的时候；④从一个医疗机构转移到另一个医疗机构的时候；⑤在家接受治疗的时候。

5. 促进用药安全的措施

1）技术层面

技术层面措施主要包括 4 个方面，按其有效性由强到弱依次分为 4 级。第一，实施强制和约束策略，包括执行国家对于医疗机构药品一品两规的规定，使用药物通用名，通过计算机系统限定药物的用法、用量、给药途径等，限定医疗机构药品品种的数量，对抗菌药物、抗肿瘤药物采取相应的分级使用限制等。第二，实施自动化和信息化，包括计算机医嘱系统、电子处方、单剂量自动分包机、整包装发药系统、条形码等。第三，制定标准化的标识和流程，包括高危药品标识、音似形似药品标识、药品多规格标识、标准操作流程，以及指南、共识、技术规范等。第四，建立审核项目清单和复核系统，包括进行处方审核、对高危药品和细胞毒药物的配置加强核对、在操作过程中使用两种不同的方法进行患者身份和药品等信息的确认。

2）管理层面

（1）倡导健康的用药安全文化。

医疗机构应倡导非惩罚性用药安全文化，应让每一位医务人员都认识到用药差错监测与报告是一项保障患者用药安全、提高医疗质量、降低执业风险的积极而有意义的工作。鼓励临床医生、护士和药师等医务人员主动参与用药差错的监测报告。医疗机构应制定有效措施保障落实，保护当事人、报告人和患者的信息。

合理用药国际网络中国中心组临床安全用药组于 2014 年推出了用药错误报告表，鼓励各医疗机构通过全国临床安全用药监测网向其报告用药错误。该报告表主要包括：该用药错误发生、发现的时间；错误内容；错误药品是否发给患者；患者是否已经使用该药品；错误分级；患者伤害情况；引发错误的因素；发生错误的场所、人员、药品等基本信息，另外还要求报告人简述用药错误时间发生、发现的经过；导致的后果及后续的防范措施。

医疗机构通过建立用药错误信息分析、评价、分享、反馈及教育培训的长效机制，能够充分利用用药错误报告数据，及时发布预警信息；能够通过多种途径对医务人员进行培训教育，提高他们的辨识和防范能力；能够挖掘用药错误数据资源，改善医疗机构信息系统，有效提升防范水平。

（2）配备充足的人力资源。

医务人员作为我国医疗卫生事业发展的重要资源，能否以健康的身体、良好的精神状态投入本职工作中，直接影响到医疗服务质量。有学者通过对医务人员平时晚上及节假日加班情况进行调查，发现有 81.5% 的医务人员需要进行加班[1]。有学者通过采用 FS-14 疲劳量表对我国医务人员的疲劳状况进行了测评，结果表明我国医务人员的疲劳发生率为 64.0%[2]。可见我国医务人员的工作负荷不容乐观，可能对患者安全造成威胁。因此，医疗机构应配备充足的人力资源，减少或避免医务人员因工作负荷重而引发疲倦、注意力不集中等人为因素造成的用药错误。

（3）提供必要的工作空间和自动化、信息化的设备。

医疗机构应改善医务人员的工作环境，尽可能提供足够的工作空间和适宜的工作环境；配备自动化设备，加强信息化建设，减少不必要的人工操作。有研究显示，通过建设静脉用药集中调配中心、自动分拣系统、门诊自动发药系统、自动配液机器人、条形码扫描系统等自动化设备[3]，可以有效降低由人为因素导致的用药错误发生率。结合临床药师支持系统、无线终端查询系统、合理用药监管干预系统、药品不良事件主动监测与评估警示系统等信息化技术[4]，能够规范医师的用药行为，提高医院的合理、安全的用药水平，可见以信息技术为基础的药

---

① 王黔艳，唐昌敏. 三级医院医务人员过劳状态及其影响分析. 中国医院管理，2018，38（10）：71-73.

② 宋伟，李钧. 医务人员疲劳现状调查与成因分析. 工业卫生与职业病，2018，44（6）：438-440.

③ 黄继勋，陈凯霞. 我院静脉用药集中调配中心自动化智能建设与实践. 中国药房，2017，28（34）：4839-4842；连玉菲，赵海静，邱博，等. 自动分拣系统的应用对我院 PIVAS 成品输液分拣工作的影响. 中国药房，2018，29（18）：2462-2466；余田，陈康娜. 我院门诊自动化药房的实践和体会. 临床合理用药杂志，2018，11（22）：173-175.

④ 吴亮. 我国医院药学信息化、自动化现状及展望. 海峡药学，2018，30（9）：277-280.

学建设将是未来发展的必然趋势①。

（4）建立合理、简明、顺畅、严谨的工作流程。

医疗机构的用药过程是一个涉及内部多个部门、多个岗位，需协调多个环节共同完成的过程。科学、简明且可追溯的流程，清晰、严谨且可操作的岗位职责有利于提高质量和效率，保证患者安全；而冗长、繁杂的流程，往往是产生用药错误的重要原因之一。在构建了适宜的组织管理系统和医疗安全文化、进行了恰当的人员配备和培训之后，还需要借助适宜的信息化设备和顺畅合理的标准操作流程，提高工作效率和保障患者用药安全②。

（5）鼓励患者参与用药安全管理。

加强患者健康教育，对于患者药物治疗的安全性非常关键③。患者通过参与安全行为，可减少或预防用药差错的发生，促进患者用药安全。首先，医务人员在给药过程中应主动告知患者用药信息，鼓励患者参与用药管理。信息及知识的共享可使患者感到被尊重及增强主体意识，提高知识水平，调动其积极性，促进其参与临床护理工作④。其次，帮助患者获取治疗信息，促进医患沟通和交流，能够帮助患者实时监控自己的身体状态，并将变化信息及时反馈给医护人员，促进用药的安全性。最后，患者的参与对医务人员的给药过程起到了无形的监督作用，同时也能增强其工作责任心，督促医务人员自觉遵守操作规程⑤。

二、医院感染控制

根据一些国家的数据，可以估计每年世界各地有数以亿计的患者遭受卫生保健相关感染。这些感染的负担在低收入和中等收入国家要比在高收入国家高出若干倍。2003 年，一个对中国各地 178 家医院的调研结果显示，重症监护病房中医源性感染的比率高达 26.2%⑥。在美国，根据 CDC 的统计和研究，医源性感染是美国人口死亡的重要原因之一。2002 年美国医院中的医源性感染约 170 万例，感

---

① 周彬，胡艳珂，李云桥. 药事信息化应用与实践. 中国数字医学，2014，（2）：11-14.

② 合理用药国际网络中国中心组临床安全用药组，中国药理学会药源性疾病学专业委员会，中国药学会医院药学专业委员会，等. 中国用药错误管理专家共识. 药物不良反应杂志，2014，16（6）：321-326.

③ 李海菊，郭春花，王媛媛. 影响我院老年住院患者潜在性不适当用药因素的回顾分析. 中国医院药学杂志，2013，33（14）：1189-1192.

④ 李家伟，张瑞华，杨莉，等. 患者就医参与行为实证研究：基于成都市的调查. 中国医院管理，2013，33（2）：25-27.

⑤ 卫旭青，王丽芳. 用药错误的分析. 中国实用护理杂志，2013，29（2）：214.

⑥ 任南，文细毛，吴安华，等. 178 所医院医院感染危险因素调查分析. 中国感染控制杂志，2003，2（1）：6-10.

染率为 4.5%，由此导致的死亡接近 10 万例①。大多数国家缺乏监测这种感染的系统，有些国家即使具备监测系统，监测也比较困难，因为这种感染的诊断很复杂且缺乏统一的标准②。

1. 常见感染部位、危险因素及应对策略

1）CAUTI

CAUTI 是指患者留置导尿管后，或拔除导尿管 48 小时内发生的泌尿道感染。CAUTI 是一种常见的医院感染，发病率仅次于肺部感染。留置导尿管是临床上应用极为广泛的操作方式，有利于尿液排出和记录尿量，但也为病原菌逆行进入泌尿系统提供了路径，直接增加了 CAUTI 的发生风险。CAUTI 常见的危险因素包括患者高龄、合并意识障碍、糖尿病史、低蛋白血症、留置导尿管时间长、应用广谱抗生素、卧床时间长等③。

预防 CAUTI 的基本策略：

（1）严格掌握留置导尿管的适应证，插管时严格执行无菌操作技术，保持导尿管无菌状态，不慎污染必须更换，严禁将拔出的导尿管重新插入。

（2）选用对黏膜刺激小的、粗细合适的硅胶导尿管。

（3）保持引流系统处于通畅、封闭状态，尽可能避免引流管堵塞、屈曲受压；导尿管堵塞时必须及时更换，更换导尿管的最佳间隔一般为 2 周；一旦导尿管出现感染、分离或者露出的情况，应立即更换尿导管与收集容器。

（4）妥善固定尿导管与其他装置，以防止尿道牵拉；集尿袋的位置必须低于耻骨联合位置，以防止尿液逆流。

（5）保持常规的手部卫生。

（6）在病情允许情况下鼓励患者多饮水，达到稀释尿液、冲洗膀胱、利于引流的目的。

（7）保持会阴部位清洁干燥，每天除常规清洁会阴外，应用 0.5%碘伏擦洗消毒会阴及尿道口、周围皮肤及导尿管前 4~5 厘米。

（8）避免不必要的膀胱冲洗和每天更换集尿袋。

（9）采用无菌方法从无针头端口或引流袋中采取尿液样本。

（10）制订术后留置导尿管的处理方案，包括护士执行的间歇性导尿和膀胱测定仪的使用等；重点关注有效的策略以进行改善；并与一线医疗人员分享数

---

① Klevens R M, Edwards J R, Richards C L, et al. Estimating healthcare-associated infections and deaths in US hospitals, 2002. Public Health Reports, 2007, 122（2）：160-166.

② WHO. The burden of health care-associated infection worldwide. https://www.who.int/gpsc/country_work/summary_20100430_en.pdf, 2010-04-30.

③ 张俊英，李鹏. 导尿管相关尿路感染危险因素调查分析. 中国现代医学杂志，2014，24（30）：53-55.

据，以便于追踪预防尿导管相关尿路感染的进程。

2）SSI

SSI 是指无植入物术后 30 天内发生的浅表切口、深层切口、器官和腔隙性感染，以及有植入物术后 1 年内发生的与手术有关并涉及深层切口和器官或腔隙的感染①，是常见的医院获得性感染，发生率高达 13%~18%，仅次于常见的泌尿系统感染和肺部感染②，是导致病死率、平均住院时间和住院费用增加的常见因素。据研究，美国每年发生 30 万~50 万例 SSI，带来超过 100 亿美元的经济损失③。SSI 危险因素有很多，包括年龄、营养状况、基础疾病、疾病严重指数、切口类型、术前准备不充分、抗生素使用不当、术中低体温、手术技巧和缝合技术欠佳、手术方式不当、手术时间过长、术后 SSI 预警不及时等④。

预防 SSI 的基本策略：

（1）手术室环境应符合功能流程合理和洁污严格分区的原则，应建立正负压切换手术间。

（2）严格控制进入手术室的人员数量，所有进入手术室的物品均应进行清洁管理；手术器械及物品在使用前应达到灭菌要求。

（3）依据临床标准和指南提供合理的抗生素预防用药。

（4）有条件时可采取术前淋浴，在手术日前一晚，患者使用肥皂或其他抗菌剂进行淋浴或全身沐浴。

（5）不推荐对准备接受手术的患者去除毛发，如确有必要，应于术前即刻进行，只能使用剪刀去除毛发，避免使用剃刀。

（6）术前应彻底清洁手术野附近皮肤上的污染物，术中严格遵循无菌操作技术，轻柔对待组织，尽可能减少失活组织和异物，保持术中体温、血氧饱和度、血容量正常。

（7）手术部位应尽可能使用可吸收缝线。对污染和污秽伤口，还可使用含抗菌药物的可吸收缝线缝闭切口。

（8）切口应用无菌纱布保护；与切口有任何接触前后均应保证手部卫生，切口换药、拆线时还应佩戴口罩、帽子和无菌手套。

（9）控制术后血糖值，围手术期需保持正常体温。

（10）对手术室人员、患者与家属进行关于外科 SSI 的教育。

① 中华人民共和国卫生部. 医院感染诊断标准（试行）. 中华医学杂志, 2001, 81（5）：314-320.

② 支慧，单单单，秦德华. 手术部位感染的危险因素及护理对策. 中国实用医药, 2014, 9（5）：210-211.

③ 中华人民共和国国家卫生和计划生育委员会. 医院感染管理质量控制指标（国卫办医函〔2015〕252 号）, 2015.

④ 刘宏斌. 手术部位感染危险因素及预防. 中国实用外科杂志, 2016, 36（2）：140-143.

（11）对术后患者进行检测和随访，并对检测资料进行定期分析总结，形成 SSI 检测报告。

3）艰难梭状芽孢杆菌感染

艰难梭状芽孢杆菌感染（clostridium difficile infection，CDI）的发生率呈上升趋势，且由于检测手段有限以及强毒力株的出现，故治疗后复发率有所升高，约 10.1%[①]。研究显示，CDI 的危险因素众多，抗生素的不规范使用是 CDI 最主要的原因，长期住院、高龄患者、炎症性肠病患者、免疫功能低下者及糖尿病患者等是高危人群。质子泵抑制剂（proton pump inhibitor，PPI）可能是 CDI 发生和复发的新危险因素[②]。

预防 CDI 的基本策略：

（1）医院整体的感染控制计划有助于减少 CDI，应仔细鉴别高风险患者，早期进行 CDI 检测。

（2）对抗生素药物进行适当的管理。

（3）CDI 患者应住单间或与已确诊患者同住。

（4）医务人员或探视者应采取隔离措施，穿戴口罩和防护服。

（5）严格执行手部卫生。

（6）尽可能使用一次性可销毁的物品，为感染患者提供专用的设备，对患者使用过的物品做好清洁消毒。

（7）对环境进行充分的清洁与消毒。

（8）使用警报系统快速将艰难梭状芽孢杆菌感染患者告知医院工作人员，转诊时需转达艰难梭状芽孢杆菌感染的诊断。

（9）对环境工作者、患者、访问者进行有关防止艰难梭状芽孢杆菌感染的教育。

4）中心静脉导管相关性血流感染

中心静脉导管相关性血流感染（central line-associated blood stream infection，CLABSI），也称中央导管相关性血流感染，是指患者在留置中心静脉导管（central venous catheter，CVC）期间或拔出中心静脉导管 48 小时内发生的原发性且与其他部位感染无关的血流感染。美国 CDC 从 2008 年起启用此定义作为导管相关血流感染（catheter-related blood stream infection，CRBSI）的监测定义。CLABSI 发病率与插管时间、插管部位、导管腔数、全胃肠外营养（total

---

① Zilberberg M D, Reske K, Olsen M, et al. Risk factors for recurrent clostridium difficile infection（CDI）hospitalization among hospitalized patients with an initial CDI episode: a retrospective cohort study. BMC Infectious Diseases, 2014, 14: 306-313.

② 蒋玲玉，钟永泷，韩林，等. 艰难梭状杆菌感染的研究现状. 广西医学，2016，38（2）：240-242.

parenteral nutrition，TPN）有关[1]。

预防 CLABSI 的基本策略[2]：

（1）置管过程中严格执行无菌技术操作；保持环境清洁，减少人员流动及操作环节，缩短穿刺时间[3]。

（2）在插管、触摸插管部位、护理导管及更换敷料前后，均应严格执行手部卫生。

（3）置管前要彻底清洁置管部位的皮肤，减少病原菌入侵置管机体的概率。

（4）严格掌握中心静脉导管留置指征，穿刺首选易于固定、感染概率低的锁骨下静脉或贵要静脉作为穿刺点。

（5）一般选用组织相容性好、光滑、抵抗病原菌附着能力强的硅胶类导管。

（6）做好日常导管的护理工作，实时监测检查，定期评估安全性。

（7）重视医务人员的教育与培训，应对使用中心静脉导管科室的医务人员进行相关置管技术的培训。

5）VAP

VAP 是气管插管或气管切开患者在使用呼吸机辅助通气治疗开始 48 小时后发生的肺部感染。据报道，VAP 的发病率为 9.4%~69.9%，病死率高达 49.0%~70.0%[4]。VAP 与患者年龄、意识障碍、住院时间、基础疾病（主要为慢性阻塞性肺疾病）、长时间不合理使用抗菌药物及侵入性操作密切相关[5]。

预防 VAP 的基本策略：

（1）严格掌握其适应证，如非必要，尽量避免插管；

（2）控制镇静剂的使用剂量；

（3）每天进行自主呼吸测试，评估是否可以撤机或拔管；

（4）严格执行无菌操作和手部卫生；

（5）加强口腔护理，每天至少 3 次，并根据口腔 pH 选用合理的口腔漱洗液，仔细观察口腔黏膜变化，且每日更换气管插管固定带[6]；

（6）如无禁忌证，患者应采取半卧位，将床头抬高 30°~45°，以预防误吸和反流；

---

① 杨大运，齐战，高少伟. 中心静脉导管相关性血流感染危险因素分析. 中华医院感染学杂志，2013，23（14）：3366-3368.

② 叶晓燕，金彩香，韩智云. 中心静脉导管相关性血流感染的危险因素与预防研究. 中华医院感染学杂志，2015，25（9）：2157-2160.

③ 潘海燕，任蔚虹. 导管相关性感染的预防和控制的研究进展. 中华护理杂志，2009，44（10）：901.

④ 刁红英. ICU 呼吸机相关性肺炎的调查与护理干预. 中华医院感染学杂志，2011，21（2）：56，57.

⑤ 余威英，徐小娟，魏凌云，等. 呼吸机相关性肺炎感染的危险因素分析. 中华医院感染学杂志，2014，24（1）：112，113，127.

⑥ 李洁. 呼吸机相关性肺炎预防与细节管理. 中国护理管理杂志，2010，10（1）：15，16.

（7）适时吸痰，掌握正确吸痰技术，保持患者呼吸气道通畅；

（8）保持气管插管气囊压力在合适范围，每4小时监测气囊压力并及时进行调整；

（9）加强医务人员的 VAP 相关知识培训。

2. 血液安全和卫生保健相关感染

据 WHO 官方数据，全球 1.185 亿份献血中，40% 来自人口占世界总人口 16% 的高收入国家。在低收入国家中，为五岁以下儿童输血量最多，达到总输血量的 54%；而在高收入国家，接受输血最多的人群为 60 岁以上病患，最多达到总输血量的 75%[①]。WHO 对安全血液的定义如下：安全的血液就是不含有任何病毒、寄生虫、药物、乙醇、化学物质或其他能够使受血者遭受损害、危险或疾病的外来物质的血液[②]。提供安全充足的血液应当是每个国家医疗保健政策和基础设施建设的一个重要方面。WHO 建议，国家血液系统应当遵循国家血液政策和立法框架，以在血液和血液制品的质量和安全性方面促进统一实施标准，并达到一致性。2018 年已经有 123 个国家推行了全国性的血液政策，110 个国家对输血安全与质量有专门立法，其中包括 79% 的高收入国家和 39% 的低收入国家[②]。

为了保证血液安全，预防在输血过程中的感染问题，血液管理组织应该根据国家卫生政策严格执行血液筛查，其中最基本的应该包括对艾滋病病毒、乙型肝炎病毒、丙型肝炎病毒和梅毒等进行筛查。根据 WHO 报道，截至 2017 年仍然有部分国家未能对捐献的所有血液进行上述一种或多种感染筛查。高收入国家采用基本质量程序对 99.6% 的献血进行筛查，相比之下，中上收入国家的筛查比例为 97%，中低收入国家的比例为 81%，低收入国家的比例为 66%。高收入国家献血中输血传播感染的流行率大大低于中等收入和低收入国家。输血传播感染的流行率见表 3-3。

表 3-3　按收入组别分列的输血传播感染的流行率（中位数、四分位间距）

组别	艾滋病病毒	乙型肝炎病毒	丙型肝炎病毒	梅毒
高收入国家	0.001% （0~0.01%）	0.01% （0.003%~0.13%）	0.06% （0.002%~0.05%）	0.01% （0.002%~0.11%）
中上收入国家	0.10% （0.03%~0.23%）	0.29% （0.13%~0.62%）	0.18% （0.06%~0.35%）	0.34% （0.11%~1.08%）
中低收入国家	0.19% （0.03%~0.77%）	1.96% （0.76%~5.54%）	0.38% （0.03%~0.80%）	0.69% （0.16%~1.25%）
低收入国家	0.70% （0.33%~1.66%）	2.81% （2.00%~4.50%）	1.00% （0.50%~2.23%）	0.92% （0.60%~1.81%）

资料来源：世界卫生组织. 血液安全与可得性. http://www.who.int/zh/news-room/fact-sheets/detail/blood-safety-and- availability，2020-06-10

① 世界卫生组织. 血液安全与可得性. http://www.who.int/zh/news-room/fact-sheets/detail/blood-safety-and-availability，2020-06-10.

② WHO. Safe blood starts with me：blood saves lives. https://apps.who.int/iris/handle/10665/66183，2021-06-17.

血液安全的第一道防线是确保所有的献血者都是自愿无偿献血者，通过自愿无偿献血消除其中的经济利益关系，公民自愿献血提高了献血者群体的整体安全性。术前自身储血（preoperative autologous blood donation，PABD）应用于手术被认为是有效控制感染危险的输血治疗，是预防血液感染的重要方面。

此外，血液检测新技术的应用也非常重要。可以使用一些物理、化学和生物学的方法，通过对靶核酸直接扩增或对其附带的信号扩增的方法，让不可见的极微量的核酸变成直观的光电或可视信号，从而判断标本中是否存在相应的病原体①。

3. 注射安全和卫生保健相关感染

WHO 对安全注射的定义为"对接受注射者无害，对实施注射的医护人员不带来任何可避免的危险，注射的废弃物不对社会造成危害"②。不安全的注射会导致血源性病原体的传播。

引起不安全注射的因素有很多，从全球范围来看，存在的问题主要如下：一次性注射器具重复使用；可重复使用的注射器具消毒不合格；注射器具用后处理不当，随意丢弃或未将其置入防水、耐穿刺的容器内，对环境和公众造成安全隐患；医务人员在注射中和注射器具用后处理过程中发生针刺伤（发生针刺伤的高危操作包括将使用后的锐器进行分离、浸泡和清洗，将针帽罩回针头，将用后的注射器扔在不耐穿刺的容器中等）；医务人员、患者和公众对安全注射的意识淡漠，缺乏防护知识和措施；医疗过程中过度采用注射；等等。此外，还存在伪劣注射器用于临床，使用后的注射器被非法利用等问题③。

国家必须制定和严格执行有关安全注射的政策和法规，建立安全注射监督检查制度，定期开展安全注射的监测和评估，及时发现存在的问题和薄弱环节，积极采取切实可行的干预措施。对此，国家卫生和计划生育委员会发布了《阻断院感注射传播，让注射更安全（2015-2018 年）专项工作指导方案》，该方案给各省质控中心和医疗机构的手部卫生和安全注射质量管理提供了标准化流程和数据表格以及评价指标，旨在进一步加强医院感染管理，保障医疗安全，推动医院感染管理与控制工作。

2000 年 WHO、联合国儿童基金会等国际组织开始致力于推广使用自毁式注射器以及安全注射技术。2015 年 WHO 发布《世卫组织医用安全型注射器肌内、皮内和皮下注射指南》，呼吁全球采用"智能"安全注射器以解决世界范围内普遍存在的注射不安全问题，敦促各国到 2020 年全面改用"智能"安全注射器。我

---

① 文国新，美黑丽. 血液感染性安全问题的现况与展望. 中国输血杂志，2006，（4）：332-334.

② WHO. WHO best practices for injections and related procedures toolkit. http://apps.who.int/iris/bitstream/10665/44298/1/9789241599252_eng.pdf，2010-03.

③ 叶慧. 注射安全——小注射器的大问题. 中国医药报，2008-01-22.

国也引进此项生产技术并逐步推广，它可自动毁型，能杜绝交叉感染及疾病的医源性传播，但是不同地区经济发展水平不同，在经济较落后的地区，这会增加经济负担。因此，在这些地区减少复用注射器具的使用，推广使用一次性注射器具是安全注射最有效的方法。安全注射要求注射器材使用后，应加强无害化处理，确保安全回收及销毁。焚烧和掩埋的处理成本相对较低，是目前在村卫生室水平最适合的一次性注射器处理方法，但对于乡级和县级医疗卫生机构而言，消毒、毁型和回收是目前较为适宜的处理一次性注射器的方法[①]。

4. 医疗废弃物处理和感染

早在20世纪末，英国环境部就颁布了《废物收集处理法案》；日本也制定了医疗废弃物的处理方针，并颁布《医疗废物处理法》；美国通过了《医疗废物管理法案（MWTA）》。2003年我国颁布了《医疗废物管理条例》和《医疗卫生机构医疗废物管理办法》，使医疗废物管理向法治化、规范化迈出了坚实的一步。

关于医疗废物处理，1992年联合国环境与发展会议通过的《21世纪议程》已成为国际共识。其中，推荐如下措施处置医疗废物：尽量避免产生废弃物；尽可能大量回收再利用废弃物；采用安全且有利于环境的方法，填埋处置最终残留物；产生者负责处置。

为了预防医院感染，保护患者安全，需合理处理废弃物。目前医疗废物终末处理前的消毒方法主要有焚烧法、化学消毒法和物理消毒法三大类[②]。焚烧法处理技术主要是热解气化焚烧炉技术、回转窑焚烧炉技术、等离子体焚烧技术。化学消毒法处理废弃物技术主要是要与机械破碎处理结合使用，一般是将破碎后的医疗废物与化学消毒剂（如次氯酸钠、次氯酸钙、二氧化氯等）混合均匀，并停留足够的时间，在消毒过程中有机物质被分解、传染性病菌被杀灭或失活。物理消毒法处理废弃物技术主要有微波消毒法、高温蒸汽消毒法、高温高压粉碎处理技术。各种处理方法各有其优缺点，仍具有很大研究发展空间。

5. 手部卫生与感染

全世界每年有数以亿计的患者遭受卫生保健相关感染，虽然这种感染是卫生保健中最常见的不良事件，但由于可靠的数据难以收集，目前对其造成的全球负担仍不清楚。WHO指出，大多数卫生保健相关感染可通过良好的手部卫生，即在正确的时间用正确的方法洗手得以避免。手部卫生是一项非常简单的行动，是减少卫生保健相关感染和抗生素耐药性扩散的主要措施。因为一切对患者实施的

---

① 张慧，尹维佳，乔甫，等. 安全注射的现状及管理对策. 华西医学，2015，30（12）：2377-2380.
② 陈敏，杨洪彩. 医疗废物消毒处理技术现状. 中国消毒学杂志，2016，33（2）：171-174.

医疗活动都需要用手处理。在日常工作过程中，医务人员的手会接触到各种医用器械、药品及患者的皮肤或体液，各种病菌或微生物都可能定植在医务人员手上，通过手部接触，各种病菌可能在治疗期间进行传染①。

1）WHO卫生保健中手部卫生指南

为了控制全球卫生保健相关感染，WHO发起了"清洁卫生更安全"运动，并制定了《世卫组织卫生保健中手部卫生指南》，支持在世界各地的卫生保健机构中促进并改善手部卫生，目的是在全球推行使用成本低、操作简便且卓有成效的方法控制医源性感染。其中，一致性建议部分主要包括：①手部卫生指征；②手部卫生技术；③外科手术手部清洁准备建议；④手部清洁剂的选择和处理；⑤手套的使用；⑥皮肤护理；⑦手部卫生的其他问题；⑧卫生保健工作者的教育和动员计划；⑨政府和机构的责任；等等②。

WHO还颁布了《手部卫生自评框架》，包括5个一级指标（①系统变革；②教育和培训；③评估和反馈；④工作场所提醒；⑤机构安全氛围文化）和若干个二级指标，对卫生机构现有的手部卫生状况进行评分③。

2）卫生保健工作者手部卫生的依从性

通过手部清洁预防感染既简便又有效，手部的清洗与消毒受到越来越多的重视，但是手部卫生的执行情况却不容乐观，很多医院医护人员手部卫生依从性不高，原因很多，主要包括3个方面：①观察到的原因。有高交叉传播风险的操作；人手缺乏或过度拥挤；较高的患者-护士比例以及每天多次换班（血液透析部门）；每小时患者护理中手部清洁次数过多。②医护自述原因。洗手剂会引起过敏和干燥；水池位置不方便或缺乏水池；缺少肥皂、纸巾和洗手液；经常太忙或时间不够；患者需要优先考虑；手部卫生影响了医护人员和患者之间的关系；从患者处获得感染的风险低；戴手套可以避免再进行手部清洁；缺乏机构指导方针/缺乏对指导方针和规程的了解；缺乏知识、经验和教育；缺乏奖励/鼓励；缺乏来自同事或上级的学习榜样；没有考虑这方面，容易忘记；怀疑手部卫生的价值；不赞成推荐意见；缺乏有关改善手部卫生对卫生保健相关感染率的影响方面的科学信息。③其他感知到的障碍。在个人或机构层面缺乏积极参与手部卫生的宣传；未能在制度上优先考虑手部卫生；缺乏奖惩制度；机构缺乏安全氛围/文化②。

---

① 宋淑萍. 医务人员手卫生依从性及改进措施. 世界最新医学信息文摘，2015，15（90）：313，314.

② WHO. WHO guidelines on hand hygiene in health care. https://www.who.int/publications/i/item/97892415 97906，2009-01-15.

③ WHO. Hand hygiene self-assessment framework 2010. https://www.who.int/gpsc/country_work/hhsa_framework_ October_2010.pdf，2010-10.

3）改善手部卫生的策略

针对手部卫生的现状，WHO 提出了《多模式手卫生改善策略实施指南》，通过 5 个方面的策略促进手部卫生改善①。

（1）系统变革：为了提高医务人员手卫生依从性，应该帮助医务人员养成良好的手卫生习惯，改善和建立手卫生措施。确保有必要的基础设施来保证医务工作者进行手卫生清洁行为。这包括两个基本要素：可得到安全、持续的水供应以及肥皂和擦手巾；在每个医护点提供含乙醇的干性洗手液。

（2）教育和培训：向医务工作者开展有关手卫生重要性、正确使用干式洗手和用水洗手的常规培训。通过全方位、多形式地开展手部卫生健康教育活动，将宣传与教育相结合，积极利用 APP、电子宣传栏等方式进行手卫生教育的宣传。在保证教学方法多样化的同时，保证教育的经常化。

（3）评估和反馈：对手卫生实践、基础设施以及医务工作者的相关认知和知识实施监控，同时向大家反馈监控工作情况和结果。针对医务人员手卫生认知、执行缺陷加强管理，对科室医务人员执行手卫生影响因素进行评估，对执行举措加以落实，引导医务人员形成良好的手卫生观念与消毒习惯。

（4）工作场所提醒：促进和提醒医务工作者了解有关手卫生重要性以及实施手卫生的适当指征和程序，利用海报、特殊标签、带有手部卫生标识的徽章等具有提示性的工具提醒医务人员进行手部卫生清洁。

（5）机构安全氛围：创造一个促进提高患者安全意识的环境和观念，确保改善手部卫生在各个级别均为最优先事项。包括：在机构和个人层面积极参与；认识到个人和机构改变和改进的能力（自我效能）；与患者和患者组织建立伙伴关系。

三、设备安全

1. 医疗设备存在的安全隐患

医疗设备在临床诊治中带来健康效益和经济效益的同时，也潜藏着一些技术隐患和安全风险。如果量值不够准确或误差较大，则难以保证诊断和治疗的质量，威胁到患者的安全。除了设备本身的技术质量问题外，使用设备的技术人员操作也是医疗设备的安全隐患所在。医院里大部分医疗设备都配有警报系统，科室每天有上百条警报信息，而大部分警报设备报警系统发声类似，长期下去医务

---

① 世界卫生组织. 世卫组织多模式手卫生改善策略实施指南. https://apps.who.int/iris/bitstream/handle/10665/70030/WHO_IER_PSP_2009.02_chi.pdf，2009-02.

人员对这类警报信息不再敏感，甚至麻木，即"警报疲劳"①。在人员复杂，噪声干扰的情况下，警报声有可能被医务人员忽视，从而造成患者安全事件。

医疗设备在使用中可能产生的安全风险问题，应考虑以下几个方面：①医疗设备使用中，由于设备故障对患者造成的伤害。尤其是生命支持系统，如呼吸机、人工心肺起搏器、麻醉机等。②由于使用操作不当引起对患者的伤害。③由于放射线和其他产生电离辐射、电磁辐射的医疗设备引起的伤害。④电气安全性引起的安全性问题，尤其是医疗设备使用中绝缘性下降、保护接地措施问题引起的电气安全性问题。⑤由于设备组合使用及其相互影响引起的安全问题。⑥有害物质与污染引起的安全性问题。

2. 医疗设备风险应对策略

WHO 编写的《医疗设备维护管理概论》指出，有必要设计一个有规划的、便于管理的维护流程，可以使患者在诊断、治疗和检测过程中所涉及的医疗设备得到可靠、安全的使用。维护策略包括检测、预防性维护和维修维护。检测包括性能检测（确保设备的正确运行）和安全检测（保证设备的安全性，不会对患者和操作者造成危害）。预防性维护旨在延长设备的寿命并降低故障率。维修维护是指恢复故障设备的功能，并使其继续为临床医疗服务。此外，在对设备进行检测和预防性维护时，还可能会发现一些隐藏的问题。然而，进行检测和预防性维护只能确保设备处于良好的运行状态，并不能排除在未来使用时发生故障的可能性，大多数电子和机械部件还是随时都有可能发生故障，维修维护可以恢复故障设备的功能并使其继续运行服务。

在医疗设备安全问题中，除了设备本身存在的质量问题，使用操作者的行为也是安全隐患的重要因素。因此，在设备投入使用前，医院必须针对具体的医疗设备性能、使用说明书等制定使用操作标准，并对员工做好培训指导工作，增强员工的使用技能和安全意识。

医院临床医学工程部门应负责收集医疗活动中发生的医疗器械不良事件，发现可疑的医疗器械不良事件应详细记录，按规定报告。在不良事件发生后，为了防止对患者伤害的发展和扩大，应对相应医疗设备暂停使用，对医疗设备进行仔细检查，确定原因，再将分析结果反馈到相应科室和部门，从中汲取经验和教训，并提出改进方案，减少设备不良事件的再次发生②。

---

① Association for the Advancement of Medical Instrumentation. Alarms pose challenges to healthcare facilities. Biomedical Instrumentation & Technology, 2011, 1: 5.

② 陈郁韩. 医疗设备应用安全与质量控制管理. 医疗设备信息，2006，（4）：32-34.

四、环境安全

1. 医疗信息安全

随着我国医疗信息化步伐的加快，医疗行业的各种信息系统应用也如雨后春笋般出现。我国医疗机构的网络架构基本遵循内部和外部两套独立网络运行，呈现互相隔离的状况，缺乏一种足够可信的信息安全保障措施[①]。在互联网环境下，数据安全问题主要来源于两个方面：一是计算机软件病毒破坏；二是安全入侵[②]。医疗信息系统中包含大量患者私密信息，为了保护患者隐私安全，必须避免非法访问和隐私泄露。首先，医院信息系统必须有严格的权限设置功能，严格限制不相关人员的获取权限，防止信息被篡改或盗取。其次，信息系统本身也需要相应的安全功能。对重要数据系统只能提供有痕迹的更新设置，及时了解信息系统的操作记录，预防因不当操作导致数据丢失或流失。最后，医院必须对数据的输入、处理、存储、输出进行严格审查和管理，防止数据通过医院信息系统被非法扩散。

2. 基础设施安全

医疗机构的建筑及其他基础设施的设计，在考虑其实用性、便捷性和人性化的同时，还需要考虑其安全性，如地面的防滑、厕所的防摔倒、病床的防跌落、供配电的防中断及防火设计等，这对预防和减少不良事件，提高患者安全非常重要。2006 年我国卫生部印发了《医疗机构基础设施消防安全规范》，要求医疗机构基础设施的消防设计必须符合国家有关建筑设计、室内设计的防火规范及其他有关防火设计要求。此外，在基础设施使用过程中，也容易造成细菌病毒的交叉感染。最容易累积病原体的界面包括工作台和家具表面、病床间隔帘、门把手、水池、水龙头、床边栏杆、床头柜等，相关界面的选材必须保证抗菌、易清洁[③]，并且定期进行清洁更新，减少细菌传播。

3. 治安管理安全

医院是一个人员密集、复杂、流动性大的特殊场所，特别是随着近年来医患纠纷的增多以及药托、医托的出现，其综合治安管理问题越来越被关注，也面临许多挑战。医院门急诊部人员结构复杂，老、弱、病、残、孕居多，人员年龄跨

---

① 何剑虎，周庆利. 互联网环境下的医疗数据安全交换技术研究. 中国医疗设备，2013，28（4）：44-47.

② 蒋建春，马恒太，任党恩. 网络安全入侵检测：研究综述. 软件学报，2000，11（11）：1460-1466.

③ Ulrich R，Zimring C，Zhu X，et al. A review of the research literature on evidence-based healthcare design. Health Environments Research and Design Journal，2008，1（3）：61-125.

度大，常携带现金，整体防范意识不强[1]，特别是药托、医托等利用患者的脆弱心理，对患者进行坑蒙拐骗，牟取暴利。医院住院病房通常是一室三床到四床，患者的私密空间难以保证，探视时间限制相对宽松，人员进出也较随意，这些都给患者的人身安全和财产安全带来隐患。另外，医患矛盾常常导致医院暴力事件，在伤害到医务人员的同时，也有可能对就医患者的安全造成威胁。

面对治安管理问题，医疗机构必须加大治安防控体系中技术防范设施的投入力度。安保监控设施由于全天候、全方位、全过程监控报警和记录的功能，在预防和打击犯罪、处理各类突发事件以及治安秩序管理工作中发挥越来越重要的作用[2]。通过广泛覆盖的监控系统，逐步建立起人防、物防、技防相结合的治安防范体系。同时，还可以通过监控识别经常出现在医院的医托和药托，阻止其诱骗患者的行为。另外，医疗机构治安管理部门需要加强与属地公安机关的信息沟通和工作协调，与当地公安机关的刑侦、治安等业务主管部门联系，经常向他们汇报医院的治安情况，共同探讨医院治安安全工作的方法，建立良好的工作关系，在外部治安管理部门的配合下，更好地维护医疗机构的患者安全。

---

① 杨传架，陈磊，杨汛，等. 大型综合医院治安管理实践与探索. 解放军医院管理杂志，2018，25（7）：647，648，668.

② 刘佩银，王家国. 当前医院治安现状及对策. 中华现代医院管理杂志，2009，7（1）：34，35.

第四章 患者安全团队

第一节 领导力与患者安全

一、医疗卫生领域的领导力内涵

1. 医疗机构领导力的概念

根据美国医疗机构认证联合委员会的认证手册术语表，领导者是指设定期望、制订计划、实施程序，以评估和提高组织治理、管理、临床支持功能和过程方面质量的个人。医院领导至少应包括监管机构成员和医务人员成员、首席执行官和其他高级管理人员、护士主管、临床领导和本组织内担任领导职务的工作人员[①]。

领导力是领导者在特定的情境中吸引和影响被领导者及利益相关者，并持续实现群体或组织目标的能力[②]。领导力是支撑领导行为的重要内容，是确保领导过程实现的重要保证。在医疗卫生系统中，实现患者安全是领导目标也是领导过程。在卫生保健机构中，领导和管理职能经常由同一个人完成。

医疗机构不是个体的简单组合，而是一个复杂的系统，需要流程、人员和其他资源的有机配合。医疗机构的领导是一个"领导群"，这个领导群由监管机构领导、医疗机构行政领导和执业医生领导组成。医疗服务质量的提高和患者安全的改善，需要这三方面领导的共同配合。有时候，这三类领导可能会有重叠，执业医生领导也有可能是医疗机构的行政领导，医疗机构的行政领导有时候也是监管机构的领导。但是，尽管有重叠，每类领导的功能是不一样的。

---

① The Joint Commission. Sentinel event alert 57: the essential role of leadership in developing a safety culture. https://www.jointcommission.org/-/media/tjc/documents/resources/patient-safety-topics/sentinel-event/sea_57_safety_culture_leadership_0317pdf, 2017-03-01.

② 中国科学院领导力课题组. 领导力五力模型研究. 领导科学, 2006, （9）: 20-23.

2. 医疗卫生领域的领导力

1）设计患者安全系统

医疗卫生领域领导的首要职责是确保能够为患者提供安全的、高质量的医疗卫生服务。医疗机构提供的医疗服务的质量和安全性取决于许多因素，其中主要包括：①培养安全和质量文化；②规划和提供满足患者需求的服务；③可获得的资源——人力、财力、物力及用于医疗的信息；④有足够数量的高胜任力的员工；⑤持续的绩效评估和改进，而医疗机构的领导者有资源、影响力和控制力来提供这些因素。领导者可以建立和传播组织的共同使命、愿景、目标；能够从战略上规划服务的提供、获取和分配资源，并为提高绩效设定优先级；能通过他们的言语、行动和行为的期望来建立组织的文化——一种重视质量和安全的文化或者是不重视质量和安全的文化。没有医院领导的支持，整个医院的变革和改进举措很难实现。领导参与患者安全和质量改进举措是非常必要的，因为75%~80%的要求人们改变其行为的改革举措，如果缺乏管理变革的领导力，最终都会失败[1]。

医疗卫生领域的领导既需要有战略性技能，决定组织的发展方向和目标，又需要有管理技能，能够协调各方面的资源，使战略计划能够顺利执行，向目标不断迈进。作为领导，始终要为了组织的利益竭尽所能，而不是个人利益。在医疗机构中，无论是营利性医疗机构还是非营利性医疗机构，首要责任都是对患者的健康负责。那些选择在医疗保健行业工作的人承担了这种道德义务——不仅是临床医生和护士，还包括领导者、高管和其他人。

对医疗机构领导团队来说，实现医疗系统的目标是困难的，因为医疗系统对安全性、质量、财务可持续性、医疗服务可及性和医疗道德行为有着较高的要求。构建安全流程的方法依赖于"系统思维"，实现医疗安全与质量的系统设计需要领导者的战略眼光。医疗机构的领导可以通过以下举措建立有效的患者安全系统：①促进学习；②激励员工维护公平公正的安全文化；③提供一个透明的环境，让员工可以自由分享质量措施和不良事件；④为专业行为树立榜样；⑤消除可能阻碍安全的可怕行为；⑥为采取改进措施提供必要的资源和培训[2]。

2）建立伙伴关系

医院行政及其他高级管理人员主要负责医院流程的设计和实施，而政府监管部门主要负责对这些流程进行投资。如果政府监管部门始终只就底线（即医院的

---

① Leape L L, Shore M F, Dienstag J L, et al. Perspective: a culture of respect, part 2: creating a culture of respect. Academic Medicine Journal of the Association of American Medical Colleges, 2012, 87（7）: 853.

② The Joint Commission. The Joint Commission's Leadership Standards. Oak Brook: Joint Commission Resources, 2009.

财务可持续性）询问医院管理人员，医院管理人员很可能会将注意力和资源主要集中在这一目标上。如果政府监管部门反复询问医院管理人员关于患者安全的问题，医院管理人员可能会将注意力和资源分配在整个组织中设计和实施安全的流程。如果重新设计的临床医生工作流程是为了有效地保证安全，但没有临床医生及其领导者的参与，那么这种重新设计是无法完成的。

为更好地实现患者安全，在医疗机构微系统中，团队合作和建立伙伴关系越来越受到重视。为实现患者安全目标，需要不同层次领导之间的有效配合。领导的重要角色就是促进建立有效的伙伴关系，使团队具有以下特点：①成员之间有共同的目标；②成员之间有为实现目标而共享的计划；③明确每个成员的角色；④了解每个成员的个人能力；⑤了解其他成员的角色、优点和缺点；⑥有效的沟通；⑦监督其他成员的职能；⑧根据需要为其他成员提供支持；⑨相互信任。

3）明确组织使命、愿景和价值观

领导与管理的区别在于领导者确定组织发展的方向，整合利益相关者，对员工进行激励和鼓舞，促进组织变革。管理者则要通过计划、组织、领导和控制来维持组织的生存和发展。在医疗机构中，有能力的领导者能够站在整个组织的战略层面，明确医疗质量管理方向，为员工树立以患者为中心的服务理念和患者安全目标，领导组织中的员工认识到为患者提供高效、安全的医疗服务的使命，清楚地描述患者安全的发展愿景，建立组织的患者安全价值观，增强患者安全意识。

4）维持稳定的医疗文化环境

成功的领导者知道如何创建一个以患者安全为中心的高质量的医疗文化环境，即一种促进团队合作实现患者安全战略目标的文化环境，他们为系统的完善提供资源，为临床医师工作消除干扰因素，并维持医疗保健人员的良好绩效。

5）促进团队协作

在患者安全系统中，团队协作起着不可忽视的作用。如果没有统一的领导，那么组织中的人就像一盘散沙，影响工作绩效。跨学科的团队在统一的领导下树立共同的工作目标，相互配合，使团队在工作中相互帮助、监督，减少医疗过程中的失误。而且统一的领导也有利于规范工作流程和员工的行为，在患者转诊或者工作交接班的时候，相互配合，避免信息遗漏、流程错误等为患者带来的伤害。

二、影响患者安全领导力的因素

影响领导者行为的因素包括工作量、标准化、团队成员的能力、经验和知识、培训、个人特征，这些因素可以概括为三大类：个人因素（经验和知识、培训、个人特征）、团队因素（团队成员的能力）和环境因素（工作量、标准化），以下将详细讨论这三类因素①。

1. 个人因素

（1）经验和知识。

领导绩效与领导的经验相关，领导者的工作年限和经验是领导力的关键因素。研究表明，只有 3 年以上的工作经验才与有效的领导行为呈正相关关系，这意味着只有丰富的工作经验才会对绩效产生影响②。不仅是技术知识成就一个好的领导者，长期和深度的经验也是重要方面。相反，缺乏经验的知识可能导致领导绩效低下。经验和知识被认为是造成个人压力的一个可能因素，容易导致不当的领导行为。经验和知识使领导者的临床自信和能力提高，有利于承担领导者的角色。

（2）培训。

领导力培训与领导团队的专业技能有关，有研究报告指出，缺乏领导行为可能是因为缺乏领导力培训。尽管领导者已经完成了专业培训课程，但这些课程通常侧重于任务工作技能，而不是领导技能和团队行为。因此，需要进行领导力培训，以便学习人为因素技术和人事管理技能。缺乏领导力培训会对领导行为产生负面影响，从而影响团队动力。缺乏培训会让团队领导者感到焦虑和毫无准备。因为，他们的主要角色是领导者，而不是临床医生③。

领导力培训不仅针对领导者，还包括对团队成员的培训。培训所有关键的团队成员可以减轻团队领导者指导干预的压力，从而集中精力提高团队的整体绩效。这些过程可以用交互记忆和共享心理模型的概念来解释，团队在一起培训后通常表现得更好④。

（3）个人特征。

团队领导者具备一些人格特征（如外向性、开放性、尽责性、亲和性和神经质的标准"五大"特征）。人格特征倾向成为领导行为的一个影响因素，因为有一些人比其他人有更好的领导能力，因为他们"倾向处理紧急情况所需的行为形式"。除了传统的五大人格特征外，一些研究还考察了自我意识在领导者中的作

① Künzle B, Kolbe M, Grote G. Ensuring patient safety through effective leadership behaviour: a literature review. Safety Science, 2010, 48（1）: 1-17.

② Cooper S, Wakelam A. Leadership of resuscitation teams: "lighthouse leadership". Resuscitation, 1999, 42（1）: 27-45.

③ Hynes P, Kissoon N, Hamielec C M, et al. Dealing with aggressive behavior within the health care team: a leadership challenge. Journal of Critical Care, 2006, 21（2）: 224-227.

④ Moreland R L, Myaskovsky L. Exploring the performance benefits of group training: transactive memory or improved communication? Organizational Behavior & Human Decision Processes, 2000, 82（1）: 117-133.

用以及他们的自控能力。自我控制是在压力环境下提供有效领导的一个基本特征，如在手术环境中，为了减少手术团队之间的紧张，领导者需要保持冷静，减少自己的压力反应。对于一个领导者来说，强烈的自我意识是非常重要的，它让他知道什么时候该放手，让团队成员发展成领导角色。此外，对自己情绪的自我意识是更好地管理团队成员情绪、形成合适的领导风格的重要因素①。

2. 团队因素

团队特征是指影响领导模式的团队成员特征之间的相互作用。很少有研究调查团队成员的态度、技能或能力对领导过程的影响。然而，团队成员的能力和知识已被证明与领导行为有关。团队成员之间更多的经验可能会减少领导者所需要的投入。尽管如此，在有能力的团队中仍然需要领导，但其作用已从指导和构建转变为更多的监测行为。当一个团队缺乏经验时，一个团队的领导者需要更有指导性和参与性，而在更有经验的团队中，授权型的领导更有效。

3. 环境因素

（1）工作量。

工作量是团队在医疗环境中执行任务的一个关键因素，它一般会随着患者病情的严重程度而变化。医疗操作越紧急，任务流程可能越复杂，或者说工作负荷越大，就越需要更有指向性和更积极的有影响力的领导。对严重受伤患者的治疗需要最有经验的团队成员来做决定，通常是高级医生在高压力的情况下担任领导角色，从而将团队结构转变为更分层的结构。一方面，工作负荷越多，需要投入的领导力越多；另一方面，当不需要复杂的治疗且工作量低时，有效的领导者通常使用授权的策略。

除了改变领导行为的强度和直观性外，领导角色还可以根据患者的情况在团队成员之间转移。例如，护士对危重患者的责任与对普通患者的责任有很大的不同。对有复杂问题的不稳定患者的护理决定不是由护士单独做出的，而是由护士与其他医务人员合作做出的②。

（2）标准化。

标准化（如书面规则）可以替代领导力③。例如，在几乎没有标准程序的情况下，麻醉团队需要更多的个人领导。此外，在团队成员不需要太多指导的高度

---

① Thilo J L. Leadership in the ASC: opportunity and responsibility. Ambulatory Surgery, 2006, 12（1）: 11-14.

② Hancock H C, Easen P R. The decision-making processes of nurses when extubating patients following cardiac surgery: an ethnographic study. International Journal of Nursing Studies, 2006, 43（6）: 693-705.

③ Kerr S, Jermier J M. Substitutes for leadership: their meaning and measurement. Organizational Behavior & Human Performance, 1978, 22（3）: 375-403.

标准化的情况下，高水平的个人领导似乎对团队结果有负面影响，而在危险的情况下，如心脏骤停，临床医生可能不确定指挥链。为了避免团队领导者出现模棱两可的情况，建议制定书面标准，包括为每个团队成员规定其角色以及行为准则。

三、WHO 患者安全和医疗质量领导力框架

领导力是组织正常运转的重要动力，在实现患者安全的过程中，领导必须通过对被领导者产生影响，通过价值观引导、制度规范、干部任免、冲突防范等过程，落实以患者为中心的医疗服务理念。领导力来源于领导者令人信服的个人品质、领导者发挥的核心职能和较强的执行力。表 4-1 展示了提高医疗服务质量，促进患者安全所需要的领导能力框架。

表 4-1 患者安全与医疗质量领导力框架

领导力维度	具体要求
个人特性	1. 具有领导风格、意识和适应性 2. 具有专业操守和道德操守 3. 是学习型领导
核心职能	1. 设定组织发展方向 2. 进行有效沟通 3. 引导积极变革
执行力	1. 能够胜任并有效地提供卫生服务 2. 具有政治和社会敏锐性 3. 建立危机应对体制和机制 4. 基于证据和信息制定卫生政策

资料来源：World Health Organization. Leadership competencies framework on patient safety and quality of care（DRAFT）. https://www.who.int/servicedeliverysafety/areas/health-service-delivery-for-leaders.pdf, 2014

1. 个人特性

要实现卓越的领导，构建非凡的领导力，离不开领导的个人魅力和品质。领导者常常伴有两种能力，即个人魅力和职位权力，两者相辅成成。没有个人魅力的领导者也可以行使职位权力，但是执行效果往往大打折扣。领导者的个人特性是领导力的重要维度，包括个性、风格、自我意识、道德品质等方面。

1）具有领导风格、意识和适应性

在医疗领域，确保患者安全和医疗质量的领导力在个人魅力和品质方面，首先需要领导显示出独特的领导风格，对患者安全的重视，不断改进工作流程的适应性。这种领导风格要求领导者在组织中能够认识到患者安全风险性，公平公正地对待所有员工，鼓励员工汇报不良事件，营造非惩罚性文化，消除机构内部对不良事件惩罚的恐吓和惧怕心理。领导者还需要具备意识和自我意识，知道如何

确定自己的优势和劣势，能够识别并理解行为背后的动机；能够适应不断变化的环境和趋势，能换位思考。

2）具有专业操守和道德操守

领导者必须具有专业操守和道德操守，深入理解并综合运用患者安全、医疗服务质量、医疗机构战略管理、组织行为、人力资源管理等相关的知识，具备超前的眼光和概念技能带领组织设定患者安全改进目标、愿景和价值观。在具备专业操守的同时，还要求领导者具备相应的道德操守。患者安全是医疗质量的底线，是伦理道德的底线，一切医疗活动都必须遵守道德伦理要求，领导者必须坚持管理原则，对人对事采取公平、非歧视的态度，做人诚实守信，能够让员工心悦诚服地追随。

3）是学习型领导

全球的信息化把人类的知识和认知不断推向新高度，为了满足居民对患者安全的要求，组织领导者必须成为一个学习型领导，带领团队不断学习和改进。学习型领导不仅要求领导者从外部环境汲取知识，向其他组织或行业学习，完善组织内部；还要求领导者立足组织内部，从错误中深刻汲取教训，从而改进患者安全系统和流程。另外，领导者还要善于从工作现场学习。

2. 核心职能

领导的核心职能是领导力的重要体现，发挥领导的核心职能也应该立足组织的发展，为组织的不断完善服务。

1）设定组织发展方向

作为医疗保健领域的领导者，在医疗质量和患者安全改进中发挥领导的核心职能，首要任务是设定组织发展方向。具有战略思维和创新能力，能够立足于整个组织，具备大局意识和创新意识，为组织的发展制定战略指导；能够基于证据并优先制定组织政策来应对风险和患者伤害，改善环境和安全文化；建立机制来解决与患者权利相关的法律要求；制定政策和机制满足患者的伦理要求以及有尊严的医疗保健的要求；理解并管理患者的权利问题；履行组织透明度、问责（绩效、资源、政治的、伦理的和团体的）以及员工专业操守和道德行为的实务标准。

2）进行有效沟通

除了设定组织发展方向，领导者的核心职能还要求领导者能够进行有效沟通，形成组织注重质量和安全的氛围。团队的协作是促进患者安全，有效减少可避免的错误和伤害发生的重要措施。但是，团队成员之间具有异质性，可能会存在相应的矛盾和摩擦。因此，领导要能够进行有效的沟通，作为一个好的安全和质量改进的传播者和倡导者；为建立服务改进的政策和策略制定目标；

与员工进行沟通交流，传递想法和意图；了解患者及其家属，以对患者诉求做出回应；与外部利益相关者（卫生当局、政治家、国际卫生组织、国家卫生组织、专家）建立联系，并做出适当的回应；示范作为倡导患者安全的工作现场导师。

3）引导积极变革

领导力中发挥核心职能的另一个要求是要在医疗机构中引导积极变革，建立和维持注重患者安全的氛围。领导者应该促进团队合作，通过建立外部和内部的伙伴关系，以成功实施战略和计划。通过促进组织与外部环境之间的融合，建立外部伙伴关系，促进内部的发展；激励和授权组织成员富有创新精神，不断实现组织变革，为实现更好的患者安全而努力；营造一个轻松、平等、透明的工作氛围，授权员工就相关问题畅所欲言，敢于公开提出挑战；培养员工信守承诺的品质，并采取激励措施；坚持以本原则，培养员工的人文关怀理念，富有同理心，不仅仅是员工之间的相互关怀，还包括对患者的关怀；了解人为因素在改善卫生服务提供方面的重要性；认识到"孰能无错"，减少可避免的人为错误；领导者还需要了解卫生服务提供和卫生系统的复杂性，有效构建卫生服务的连续体。

3. 执行力

执行力是领导力的一个重要维度，领导执行力的要求主要体现在医疗服务提供的胜任力方面，具有政治和社会敏锐性，建立危机应对体制机制以及具有循证决策能力。

1）能够胜任并有效地提供卫生服务

随着我国老年化的发展，慢性病患者将越来越多，居民对医疗机构的服务能力要求不断提高。医疗机构需要不断发展和改善，提高服务质量，满足居民需要，才能够不被行业竞争所淘汰。这对医疗机构领导的执行力带来了挑战。领导必须重视医疗质量，通过科学的方法协调机构的人力、物力和财力，让所有要素能够有效组合，发挥最大效能，从而提高医疗机构的服务提供能力。领导能够胜任并有效地提供服务的具体要求体现如下：带来医疗质量和患者安全的改善；能进行医疗质量和患者安全改善方面的变革管理；具备管理人力资源的能力，通过确保员工胜任力的适当组合，以实现安全和质量目标；通过培训等措施促进团队的发展；通过优先制订改善计划和机制提供安全及优质的服务并监督实施；有能力管理财务资源以进行质量和安全的改进。

2）具有政治和社会敏锐性

作为领导，除了要掌握基本的专业知识外，还必须具有独特眼光，瞄准外部发展潮流。在管理学中，这种独特眼光称为"概念技能"。这要求领导者能够立足于组织的整体发展战略，把握外部环境的变化规律，带领组织不断发展，适应新的环境变化，与时俱进。在医疗卫生领域，领导者同样需要根据外部环境的变化带领组织不断发展的能力。全球医疗技术的日新月异对医疗机构服务能力也产生了深远影响。因此，作为医疗机构的领导，必须要有一定的政治和社会敏锐性，能够对不断变化的个人和社会期望进行回应，具有应答性、参与性和包容性；顺应全球趋势，与国家医疗改革协调一致；与媒体进行有效互动，并在适当的时候参与其中。

3）建立危机应对体制和机制

安全是一切医疗活动的底线，医疗卫生行业面临诸多不确定性，潜藏着许多可能发生重大伤害的风险。在医疗机构内部，可能会出现财务风险。在医疗机构外部，可能存在各种突发公共卫生事件，如传染病等疫情的暴发，或者自然灾害等，这些都需要医疗机构采取应急措施。因此，医疗机构的领导要为安全地提供医疗服务建立危机应对体制和机制，采取措施防范机构财务风险；制订应急计划，以应对在灾难期间发生的结构故障、通信故障以及患者数量和需求的增加；制订应急计划以应对突发的疫情。

4）基于证据和信息制定卫生政策

循证医学（evidence-based medicine，EBM）是有意识地、明确地、审慎地利用当前的最佳证据制订关于个体病人的诊治方案。实施循证医学意味着要参酌最好的研究证据、临床经验和病人的意见。循证管理则要求卫生政策、制度、规范等的制定也要根据现有的最佳证据，应基于证据和信息制定医疗质量和患者安全相关卫生政策并提供卫生服务。领导要了解测量、报告、评估风险的重要性以及为了持续学习和质量改进而上报危害的重要性；鼓励对旨在改善卫生服务的质量和安全活动进行研究；引导信息技术的应用，以提高性能、质量和安全；善于使用网站资源和信息；了解医疗服务质量和安全的循证实践和解决方案（如手术安全、用药安全、血液安全、患者交接安全、医疗设备安全等）；能够平衡证据和创新。

总之，医疗质量和患者安全改进是个系统的工程，领导的个人特征和价值观应该着眼于长期的、广泛的、复杂的改进工程。发挥领导的核心职能体现在运用领导知识和技能，建立并调整系统设计，制定组织目标来提高医疗质量和促进患者安全方面。领导者的动力是建立以循证为基础的政策、系统、机制以提高组织安全性和质量，领导的执行力要求提高组织运行的效率，利用知识与对卫生、政治和社会关怀的理解，为政策制定提供证据和信息，应对各种危机事件。

四、美国医疗机构评审联合委员会患者安全和医疗质量领导力标准

医疗机构的领导者是改变机构文化和消除恐吓行为的最强大的力量，领导者通过与机构医生和工作人员的沟通，建立期望的行为，鼓励、促进和奖励整个组织中期望的态度和行为的变化的政策来做到这一点。医疗机构复杂系统理论使重点不再是每个领导的表现，而是机构内的领导如何共同努力为机构提供领导，使机构作为一个系统能够实现患者安全目标。2009年，美国医疗机构评审联合委员会经过多次修改和研究，出版了患者安全和医疗质量的领导力标准。该标准一共包括四个部分：①领导结构；②领导关系；③医院文化及系统绩效；④领导运营。以下将分别详述[①]。

1. 领导结构

1）医院领导结构

每家医疗机构都有领导结构来支持医疗服务的有效提供，在许多医院，这种结构由三个领导小组组成：主管领导（主管机关、董事会）、执行领导（高层管理者、经理）和临床医务领导（科室主任、护士长）。在一些医院可能有两个领导小组或者一个，因为同一个领导可以同时担任多个领导角色。在实践中医疗机构应该做到：①为了更好地管理，明确每个部门和领导的职责；②主管领导确定提供服务的人力；③执行领导确定负责规划、管理人力。

根据医疗机构的职能、规模、复杂性和历史，领导团队的责任分配可能会因机构情况不同而异。不管分配是如何进行的，机构都必须明确所有的责任人，如科室主任和护士长这两个特定领导小组的直接责任人，负责监督执业医生及护理人员的服务质量。护士处于患者安全的第一线，护士之间应该像一个团队一样工作，并与其他医务人员一起合作，因此，护理管理人员应该出席医疗机构有关质量和安全的领导决策会议。

2）明确医院领导人的职责

医院的主管领导、执行领导以及临床医务领导都应该分担着相应的责任，医疗机构的绩效和成功取决于这些领导们如何共同努力来履行其职责。在实际操作过程中应该做到：①执行领导、临床医务领导与主管领导合作，确定他们共同和各自的责任；②当一个领导团队未能履行其职责或责任时，管理部门应该有应对的流程。

由于不同医疗机构领导职责分配的差异，故没有一种适合所有医疗机构的任

---

① The Joint Commission. Comprehensive accreditation manual for hospitals: the patient safety systems chapter. https://www.jointcommission.org/standards/patient-safety-systems-ps-chapter/，2019-07-01.

务集，主管领导最终对医疗机构提供的医疗服务的质量和安全负责，但许多有关医疗质量和安全以及如何改进医疗质量和安全的决策都需要不同领导小组之间的合作。例如，主管领导可以向个别医生授予临床特权，但要基于医务领导的评估和建议以及管理机构已批准的标准。

如果主管领导和执行领导未能履行其职责，则可在合同或人力资源管理政策中规定可执行的程序。如果医务领导未能履行其监督医务人员工作的职责，执行领导可以寻求医疗机构外部的帮助。团队中的任何成员都可能在某个时候无法履行职责。在运作良好的团队中，这不是相互指责的理由。相反，管理部门应该介入并提供帮助，要么该团队自己履行职责，要么寻求外部援助。当问题被解决后，必须分析探讨问题的原因，并确定将来如何避免类似的问题，如果再次出现，团队将如何更有效地做出反应。

3）主管领导最终对医疗安全和质量负责

主管领导对医疗服务安全和质量的责任可以追溯到其法律责任，在这方面，主管机关规定了医疗机构的内部结构和资源，包括支持安全和质量的工作人员。在实际操作中应做到：①主管机关以书面的形式规定职责；②主管机关负责组织管理和规划；③主管机关批准医疗机构的书面的服务范围；④主管机关选择机构的行政管理；⑤主管机关提供维持安全、优质护理、治疗和服务所需的资源；⑥主管领导与执行领导和医务领导合作，每年根据医院的使命、愿景和目标评估医院的绩效；⑦为解决个人之间的冲突制定规章制度；⑧主管机关为医务人员提供参与管理的机会，由医务人员选出一名或多名代表出席医疗机构的相关会议。

4）执行领导对医院进行管理

医院执行领导的职责包括：①提供信息和支持系统；②招聘和留住员工；③提供物质和财政支持；④在行政级别上任命护士管理人员，并让其参与决策；⑤当执行领导缺席时，有临时后备的能力相当者代替行使职权。

随着越来越多的人认识到信息技术在使医疗服务更安全、质量更高、效率更高方面所能发挥的作用，行政长官在提供信息系统方面的作用越来越重要。然而，信息和其他技术可能会给患者的安全带来新的风险，而医院安装这些设备的时候往往没有充分认识到这些风险。根据管理机构的责任，"首先，不伤害"患者，并维持医院的财务正常运转。

医院的行政管理人员主要是维持医院各种人力、物力和财力的有效配合。例如，在医院的不同科室或者不同院区，每个服务区域应有自己的护士主管，在这种情况下，行政领导应委任一名护士长，与其他高层领导合作，监察全院的护理工作。

5）医务领导对主管领导负责

医务人员是医疗服务提供的一线人员，直接关系到患者安全和医疗服务质量。医务领导的工作应由医院的执行领导统一安排，并受其制约，对主管领导负责。医务领导应达到如下标准：①除非满足唯一医务领导要求的例外标准，否则只有一名医务领导；②医务领导应该进行自我管理，有一定自主权；③医务人员的结构应该遵循医务人员管理的指导原则；④主管领导对医务人员的结构进行审批；⑤医务领导监督临床医生的服务质量；⑥医务领导对主管领导负责。

2. 领导关系

1）医院的使命、愿景和目标应该支持医疗服务的安全和质量改善

作为医疗机构的领导，主要责任是提供医疗服务，确保医疗服务的质量和安全。医疗机构的使命、愿景和目标必须朝着如何改进医疗服务质量和安全前进。当领导者确定日常任务和执行流程时，都是以机构的使命、愿景和目标为方向。所以，当医疗机构领导能够理解机构的使命、愿景和目标与医疗服务质量之间的关系时，医疗目标更有可能实现。医疗机构的使命、愿景和目标应该支持医疗服务的安全和质量改善，主要表现在以下方面：①主管领导、执行领导和医务领导共同努力，创造医院的使命、愿景和目标；②医疗机构的使命、愿景和目标能够指导领导者的行为；③领导者能够向机构员工传达机构的使命、愿景和目标。

在机构内部，不同部门的领导者之间可能存在利益冲突。如何解决这些冲突，使各方领导能够相互配合，这是机构的使命、愿景和目标要解决的问题。只有当领导团体对他们想要实现的目标有共同的理解时，这些冲突才能够被有效缓解。领导者在机构的使命、愿景和目标方面的一致性越高，他们团队协作的作用就越能够发挥。当使命、愿景和目标协同发展时，更有可能产生一致性。医疗机构所有的领导者在创建使命、愿景和目标方面的参与度越高，他们就越有可能在提供安全和高质量服务的共同目标以及如何实现这一目标的战略方面保持一致。

当医院领导制定了医院的使命、愿景和目标后，应该及时传达给所有员工，获得员工的反馈意见以不断完善，并在日常活动和任务制定中遵从这些使命、愿景和目标。否则，这些使命、愿景和目标的制定只是一个空框架，将变得毫无意义。

2）所有领导人应处理好医疗服务安全和质量相关的利益冲突

利益冲突可能发生在许多种情况下，如在制定政策、进行监督和控制的过程中，都有可能发生，这些冲突可能会对医疗服务的安全和质量产生一定影响。因此，为了处理好领导人医疗服务安全和质量相关的利益冲突，需要做到如下标准：①主管领导、执行领导、医务领导共同以书面的形式明确定义各方可能存在的能够影响到患者安全和医疗服务质量的利益冲突；②主管领导、执行领导、医务领导制定书面政策，明确如何解决这些利益冲突；③领导者们按照之前的冲突定义，揭露他们的医疗安全和质量相关的利益冲突。

　　医院的执行领导对整个医院和患者都负有责任，这就可能产生双重责任。这两部分责任的任何一方都有可能会影响执行领导的决定。因此，有时候医院和患者都信任这些执行领导会在双方最佳利益的前提下产生行动，而不会极端偏向某一方。利益的二元性，特别是同一个主体对多方产生责任和义务的时候，对执行主体的个人道德可能产生挑战，他们的决策常常由自己的价值观驱动，往往不可能绝对平等对待医院和患者的利益。

　　需要明确定义医院领导的利益冲突，而个人利益冲突往往不容易被发现，因此，越来越多的医院向个人提供具体的冲突列表，用于识别可能存在的冲突。在利益冲突政策中，应明确医院对利益冲突应该做出怎样的反应，从揭露到取消资格再到辞退。同时，还应该明确需要解决哪些利益冲突，向谁披露这些冲突以及用何种方式解决这些冲突。

　　3）主管领导、执行领导、医务领导应该定期就医疗安全和质量进行沟通

　　领导对医疗安全和质量负有责任，为了提高医疗安全和质量，他们必须就影响医疗机构及其服务的事项相互沟通。一般情况下，领导者之间的沟通能够促进医院工作人员之间的相互信任和尊重。这要求领导者做到以下标准：①领导者要讨论影响医院和患者的问题，包括绩效改进活动、报告的安全和质量问题、提出的解决方案及其对医院资源的影响、关于关键质量措施和安全指标的报告、来自患者的反馈等；②领导者要制定一个时间表讨论来自医院和患者的问题。

　　所有领导应该就医院面临的问题及其相关目标进行沟通，包括财务的可持续性、基本医疗服务和员工的道德行为。领导之间的相互沟通除了是为了有效传递信息之外，更重要的是建立一种相互尊重和信任的关系。在医院的工作具有挑战性，而且工作的连续性要求较高，从临床到上级管理，都需要团队合作，信任和相互尊重能够促进高绩效的团队。领导者们不仅应该在所有员工面前表现出促进公开交流的期望，更应该在日常行动中表现出来。

　　4）医院应管理好领导班子成员间的冲突，保障安全和质量

　　即使管理规范的医院，领导班子成员间的冲突也经常发生。有些冲突虽然在一定程度上有利于机构的变革和发展，但是，更多的时候冲突会影响到工作效率和积极性，从而对患者安全和医疗质量产生影响。医院必须采取行动对这些冲突进行管理，做到如下标准：①主管领导、执行领导、医务领导合作，共同制定领导班子成员间冲突的管理流程。②主管领导批准领导班子成员间冲突的管理流程和规则。③帮助医院实施该流程的个人应熟练掌握冲突管理方法。④冲突管理流程包括：尽早与各方面会谈以确定冲突；收集有关冲突的信息；多方合作管理，并在可能的情况下解决这些问题；保障医疗服务的安全和质量。⑤当各方领导之间存在冲突时，医院会实施该冲突解决流程，如果不进行管理，可能会对患者安全和医疗质量产生不利影响。

　　①和②要求各方领导者共同制定冲突管理流程，并得到主管领导的批准。这个流程能够快速准确地识别冲突，并在冲突升级以及危害患者之前对其进行管理。同时，冲突管理也需要专业的和擅长的人员来进行，医院进行冲突管理应该让具有冲突管理技能的人士进行协助。冲突管理技能娴熟的个人可以来自医院自己的领导班子，也可以是来自人力资源管理部门的个人或其他领域的个人，甚至来自院外。冲突可能会一直存在，有的矛盾无法完全消除，所以进行冲突管理的目标不是消除冲突，而是制定和实施冲突管理流程，防止冲突对患者安全和医疗质量产生不利的影响。

　　3. 医院文化及系统绩效

　　1）领导人在整个医院建立并保持质量和安全文化

　　领导人对质量进行承诺，并为员工设定期望，从而有利于营造一种积极的文化氛围。同时，领导人鼓励团队合作，并建立允许这种积极文化蓬勃发展的结构、流程和计划。影响员工沟通的行为会对患者安全构成威胁，主管领导、执行领导、医务领导等各级领导必须解决所有员工的破坏性行为。领导人在整个医院建立并保持质量和安全文化，要求领导人做到：①使用有效、可靠的工具定期评估质量和安全文化；②领导人优先考虑评估后的变化；③领导人为医院所有员工提供参与安全和质量计划的机会；④医院制定行为准则，界定可接受的、破坏性的和不恰当的行为；⑤领导人创建并实施管理破坏性行为和不当行为的流程；⑥领导人提供安全和质量的教育；⑦领导人在各级员工中促进团队合作；⑧所有医院员工都能够公开讨论安全和质量问题；⑨所有医院员工都可以获得与患者安全相关的资源；⑩领导人详细说明员工如何帮助识别和管理医院内的安全和质量问题。

　　2）使用数据和信息来指导决策，并了解保障安全和质量的流程绩效变化

　　数据可以帮助医院做出正确的决定，当有数据支持决策时，医院制定的目标更有可能实现。分析数据并将其转化成信息，可帮助医院了解其绩效的现状、趋势和原因。许多类型的数据用于评估绩效，包括护理结果、安全和质量结果、患者满意度、流程变化和员工感受等数据。使用数据支持决策要求领导者做到：①领导者期望利用数据和信息来提高护理、治疗和服务的安全性和质量；②医院使用流程来支持系统数据和信息使用；③领导者提供数据和信息使用所需的资源，包括员工、设备和信息系统；④医院在决策中使用数据和信息，以支持护理、治疗和服务的安全性和质量；⑤医院使用数据和信息来识别和应对环境中的内部和外部变化；⑥领导者评估整个医院如何有效地使用数据和信息。

　　3）领导人使用医院规划来建立注重质量和安全的结构和流程

　　规划对于医院来说至关重要，实现短期和长期目标，迎接外部变革的挑战，

服务和工作流程的设计，沟通渠道的创建，绩效的提高以及引进创新都需要合理的规划。规划整个医院的质量和安全的结构与流程，领导人要做到：①规划活动的重点是提高患者安全和医疗质量；②规划是系统的，包括指定的个人和信息来源；③领导提供必要的资源，以支持安全的、高质量的护理、治疗和服务；④安全和质量规划在整个医院范围内进行；⑤规划活动要适应环境的变化；⑥领导者要评估规划活动的有效性。

4）将有关安全和质量的信息传达给需要的人，包括员工、患者、家属和外部利益方

有效的沟通对医院内的个人和团体以及医院和外部各方之间的关系至关重要，不良的沟通往往会导致不良事件，并影响服务的安全性和质量。因此要求做到：①沟通过程促进患者安全和护理质量；②沟通旨在满足内部和外部用户的需求；③领导者根据患者、社区、医生、员工和管理层的需求提供沟通所需的资源；④沟通支持整个医院的安全和质量；⑤当环境发生变化时，医院会有效地传达这些变化；⑥领导者评估沟通方法的有效性。

5）领导人实施现有流程的变革，以提高医院绩效

变革是不可避免的，敏捷的机构能够进行变革并快速执行新计划。领导人的变革能力对于绩效改进、成功创新和应对环境挑战是必要的。医院将变革纳入所有相关流程，以便持续评估和衡量其有效性。领导者实施流程的变革需要做到：①现有的变革管理和改善绩效的结构可以促进患者安全以及护理、治疗和服务的质量；②医院有系统的方法来改变和提高绩效；③领导者提供绩效改进和变革管理所需的资源，包括足够的员工、信息获取和培训；④变革管理和绩效改进支持整个医院的安全和质量；⑤医院的内部结构可以适应环境的变化；⑥领导人要评估变革管理和绩效改进过程的有效性。

6）医院员工专注于提高医疗安全和质量

安全文化的创建关系到医院中的每个员工，因此，需要每个员工都参与进来。让每个员工都专注于提高医疗安全和质量，形成安全文化，领导者要做到：①领导者设计工作流程，让员工关注医疗安全和质量问题；②领导者提供足够数量和组合的个人来支持安全、高质量的护理、治疗和服务；③医院员工有能力完成分配的职责；④医院员工能适应环境的变化；⑤领导者评估医院员工促进医疗安全和质量的有效性。

4. 领导运营

1）行政管理

第一，遵守国家法律法规。医院的一切活动必须在法律法规的允许范围内进行，这是医院健康发展的前提，也是保障患者安全的要求。如果背离相关法律法

规的要求，那么医院的行为将是危险的。医院遵守法律法规的相关要求表现如下：①根据法律和法规，获得证书、认证或许可；②根据认证要求、法律和规章制度提供护理、治疗和服务；③领导者遵守外部授权机构（如认证机构、监管机构）的报告或建议。

第二，制定年度运营预算，并在需要时制订长期资本支出计划。领导者维持医院的正常运转是保障医疗质量和患者安全的重要前提，包括医院的合理预算、财务运转正常等。为了保障医院的财务预算正常，领导者需要做到：①领导者在制定运营和资本预算时要征求医院员工的意见；②运营预算反映了医院的目标和宗旨；③主管机构批准年度业务预算，并在必要时批准长期资本支出计划；④领导者监督预算的执行情况和长期目标资本支出计划；⑤除非法律另有规定，否则独立公共会计师将对医院的财务进行年度审计。

第三，能够有效管理和控制计划的实施和服务的提供。领导人可以创造一种文化，使医院能够实现其使命和目标，支持员工并向他们传达对工作流程的主人翁意识。领导人可以将工作委派给合格的员工，但领导人应该对所管辖的领域负责，即授权不授责。领导者应该做到：①领导负责监督运营；②每个领域由一名或多名合格的专业人员或具有临床特权的合格持证独立从业者指导；③书面形式规定领导者的责任；④员工对其职位负责；⑤领导人在医院的不同部门之间协调服务的提供。

第四，制定指导和支持患者护理、治疗的政策和流程。医疗服务的提供者、提供方式以及时间安排、资源供应等各方面的运转都需要领导者制定合理的流程，使各个部门相互配合，共同服务于患者的医疗保健。因此要求：①领导人审查、批准指导和支持患者护理、治疗及服务的政策和流程；②领导者管理政策和流程的实施。

第五，根据需要提供医疗场所和设备，促进医疗服务的提供。医疗资源对患者结果有直接影响，领导人应高度重视可能影响患者安全的高风险或易出问题的流程和资源设备，包括感染控制、药物管理、麻醉的使用等。要求领导者在运营中做到：①场地、设备的提供和配置要支持医疗服务的提供；②场地、设备和特殊活动区域是安全的、可维护的，并且受到监督；③领导者提供设备、用品和其他资源。

2）遵守道德准则

第一，领导人应处理任何影响患者安全和质量的员工利益冲突。在领导关系部分我们阐述了如何解决不同领导者之间的冲突，这里侧重医院中其他员工的利益冲突，包括医生与其他医务人员的冲突。例如，在医院中，某医生擅长使用一项技术用于治疗某种疾病，该技术的使用可能为医院或个人带来一定的收益，但是可能存在某些潜在的危害。在这种情况下，医生必须对患者说明可能存在的危害，公开利益冲突，患者可以在治疗时进行考虑。因此，解决医院的利益冲突，领导者要做到：①以书面的形式明确定义利益冲突；②制定书面政策，明确医院如何解决利益冲突；③披露医院中现有的或潜在的利益冲突；④审查与其他医疗服务提供者、教育机构、供应商和患者的关系，以确定是否存在利益冲突以及是否符合法律和法规；⑤有关护理、治疗、服务与经济激励之间关系的政策、流程和信息应提供给所有患者及医院员工。

第二，医院的运营活动应遵守基本道德准则。医疗保健服务本身是具有价值的，但是对患者、医生及医疗主办方来说，他们从不同的角度形成的医疗服务价值观具有差异。这种差异本身没有对错之分，而是在实际操作过程中不可能同时完全实现两个及以上的主体价值。例如，增加非营利性医疗服务的可及性和群众覆盖面的医疗活动，如果没有财政补贴，很难保证医院财务的可持续性。同时，不能仅仅为了医院内部的财务收入，就盲目不顾医疗卫生事业的公益性和福利性。因此，医院的运营活动应遵守基本的道德准则，领导者需要做到：①设定流程，允许员工、患者和家属解决道德问题；②使用其流程来解决容易发生冲突的道德问题；③遵循运营和财务道德规范；④营销材料应准确代表医院，促进医疗服务的提供；⑤无论员工的薪酬或财务风险分担如何，应根据患者的需求提供护理、治疗和服务；⑥当领导者免除员工职务或责任时，患者的医疗服务不受影响；⑦患者可以收到医疗费用信息。

第三，当内部或外部审查导致拒绝服务或支付费用时，医院根据患者的评估需求做出持续提供服务或转诊或出院的决定。在能力和法律法规范围内，医院在专业和道德上负责提供护理、治疗和服务。有时，由于支付能力限制，医疗服务可能会被拒绝，在这种情况下，继续提供服务或转诊的决定完全取决于患者需求。作为领导者需要做到：①无论内部或外部评估的建议如何，关于提供持续服务、出院或转诊的决定是基于患者的评估需求；②服务的安全和质量不取决于患者的支付能力。

3）满足患者的需求

第一，医院提供满足患者需求的服务。满足患者需求是提高患者体验和满意度的重要内容。随着医疗服务模式的转变，"以患者为中心"的医疗服务越来越关注患者的需求。对医院领导者来说，必须理解：①需求可以指导哪些服务将直接提供或通过推荐、咨询、合同安排或其他协议提供。②医院提供基本服务，包括诊断放射学、饮食服务、急诊服务、核医学、护理、病理学和临床实验室服务、药物服务、康复、呼吸道护理、社会工作等。仅提供精神和成瘾治疗服务的医院不需要核医学、康复和呼吸护理。③医院至少提供以下医疗服务中的一种：儿童、青少年或成人精神病学、医学、妇产科、儿科、成瘾治疗、手术等。当医院提供外科或产科服务时，也可提供麻醉服务。

第二，具有相似需求的患者在整个医院获得相同的护理、治疗和服务标准。医疗服务的公平性包括横向公平和纵向公平。可比较的医疗标准意味着医院可以在既定的时间范围内提供患者所需的服务，并且提供服务的人员具有相应的能力。只要患者的结果不受影响，医院可以为具有类似需求的患者提供不同的服务。例如，保险情况不同，一些患者可能会收到具有增强功能的设备，这通常不会导致不同的结果。不同的环境、流程或支付来源不应导致不同的医疗标准。要求领导者做到：①员工、环境或支付来源的差异不会以负面的方式影响服务的结果；②服务与医院的使命、愿景和目标一致。

第三，安全有效地提供合同中的服务。医院的所有员工在相应的岗位各司其职，但是为了保障各项业务的有序进行，作为领导者应该用书面的合同进一步明确每个人提供的服务。领导者需要做到：①医院以书面形式描述服务的性质和范围；②指定领导者批准合同；③领导者通过书面形式向合同服务提供者传达期望来监控合同服务；④领导者通过评估与医院预期相关的服务来监控合同服务；⑤领导者采取措施改善不符合期望的合同服务；⑥在重新谈判或终止合同时，医院保持患者护理的连续性。

第四，管理整个医院的患者流动。在整个医疗过程中，管理患者流动对于防止过度拥挤至关重要，这不但关系到患者的医疗服务可及性，而且影响到患者安全。有效管理患者流动的系统流程（如挂号、评估和治疗、患者转诊和出院）可以最大限度地减少医疗服务提供的延误。监测和改进这些流程是减少患者流动问题的有用策略，这要求领导者：①让医院的流程可以支持整个医院的患者流动。②能够照顾在临时床位的入院患者，如麻醉后监护室或急诊室的患者。③对增加床位的患者能及时提供医疗护理。④具有灵活的救护车安排，及时响应急救需要。⑤医院需要测量患者流动的以下方面：可用的病床供应、患者接受服务的区域的效率、患者接受服务的区域的安全性、获得的支持服务。⑥测量结果提供给管理患者流动的个体。⑦关于患者流动的测量结果报告给领导者。⑧测量结果指导患者流动的改进。

4）确保医疗服务的安全性和质量

第一，领导人确定绩效改进的重点。整个医院的持续改进是高绩效医院的特征之一。领导人不能满足当前的绩效水平，需要不断寻求改善的机会。根据风险水平及其对患者安全和医疗质量的影响，为改善资源配置确定优先顺序，这是医院领导者的责任。这要求领导者做到：①领导人为绩效改进活动和患者健康结果确定优先事项；②领导人优先考虑高风险或易出问题的流程，以促进绩效改进；③领导人根据内部或外部环境的变化重新确定绩效改进活动的优先级；④整个医院都在改善绩效。

第二，改进的服务流程设计合理。为了应对内外部环境的变化，确保患者安全和医疗质量，领导人需要不断完善或重新设计医疗服务流程。但是，该流程的修改需要考虑多方面的利益需求，达到效益最大化。领导人要做到：①医院改进的服务流程设计综合考虑了患者、员工及其他人的需求；②医院改进的服务流程设计包含了绩效改进活动的结果；③医院改进的服务流程设计考虑了对患者的潜在风险；④医院改进的服务流程设计整合了决策的循证信息；⑤医院改进的服务流程设计包含了警讯事件的信息；⑥医院测试并分析改进的服务流程设计，以确定该设计或修改是否是一种改进；⑦领导者让员工和患者参与到改进的服务流程设计中。

第三，医院拥有全机构的、整合的患者安全计划。患者安全和医疗质量需要具有整个医院层面的策略，这需要领导人做到：①医院实施一项全院范围的患者安全计划。②由一个或多个合格人员或跨学科团队管理安全计划。③安全计划的范围包括全面的安全问题，从潜在或无伤害差错到危险情况或警讯事件。④医院内的所有部门都参与安全计划。⑤作为安全计划的一部分，医院建立了响应系统/过程故障的流程。⑥医院提供并鼓励使用系统/过程故障免责内部报告系统，或前瞻风险评估结果。⑦医院定义了警讯事件，并在整个医院中传达这个定义。⑧医院对警讯事件进行彻底、可靠的 RCA。⑨医院为涉及不良事件或警讯事件的员工提供支持系统。⑩至少每 18 个月，医院选择一个高风险流程进行前瞻风险评估。⑪为了提高安全性，医院分析并使用系统/过程故障的信息和前瞻风险评估的结果。⑫医院向所有提供服务的员工传播从 RCA、系统/过程故障及前瞻风险评估中得到的经验教训。⑬至少每年一次，医院提供包含以下内容的书面报告：所有系统/过程故障、警讯事件的数量和类型、患者和家属是否被告知不良事件、为提高安全性而采取的所有行动。⑭医院鼓励对重大不良事件进行外部报告，包括除强制性报告外的自愿报告。

第四，在设计或改进流程时，医院要考虑临床实践指南。临床实践指南可以提高医疗保健服务的质量、利用率和价值，可以帮助医生和患者做出有关预防、诊断、治疗和管理病症的决策，临床实践指南也可用于设计临床流程或检查现有流程的设计。医院确定临床实践指南的选择和实施的标准，使其与医院的任务和优先事项相一致。临床实践指南的来源包括卫生保健研究和质量机构、国家指南信息交流机构和专业组织。这要求领导者做到：①在设计或改进流程时，考虑使用临床实践指南；②当临床实践指南用于流程的设计或修改时，医院会确定指南的选择和实施的标准；③管理和评估在设计或改进流程中指南的使用情况；④领导审查并批准临床实践指南；⑤医院医务人员审查临床实践指南并根据需要对其进行修改。

第二节　医务人员团队与患者安全

一、跨学科团队沟通与协作

1. 跨学科团队的内涵

医疗卫生系统是一个复杂的系统，随着医疗技术的深入发展，医疗分工变得越来越细，团队协作和沟通是提高医疗质量和促进患者安全的重要因素。在医疗领域，沟通不畅和缺乏团队合作是导致可避免的患者死亡的主要原因[①]。

跨学科团队是指在科学分化的基础上，打破不同学科之间的界限，不同学科背景的人员通过整合各自的知识能力和思想方法，完成共同目标的群体[②]，是解决复杂社会及临床问题的重要手段。患者安全的跨学科团队主要有以下特征：第一，团队核心成员根据工作内容和流程共同探讨促进患者安全的策略；第二，团队有共同的患者安全目标；第三，团队成员灵活的思维方式，能及时发现并改正患者安全失误；第四，团队的共同行为规范，使临床操作标准化，各个工作流程相互衔接，并制定团队的激励和惩戒措施，避免医疗流程的错误导致患者安全事件；第五，及时对团队进行绩效考核，促进团队的成长和进步；第六，经常沟通交流，相互学习，促进团队协作。

2. 跨学科团队沟通的障碍

（1）团队成员专业背景的差异。

由于临床跨学科团队是由不同学科背景的人员组成的，要组建一个高效的患者安全跨学科团队，必须促进有效沟通和协作。跨学科团队沟通存在许多障碍，这种障碍可能来自团队个体，也可能来自组织结构，还可能是技术因素。在个体方面，由于团队成员专业背景不同，性格各异，一方面可能会出现自卫性过滤，在临床汇报或交流时，根据自身利益主动筛选信息，忽略关键信息，最典型的是报喜不报忧，阻碍患者安全事件的汇报。另一方面，信息接收者的选择性知觉，在聆听时，根据自身的需要、动机、经验和背景及个人特点，不同领域成员会有

---

① Faye S, Marcie W, Klein V R. Team STEPPS and patient safety in healthcare. Journal of Healthcare Risk Management the Journal of the American Society for Healthcare Risk Management, 2013, 32（3）：5-10.

② 杨秀兰，赵晓春，陈发俊. 医学创新的跨学科特征分析. 医学与哲学：人文社会医学版，2007, 28（4）：64, 65.

选择性地去接收信息，就可能会漏掉促进患者安全的关键信息，使工作出现纰漏，影响患者安全。

（2）团队的组织结构差异。

团队组织结构因素主要体现在团队成员在组织中的地位差异、空间约束等方面。临床跨学科团队成员往往具有复杂性，成员之间有职称的差异、行政级别的差异、工龄的差异等，这些差异特别容易造成沟通的心理障碍，如下级向上级汇报不良事件时，常常担心说错话，担心因不良事件而受到惩罚，因此存在紧张、焦虑的心理，使沟通不能顺畅。

（3）专业技术障碍。

技术因素是跨学科团队有效沟通必须克服的障碍。医学知识具有专业性和复杂性，不同学科的医学专业术语不一样。这些差异使得跨学科团队成员之间的沟通存在困难。员工的工作内容和专业背景不一样，对同样的词语，不同的人理解也不一样，因此，在交流时尽量避免使用一些晦涩难懂的专业术语。

3. 跨学科团队的有效沟通技巧

由于临床跨学科团队的沟通存在诸多障碍，要促进团队协作，应该掌握一些沟通技巧。

（1）优化跨学科团队沟通环境，营造公平公正的氛围。

营造一个支持性的、公平公正的沟通氛围，是改善跨学科团队沟通的前提条件。舒适的沟通环境，和谐的人际氛围，公平公正的文化，能够促进员工更好地表达自己的想法，增加团队凝聚力，促进团队协作。因此，当上下级沟通时，当出现非人为的不良事件后，管理人员不应该压制下属，应该有耐心地对待下属的感觉和情绪。同时，优化跨学科团队沟通技巧，还必须使团队成员具有共同的患者安全目标。让团队成员同心协力为共同的目标努力，是消除不同学科沟通障碍的有效途径。

（2）明确表达，及时反馈。

语言词汇可能是跨学科团队有效沟通的障碍，信息发送者需要有序组织语言，逻辑清楚，言简意赅，易于理解。避免使用过于专业的学术词语，如果遇到晦涩的医学专业术语要讲解清楚。信息接收者应该在听取信息时及时进行反馈与交流，避免因信息曲解而造成问题。

（3）选择恰当的沟通方式。

常用的沟通方式主要有面对面、书面、电话、邮件等方式。团队沟通应根据不同的内容和群体选择不同的沟通方式。在选择沟通途径时主要考虑沟通的内容。如果是对临床知识和患者安全系统设计进行讨论时，最好选择集体学习和面对面的沟通，这样不仅可以直接听取别人的建议，还可以从表情、反应和肢体语言上获取信息，最重要的是及时反馈。如果是对患者安全事件进行汇报，遵循保密和非惩罚性原则，可以选择私下约谈、电话、邮件等方式，保护汇报者的隐私。

二、医务人员的患者安全技能

跨学科团队能力是其拥有、控制和运用各种要素能力的集合，相对于其他普通医疗团队而言具有明显优势，它能将不同学科的专业知识和技能相结合，将医学在详细分科的基础上进行整合。在患者安全促进过程中，既有深度，又有广度，能够全面掌握患者医疗过程中可能存在的危险因素，采取多渠道改善医疗质量，维护患者安全。为了更好地发挥跨学科医疗团队的能力，该团队需要具备必需的患者安全技能，包括患者安全个人技能和患者安全团队技能等[1]。

1. 患者安全个人技能

虽然大部分患者安全事件的发生是由系统和流程设计缺陷引起的，但是并不能否认个人在患者安全问题上所肩负的责任。部分患者安全事件也可能是个人不当行为导致的，且大多数患者安全事件虽根源于医疗流程和系统的问题，但是错误的发生都必须以个人的行为为载体，如果个人具备相应的患者安全技能，那么在一定程度上也有利于弥补系统设计不完善带来的缺陷。个人在患者安全方面应具备的技能如表 4-2 所示。

表 4-2 个人在患者安全方面应具备的技能

责任心	对患者安全工作认真仔细，彻底地分析患者伤害事件的原因
	不要总是假设自己得到的信息是正确的，要自己核查
谦虚	如果一个人自负，可以认为他比没有经验的人更危险
	不要太骄傲或过于自信而不寻求帮助，要经常听取下级同事的建议
诚实	如果犯了错误，要把它当成个人的事情一样，并为此反思自己，预防错误从自我做起。不要把一切都完全归咎于体制
	公开交流错误、问题和关注的领域
自我意识	当负面的生活事件可能影响自己的判断和工作能力时，要注意自己的能力和心态
	如果感到很累，就必须休息，保持正常的工作精力
自信	能够质疑自己和他人而不表明这是由于缺乏自信
	如果发现任何潜在的危险，要自信地说出来
环境意识	能够识别可能导致差错的情况，如压力或高工作负荷
环境意识	了解直接或不太直接的工作环境的情况。例如，难相处的患者，或经历过重大手术的患者，或被转移到偏远病房的患者等，这些患者可能出现不良事件

① 卜琳华. 高校科研创新团队能力跃进机制研究. 科技进步与对策，2010，27（13）：130-133.

续表

警惕和开放的心态	识别临床模式，但不忽视不适合的事实，警惕任何偏离预期进程的事件
	失控的情况可能会在没有任何征兆的情况下发生，医务人员必须时刻保持警惕，想想自己可能会有哪些失误以及最坏的结果是什么
预期和防范	应急计划——如果一个方案失败，我们可以尝试选择其他备选方案。每天都要做的一件事就是思考，今天会出现什么问题？如何解决？需要哪些设备、人员和信息？
团队合作和交流	不论地位高低，与团队成员经常沟通，分享观点和管理计划。员工不应该认为其他人会有类似的想法，或对情况有相同的看法
	如果要采取行动，那就明确谁该做什么，什么时候做。如果患者出现了异常，应该是谁的责任，以及谁会在什么时候进行检查
领导力	随时待命，并确保所有同事都能感受到这一点：这让人们能够接近、讨论问题、寻求帮助，促进学习和融入工作环境
	即使在内心不确定或紧张的时候，也会表现出一种平静的感觉，认识到提供有效领导的必要性

资料来源：Vincent C. Patient Safety. 2nd ed. New York：John Wiley & Sons Ltd.，2010

2. 患者安全团队技能

（1）临床知识整合能力。

跨学科知识整合是将不同学科背景人员的知识和方法、不同认知思维模式有机结合起来形成团队系统的核心知识系统，然后促进团队协作与技术改善[①]。结合行为学知识，跨学科团队知识整合能力的形成与演变过程由刺激、反应、习惯和保持这四个阶段构成，然后循环上升，促进团队发展（图4-1）。

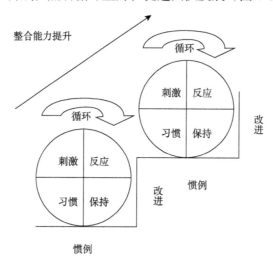

图 4-1　跨学科团队知识整合能力的形成与演变模型

资料来源：曹跃杰，钱静，陈美玉. 跨学科研究团队知识整合能力提升研究——基于核心能力视角. 经济视野，2016，（15）：152，153

---

① 曹跃杰，钱静，陈美玉. 跨学科研究团队知识整合能力提升研究——基于核心能力视角. 经济视野，2016，（15）：152，153.

　　刺激是知识能力整合的起点，团队成员之间的异质性和外部新知识与原有惯例联合对团队知识系统产生刺激。反应阶段是个体产生意识和团队形成新知识网络的过程，涉及不同学科成员的知识互动、沟通和交流。然后将新的知识网络传播到整个团队，形成一种持续稳定的状态，使团队成员习惯新的知识与行为模式。保持阶段是对习惯的重复与强化。团队通过运用新惯例积累经验，提高临床技能的可操作性。

　　（2）错误和危险的察觉能力。

　　在日常工作中，工作任务繁重，可能医务人员并没有足够的时间去反思自己所处的工作环境。然而，在患者安全领域，反思的态度对改进以后的工作是必不可少的。医疗行业是一个复杂的领域，充满了不确定性，医生在日常诊疗活动中也会遇到一些危急的情况，所以需要整个患者安全团队都有危机意识，能对经常出现的紧急情况迅速做出反应。对于个体医疗专业人员来说，实现安全的第一步是认识到错误和危险的普遍性与多种来源，然后考虑如何在自己的环境中应用它们。病房里最危险的流程是什么？哪些是最容易出错和失败的？什么时候系统最脆弱？什么时候最可能发生错误？在这种环境下，可能危害患者的主要伤害形式是什么？要真正解决这些问题，需要对错误持开放态度，并愿意讨论环境的潜在危险，因为团队比个人更有可能监控和预防错误。

　　对错误及其原因的理解可以帮助一个人意识到错误，即在容易出错的情况下提高警惕。Reason提出了三桶模型[1]，该模型提供了一种简单的方法帮助医务人员意识到可能存在的危险事件。三个桶对应着错误可能性的三个因素：个人、环境和任务。例如，当某人正在执行一个新的任务时，他之前并没有接触过，且当时他又饿又累，同时环境中也充满了噪声，那么他的这三个桶就都被装满了，此刻的他就应该小心失误的发生。面对这种情况，医务人员最好是做出一些改变，如适当休息调整自己的精神状态，或者寻求外部的帮助，减少环境噪声的干扰。

　　（3）组织管理能力。

　　组织管理能力是跨学科团队领导正确运用手中的权力，协调组织关系，合理调动、利用、配置和开发各种资源，高效地实现领导目标过程中应具备的才智和技能。跨学科临床团队的背景既是促进团队创新与进步的推动力，也是团队增强凝聚力的阻力。团队成员来自不同的学科背景，个体之间存在较大的异质性。要促进团队高效协作，组织管理能力是团队领导不可缺少的能力，它关系到能否设计和建立合理的组织结构、制定及执行一套必要的规章制度，把各方面的成员组

---

　　① Reason J. Beyond the organisational accident: the need for "error wisdom" on the frontline. BMJ Quality & Safety, 2004, 13: 28-33.

织起来攻克某个方面难关等。提升组织管理能力需要发挥团队领导的作用，营造和谐的团队氛围，促进团队有效沟通，增进成员之间的相互了解，从而增加团队凝聚力。

（4）情景意识。

情景意识传达的不仅是人们在做什么，顾名思义，在危险的环境中，人们需要对任务、环境及未来事件如何发展有更广泛的了解。因此，重症监护的护士必须记录观察结果，同时考虑到换班交接的变化。情景感知的三个核心要素：

● 收集各种情况下的监测信息。

● 对这些信息进行解释，为什么患者没有做出反应？

● 进行预测，明确任务交接时需要交代的关键信息。

收集信息的时候需要对环境进行观察和了解，特别是当预期的情况发生变化之后。例如，麻醉师看监视器监测血压下降或氧饱和度的变化的时候，可能会因为外科团队的紧张气氛而保持警惕，而事实上外科医生可能已经被其他患者的对话打扰了，导致诊疗比预期更费时，但是下一步可能非常紧急，所以出现了紧张的气氛。这种对情景的解释有助于评估患者的临床状态，意识到团队维持正常生产力需要面对经验的缺乏和组织的压力，还可能以牺牲安全为代价。

（5）团队决策能力。

对系统和流程改进的强调转移了人们对人的表现的关注，尤其是对决策的关注。决策是一个敏感的话题，与个人的事业成就感密切相关。特别是当一个人做出的临床决定受到质疑时，同时还产生了不良后果，甚至对患者造成了伤害，那么决策者也将会受到影响。决策基本上是在不确定的情况下做出判断或选择一个选项的过程。不确定性的程度有很大差异，特别是在临床工作中，患者可能会出现一系列神秘的、非典型的症状，这些症状可能来自十几种或更多不同的情况。是否正确决策在很大程度上取决于问题是否明确以及明确的程度。面对这些复杂的情况，需要跨学科团队相互配合，共同致力于决策的制定。Flin 等提出了有效的决策制定方法，以外科医生的决策制定为例，见表 4-3。

表 4-3　外科医生的决策制定

决策制定方法	医生的视角
决策前识别情景	在极端的时间压力下……出血必须迅速控制，在肾脏衰竭前还有 20 分钟时间。立即告诉麻醉师，找到出血的原因，并安排将其夹住。需要让好肾活下去，所以给肾注射一些冷盐水……
决策制定的基本原则	根据临床指南，如果发生了患者伤害，必须停止干预。一部分的临床经验在于实践，但另一部分在于认识到一些基本原则，知道"首先，不伤害"，所以决定停下来，听听其他意见

续表

决策制定方法	医生的视角
在选项之间选择	有多个选择的时候，必须平衡术后可能出现问题的风险和手术内做一些事情的风险
决策制定	如果没有一个常用的方案可以维持正常工作，就必须选择其他的方案来代替

资料来源：Flin R, O'Connor P, Crichton M. Safety at the Sharp End: A Guide to Non-Technical Skills. Guildford: Ashgate, 2008

三、医疗服务的交接

1. 医疗服务交接与患者安全

患者期望并应该有一个指定护士来协调多学科团队，然而，有时（如晚上、周末或紧急入院期间）护理责任必须从一个团队转移到另一个团队。交接是指医疗机构将即时和持续护理的责任从一个团体或个人转交到另一个团体或个人的过程。WHO 在 2007 年 5 月针对患者安全目标确定了九套"患者安全解决方案"，并向全球医疗界推广，其中，如何解决"患者交接"问题作为被关注的焦点问题之一。科室之间或医护人员之间或医护各组内部交接（或转科）时的沟通不可能将所有必需的信息都包含在内，有时甚至可能会使某些信息被误解。患者的诊疗往往涉及不同的科室工作，需要医务团队之间相互配合，在各个环节中做好患者交接任务。交接失败是造成患者伤害的一个主要可预防的原因，主要是沟通不畅和系统性错误等人为因素，这些可能导致无效、重复、延迟决定、重复调查、不正确的诊断、不正确的治疗以及与患者沟通不畅。

医疗服务交接可能发生在以下环节中：

（1）在轮班之间，如夜间接班的团队。

（2）新急症入院，这增加了复杂性：

● 包括多重职责的交接（包括接受紧急入院，并对最近入院的患者进行调查或治疗）；

● 在做出诊断、治疗或入院决定前，尚在进行初步评估时交接；

● 在患者仍处于护理环境之间时进行交接，如还在社区和医院之间的路上。

（3）当患者的责任人发生变化时（如专科医生或团队发生变化）。

（4）当患者被转移到病房、科室或手术室时。

现代医疗服务专业细化，各种医疗服务链条上涉及的科室和人员多，交接点增加，信息损失率和问题的复杂程度也随之增加。因此，无论是新设计交接流程，还是改进现有流程，其根本理念应是使传递的信息损失最小化，从而提高患者诊治效率，降低医疗风险。因此，对医疗服务的交换进行改进，使其标准化是提高效率，改善患者安全和患者体验的关键。

2. 医疗服务交接的标准化

由于临床交接标准化的案例和实践有限，故在一般医疗环境下，交接过程的标准化和描述比较少。有学者研究指出，信息的传输和记录方式对交接过程中保留的信息（并据此采取行动）有重要影响。在周末，会有很多人轮班，如无书面记录，则只有 2.5%的首次交接班资料会在最后交接班时保留；如果做笔记，85.5%的信息被保留；但当使用标准化形式时，这一比例上升到99%[①]。

在国际上，提高交接质量受到越来越多的关注。在澳大利亚，医疗质量和安全委员会建立了一个专门的工作流程，最终出版了 OSSIE 临床交接改进指南，包括组织领导（organizational leadership）、简单解决方案开发（simple solution development）、利益相关者参与（stakeholder engagement）、实施（implementation）、评估和维护（evaluation and maintenance）五个阶段[②]。在英国，英国皇家医学院学会（Academy of Medical Royal Colleges，AoMRC）发布了电子和纸质交接系统传输信息的国家标准。然而，交接仍然是高度可变的，取决于人的信念、感知和沟通的因素。

通用的交接流程标准化的核心原则包括：

（1）书面交接的标准化形式是必不可少的，最好与面对面的口头交接相结合。

（2）病情最严重的患者可能需要在高级医护人员在场的情况下进行床边交接，这在重症监护室中很常见。

（3）根据不同医疗科室情况制定交接流程，包括内容的制定以及相应的交接顺序。

（4）明确交接过程的统一领导以及交接前后的责任主体。

在目前的技术环境下，为尽可能地减少信息沟通的不完整，必要的时候鼓励电子交接流程，加强专业通信技术和技能方面的培训。教育和培训是必不可少的，需要学习专业术语，学习如何优先对待患者和工作以及交接时如何仔细观察。

---

① Bhabra G，Mackeith S，Monteiro P，et al. An experimental comparison of handover methods. Annals of the Royal College of Surgeons of England，2007，89：298-300.

② Australian Commission on Safety and Quality in Health Care. The OSSIE guide to clinical handover improvement. https://www.safetyandquality.gov.au/sites/default/files/2019-06/ossie_guide_to_clinical_handover_improvement.pdf，2020-06-15.

英国皇家医师协会（Royal College of Physicians）对临床交接的标准化提出了相关建议①：

1. 临床交接的标准化应该遵循以下原则：

（1）嵌入医疗机构的政策和文化之中。

（2）对交接和沟通进行培训（入职培训议程、跨专业教育）。

（3）适合不同科室和领域的需要，如急诊科、普通病房等。

（4）融合跨专业的多学科团队，减少重复和无效的行为。

（5）明确对患者进行持续护理的要求。

（6）明确责任主体，包括不同级别的医护人员。

2. 交接流程应该包括以下内容：

（1）明确领导责任（不一定是医务人员）。

（2）明确谁将是要卸下责任主体，以及谁会是下一个责任主体，包括职责范围和具体任务。

（3）使行动顺序标准化（如拟制报表）以避免遗漏，防止讨论偏离主题。

（4）使用标准化的沟通系统，包括口头和书面的方式，如 SBAR（situation-background-assessment-recommendation，医务人员沟通工具），包括情况、背景、评估和建议模块。同时，重复确认共同的理解是有价值的。

（5）使文件系统标准化。

（6）确保将交接工作有效地传达给患者，以及相关的家属和照顾者。

3. 监测和评估应包括：

（1）流程审核或审查：员工参与/考勤；核对清单的使用；文档的完整性；交接持续时间；在反思实践涉及的不良事件中临床交接的作用。

（2）通过结构化的访谈获取参与者的反馈。

（3）评估交接对效率（平均住院日）、员工和患者满意度的影响。

（4）维护、奖励和传播有关改进的信息。

四、患者安全团队能力培训

患者安全团队能力培训对于团队成员个人技术能力和团队技术能力的提升，促进团队绩效发挥着重要作用，常用的培训方法如下②。

---

① Royal College of Physicians. Acute care toolkit 1: handover. https://www.rcplondon.ac.uk/guidelines-policy/acute- care-toolkit-1-handover, 2020-06-15.

② 丁奕，严云鸿. 团队合作能力培训方法研究. 中国人力资源开发，2009，（7）：10-13.

1. 团队式培训

团队式培训是不同学科的受训人员用分组的形式构成稳定团队，然后结合共同临床知识和患者安全目标用互动的形式获得团队产出和绩效，在培训过程中增进彼此之间的了解，不断提高团队成员的协作与熟练度。注意团队分组的时候应把临床工作具有相关性或者联系紧密和需要相互配合的人员分到一起。团队具有共同的患者安全目标，工作衔接紧密，诊疗流程环环相扣，处于患者诊疗的各个流程中，不同成员工作内容不同，但是共同协作，改善医疗质量和患者安全。这样的团队培训是为了让员工在工作中能更好地配合，所以使用该方法的培训团队应该具有稳定性，如果人员的工作岗位频繁调动，可能会影响培训效果。团队式培训具有互动体验式学习和实时反馈的特点，技能针对性较强，相对于个体式培训，其组织和实施难度大，对指导人员的要求较高。

2. 交叉培训

通过让跨学科团队成员相互学习，了解并体验对方的工作内容，从而建立共享心智模型。团队成员在共同知识目标和心智模型下生成共同临床期望和未来发展预测，提高团队成员的合作、预期和预测水平。临床跨学科团队交叉培训就是以此为基础的，通过团队成员间互相传递职责与任务，使团队成员了解患者安全流程中各种岗位角色、信息需求与任务等相关情况，是和任务直接相关的培训方式。交叉培训的效果受作业特征影响，高工作负荷的岗位，通过交叉培训能够取得较好的效果。交叉培训的成本低，但是对团队成员的要求较高。

3. 基于仿真系统的培训

基于仿真系统的培训是比较普遍的团队培训方式，团队成员在仿真设施模拟情境下完成团队任务。该方法源自医疗和军队，目前主要用于医疗、航空等领域团队培训中。临床跨学科团队基于仿真系统的培训将焦点放在团队目标上，通过模拟演练，形成一个相互配合，高效的工作范式。该培训在虚拟环境中不断提高团队合作能力与技术技能，这种基于实践的培训方法符合团队合作试错与实践原则，对可能出现的患者安全事件以及治理方法进行讨论，接受实时修正与反馈，优化患者安全工作流程。该方法的实施需要模拟情景，建立大量资源开发平台，成本较高，但是该方法集成度高，培训的技能内容全面，培训效果好，因此非常适用于患者安全团队培训中，用来预防和减少不良事件的发生。

4. 元认知培训

元认知是对认知的认知，该培训是提高被培训者认知的认知调节活动，对团队成员的行为方式与认知策略进行引导，能从整体上提高团队与个体元认知能力。团队自我纠错培训是在团队元认知的基础上，指导团队成员诊断问题，并提出解决方案，一般由团队指导者与领导者调查整个过程，促使团队成员发现问题，最后进行作业改进。该培训应用广泛，成本低，但是对指导人员的要求较高。

第五章　患者安全文化

　　美国医学研究所的《跨越质量的鸿沟：21世纪全新的卫生保健系统》指出，发展成一个更安全的卫生保健系统的最大挑战是建立一种患者安全文化，这种文化将改变之前的做法。当个人犯错误之后，不是首先进行责备惩罚，而是要利用错误本身进行改进，以减少伤害①。患者安全文化是组织文化的重要组成部分，它包含员工共同的信念、价值观、规范，影响着组织中员工对待患者安全的态度和行为方式，因此，在医院创建一种患者安全文化对于改善患者安全，提高卫生服务质量具有重要作用。本章主要讨论患者安全文化概述、患者安全文化内容、患者安全文化测量及患者安全文化改进策略等。

第一节　患者安全文化概述

一、患者安全文化概念

　　安全文化的概念是在切尔诺贝利核事故调查中提出来的，随后在其他行业得到广泛应用，由于其概念抽象且内涵复杂，目前学术界并没有达成统一认识②。目前国外较有影响力的关于安全文化的定义有两个：一是1991年国际原子能机构（International Atomic Energy Agency，IAEA）在INSAG-4报告中首次指出，安全文化是组织与个人共同建立起来的安全优先于一切的属性与态度，确保安全议题在组织各项工作中获得足够重视③。二是英国健康与安全委员会（Health and Safe Commission，HSC）的定义：个体与群体的价值观、感知、态度、能力与行为方

---

　　① Bonner A F, Castle N G, Perera S, et al. Patient safety culture: a review of the nursing home literature and recommendations for practice. The Annals of Long-term Care, 2008, 16（3）: 18-22.

　　② 姜贺，许乐. 患者安全文化测评工具的研究进展. 解放军护理杂志，2011, 28（4A）: 34-41.

　　③ International Nuclear Safety Advisory Group. Safety Culture. Vienna: IAEA, 1991.

式的综合产物，它决定了机构的健康安全管理承诺、管理能力和组织风格[1]。尽管对于安全文化没有统一的定义，但文献中关于有效的安全文化都强调一个主题：安全第一，并将此观点渗透到整个组织中。

患者安全文化是指将医院文化的所有内涵向以患者安全为目的推进的一种组织行为[2]，是将"无损于患者为先"的理念融入医院的每一个科室及每一个操作规范之中，就是将促进患者安全作为医院最优先地位的一种行为。患者安全文化不同于医院安全文化，医院安全文化涉及的是医疗机构的"大安全"，包括患者安全、消防安全、治安安全等，患者安全文化隶属于医院安全文化的范畴。

安全氛围也称为安全气氛，在国外文献中经常将其与安全文化交替使用。1980年以色列学者Zohar在其研究中首次使用了安全氛围，并将其定义为组织员工关注安全的整体知觉[3]。之后其他学者提出的定义也大多与此相似。与安全文化的概念相比，安全氛围侧重于描述员工对组织具体安全状态的认知，具有不稳定性，可随着时间和组织环境的变化而变化。安全氛围反映了安全文化当前的表面特征，因此被称为安全文化的"影子"。虽然学术界对安全文化与安全氛围的理论进行了深入的对比分析，但在实际研究中两者却经常交替使用。患者安全氛围是指医务人员在医学实践及诊疗流程中形成的、共同的看法、态度、信念，通过这些流程对工作环境进行管理，最终目标是实现患者的安全。医疗机构组织文化、患者安全文化、患者安全氛围及患者安全的关系见图5-1。

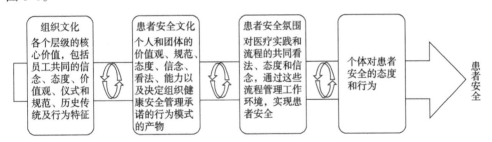

图5-1　患者安全文化模型

资料来源：Morello R T, Lowthian J A, Barker A L, et al. Strategies for improving patient safety culture in hospitals: a systematic review. Quality and Safety in Health Care, 2013, 22 (1): 11-18

① Cooper M D. Towards a model of safety culture. Safety Science, 2000, 36 (2): 111-136.

② Singer S J, Gaba D M, Geppert J J, et al. The culture of safety: results of an organization-wide survey in 15 Caledonia hospitals. Quality in Health Care, 2003, 12: 112-118.

③ Zohar D. Safety climate in industrial organizations: theoretical and applied implications. Journal of Applied Psychology, 1980, 65 (1): 96-102.

二、患者安全文化特点与要素

安全文化的概念是在切尔诺贝利核事故调查中提出来的，随后在全世界各个行业得到广泛应用。核能机构定义的安全文化具有如下特点①：①领导的安全承诺；②信任和尊重的组织氛围；③为确保安全而学习；④及时发现并解决潜在的问题；⑤员工平等和开放交流；⑥有维持安全的可行计划和控制流程。

在卫生管理领域，患者安全文化是医院安全文化的重要组成部分，是患者治疗安全的重要保障。在合理的患者安全文化中，医院重视员工之间的沟通交流，积极讨论不良事件，不用担心因为不良事件而受到惩罚和责备，并且努力寻求解决的办法。这种文化注重灵活性，不断学习以改善患者安全和减少错误。所以这种文化应具有如下特点②：①强调团队协作，所有成员之间相互信任，公开并坦诚交流，都发挥各自的作用，并且相互帮助；②有跨学科的标准和操作流程；③环境具有弹性，鼓励创新并且是以患者结果为导向的；④关注患者安全工作流和过程；⑤支持从错误中学习；⑥领导重视并积极促进患者安全建设。

目前，关于患者安全文化的构成要素仍存在争议，但有些要素被认为是必不可少的③：①领导的重视与积极行动。文化的形成离不开领导层的引导，建立安全文化的首要条件是领导认识到患者安全的重要性，并将其提升为组织的优先事项。②及时上报错误，对错误进行分析、学习、反馈，并做出系统改变，而不是惩罚个人。构建更安全的医疗保健体系最大的挑战就在于改变惩罚性文化，把错误作为学习改进的机会。③建立学习型组织，注重教育和培训。向医院管理者、医务人员及其他员工提供安全科学的教育和培训。④团队合作与有效沟通。促进患者安全需要有效的团队合作以及团队成员之间、医务人员与患者及家属之间的有效沟通，鼓励患者及其家属参与到疾病的治疗和护理当中。

三、患者安全文化功能

患者安全文化为医疗安全与质量的保障和基础，构建积极正向的患者安全文化氛围日益受到医疗卫生行业管理和实践的重视④。安全文化具有极为重要的功

---

① Institute of Nuclear Power Operators. Traits of a healthy nuclear safety culture. https://www.nrc.gov/docs/ML1303/ML13031A707.pdf, 2012-12.

② Association of PeriOperative Registered Nurses. AORN guidance statement：creating a patient safety culture. AORN Journal, 2006, 83（4）：936, 941, 942.

③ 陈参参, 胡艳丽, 刘真亚, 等. 患者安全文化研究现状与进展. 卫生职业教育, 2015, 33（23）：145-147.

④ 舒琴, 陈东风, 班博, 等. 国内外患者安全文化测评及安全文化构建策略分析. 中国医院, 2015, 19（4）：43-45.

能，它能规范人的安全行为，协调促进组织的安全管理。一个机构有必要的体制和管理方法，有良好的设施和安全设备，有完整的法律制度和规章标准，仍然是不够的，还需要领导和职工对安全问题有正确的态度及其指导下的正确行为，即安全文化。再好的防范错误的措施，如果没有文化及流程的变革，其价值是不可能实现的[①]。一项对美国医院执行总裁的调查结果表明，执行总裁都认为在实施任何促进患者安全的新技术之前，应变革机构的安全文化[②]。安全文化是患者安全管理的宏观层次，是安全管理的灵魂，也是安全管理成功与否的一个决定性因素[③]。开展患者安全文化建设是医疗机构改善其患者安全状况的重要措施，只有在安全的环境中，通过安全的人员执行安全的医疗，才能创造出高品质的医疗服务。医疗机构全体员工应该致力于形成一种具有以下功能的安全文化[④]：

（1）使员工和领导具有公开透明、有责任心和相互尊重的价值观。

（2）使患者安全意识深入人心，安全是每个人的首要任务。

（3）促进员工积极上报。为了降低风险，员工、患者和家属应该将破坏安全的行为上报给组织的领导。

（4）建立员工集体意识。当员工意识到系统有潜在的风险时，在患者受到伤害之前，员工就会主动寻找危险因素，员工并不认为侥幸逃脱是系统防止了错误的证据，而认为是系统需要进一步改进以防止任何缺陷的证据。

（5）促进反馈和系统调整。员工不是否认或掩盖错误，而是希望报告错误，从错误中学习，来改善导致患者安全事件的系统缺陷。员工知道，他们的领导不会把重点放在指责犯错的员工上，而会放在导致了患者安全事件的系统问题上。

（6）通过报告和学习患者安全事件，创造一种学习型组织。

四、患者安全文化影响因素

1. 员工特征

医务人员的职称、工作年限、学历和所在科室的员工特性对患者安全文化产

---

① Nieva V F, Sorra J S. Safety culture assessment：a tool for improving patient safety in healthcare organizations. Quality and Safety in Health Care，2004，12（2）：17-23.

② Anonymous. Patient safety：study shows women hospital CEOs say culture shift, IT enhance patient safety. Managed Care Weekly Digest，2004，20：148.

③ 刘义兰，张亮，王桂兰，等. 病人安全管理中加强安全文化建设的思考. 医学与社会，2007，20（7）：1-4.

④ The Joint Commission. Comprehensive accreditation manual for hospitals：the patient safety systems chapter. https://www.jointcommission.org/standards/patient-safety-systems-ps-chapter/，2019-07-01.

生重要的影响。一个医院是由许多不同的科室和性格各异的员工组成的综合体，而在每个科室以及员工内部形成的小团体都有自己的亚文化。受自己的工作经历以及专业知识技能等的影响，不同职称和学历的医务人员在团队精神、安全措施、医院管理认知度及交接班程序和压力承受能力等方面的认知度不同，就会造成在小团体中对于患者安全的态度、认识以及感知和能力方面不同的亚文化，在相互吸收和碰撞中形成主流的医院患者安全文化。

2. 领导力

组织文化往往同领导者有着密切的联系。组织行为学大师罗宾斯在论述"组织文化如何开始"时说："组织现行的惯例、传统、做事情的一般方式，在很大程度都是由于它以前的努力，还有这些努力所带来的成功。这就促使我们来追寻组织文化的最初源头：组织的创始人。"沙因认为企业文化是由领导者创造的，领导者所要做的重要事情就是创造和改变文化。许多组织行为学学者都强调在组织文化中领导力的重要性，领导者的意志、胆量、魄力和品格关系着领导风格、管理思想、工作作风和对患者安全的重视程度[①]。医院的安全文化包括领导和员工的安全责任意识、安全行为方式、安全管理的规章制度和组织体系、安全工作的技术设施设备等诸多方面，是一个有机整体，其中最重要的是领导的安全责任意识，这决定着其他环节能否有效发挥作用[②]。

3. 沟通和团结合作

沟通和团队合作是影响患者安全文化的两大重要因素，而沟通往往通过团队合作来影响患者安全文化[③]。医生和护士在患者安全中扮演着不同的角色，因此他们对于患者安全的感知与态度是有差异的。尤其是在手术过程中、医务人员交接时和处理紧急事件时，作为一个团队，实现患者安全治疗需要团队操作上的密切配合，信息方面的相互沟通。如果科室内医生和护士不能有效沟通和协作，会造成信息传递不畅，对患者安全认同一致性低，可能会严重威胁患者的安全。

4. 人力资源配置

护理人力资源配置是实现患者安全文化的保障，主要包括科室护士的数量和

① The Joint Commission. Sentinel event alert 57: the essential role of leadership in developing a safety culture. https://www.jointcommission.org/-/media/tjc/documents/resources/patient-safety-topics/sentinel-event/sea_57_safety_culture_leadership_0317pdf.pdf, 2017-03-01.
② 韩军. 浅谈医院安全文化建设. 医院院长论坛, 2008, (6): 48-50.
③ Brock D, Abu-Rish E, Chiu C R, et al. Interprofessional education in team communication: working together to improve patient safety. BMJ Quality Safety, 2013, 22 (5): 414-423.

学历构成比。王秀菊和孙路路通过对 389 名护士进行横断面问卷调查指出，护士人力资源配备情况与医院的患者安全文化呈正相关关系[1]。这可能与护士数量的不足会增加护士的工作量、夜班的频率，还会影响团队合作有一定关系[2]。因此，科室配备足够数量的护士是必需的。此外，医院护理人员学历结构比与患者安全文化也有一定的关系，美国医学研究所建议到 2020 年科室里学位护士占比为 80%[3]。目前学者们对科室里学位护士占比多少能起到最佳安全文化效果仍未达成一致。

5. 不良事件上报率

不良事件上报率间接反映了一个医院的患者安全文化水平。Nakajima 等认为患者安全文化与不良事件上报率互为因果关系，可形成一种良性循环。不良事件上报有利于管理人员发现系统自身存在的问题，防止事情再次发生，从而形成良好的患者安全文化氛围。患者安全文化反过来能促进医疗不良事件上报率[4]。Kim 等对韩国 8 家教学医院、886 名护理人员调查后发现，医疗不良事件上报率很低，其中，警讯事件上报率仅为 17%，因而造成患者安全文化氛围不佳[5]。

6. 医院制度

组织制度是组织文化的重要体现，组织的宗旨、章程、纲领、制度等都表现出组织对患者安全的重视，是患者安全文化的一种表现。同时，医院制度也规范了员工工作行为，让员工形成对医院共同的意识，知道哪些是重要的，应该放在优先地位，哪些是可以放在其次的，而在医院中，患者安全应该是放在首位的。

第二节　患者安全文化内容

强大的安全文化是患者安全系统的重要组成部分，是医院努力成为学习型组

---

① 王秀菊，孙路路. 护士工作压力与对患者安全文化认知的相关性分析. 中华现代护理杂志，2015，（20）：2431-2433.

② Kalisch B J，Lee K H. Nurse staffing levels and teamwork：a cross-sectional study of patient care units in acute care hospitals. Journal of Nursing Scholarship，2011，43（1）：82-88.

③ Kirwan M，Matthews A，Scott P A. The impact of the work environment of nurses on patient safety outcomes：a multi-level modelling approach. International Journal of Nursing Studies，2013，50（2）：253-263.

④ Nakajima K，Kurata Y，Takeda H. A web-based incident reporting system and multidisciplinary collaborative projects for patient safety in a Japanese hospital. Quality and Safety in Health Care，2005，14（2）：123-129.

⑤ Kim J，An K，Kim M K，et al. Nurses' perception of error reporting and patient safety culture in Korea. Western Journal of Nursing Research，2007，29（7）：827-844.

织的起点。在安全文化环境中，医院对患者安全承诺是坚定不移的。医院领导人重要的职责之一是在医院建立并维护一个强有力的安全文化。医院的安全文化是个人和团体的信仰、价值观、态度、观念、能力和行为模式的产物，这些行为决定了组织对质量和患者安全的承诺。拥有强大安全文化的医院的特点是建立在相互信任基础上的沟通，共享对安全重要性的认识，以及对预防措施有效性的信心，形成不同水平的安全文化[①]。

Halligan 和 Zecevic 查阅了 113 篇文献，总结出关于患者安全文化的内容，主要包括：①领导对于安全的承诺；②基于信任的开放沟通；③组织学习；④不良事件非惩罚性的报告和分析；⑤团队合作；⑥患者安全重要性优先度[②]。

Reason 指出，安全文化包含 4 个亚文化[③]：①报告文化（reporting culture）。组织内形成一种氛围，人们都愿意报告异常事件及近似错误。②公平文化（just culture）。公平文化的特征是在一种相互信任的氛围中，人们被鼓励甚至被奖励提供必要的安全相关信息，但也必须清楚划清界限说明哪些行为是可以被接受的，哪些行为是不能被接受的。③弹性文化（flexible culture）。弹性文化主要是指组织能够按照变化的情形来调整管理策略。④学习文化（learning culture）。从安全信息系统得出正确结论的意愿和能力，以及在必要的时候进行重大改革的意志。

患者安全文化强调医院所有成员对患者安全的共同意识和承诺，在日常工作中以患者为中心，将患者安全放在首位。医院不良事件发生在大多数情况下是因为系统设计的原因，所以当发生不良事件之后，不应把注意力集中在责备上，而是应该积极地将事件进行汇报，然后集体讨论学习并进行改进。因此我们认为，患者安全文化主要包括非惩罚性的报告文化、公平公正文化、学习文化、领导文化及团队文化。

一、报告文化

1. 信任—报告—改善循环

患者安全文化能够让医疗服务提供者之间培育信任—报告—改善的良性循环（图 5-2）。在强大的安全文化氛围中，医务人员发现并报告患者安全事件会得到领导及同事的信任、支持与理解。当信任建立后，医务人员更有可能报告患者

① The Joint Commission. Comprehensive accreditation manual for hospitals: the patient safety systems chapter. https://www.jointcommission.org/standards/patient-safety-systems-ps-chapter/，2019-07-01.

② Halligan M，Zecevic A. Safety culture in healthcare: a review of concepts，dimensions，measures and progress. BMJ Quality & Safety，2011，20（4）：338-343.

③ Reason J. Human error: models and management. British Medical Journal，2000，320（7237）：768-770.

安全事件，从而有利于促进医疗机构的安全改善工作。在信任—报告—改善的循环中，领导者培养信任，让员工能报告，从而使医院的患者安全得到改善。反过来，患者安全事件报告后的及时反馈，能够促进医疗质量和患者安全的改善，这也增加了他们之间的信任。因此，信任—报告—改善这一循环又强化了自身。在信任—报告—改善的循环中，信任促进报告，报告又会导致改善，通过改善增进信任①。

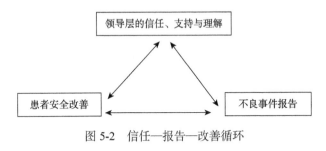

图 5-2　信任—报告—改善循环

2. 不良事件上报制度

切尔诺贝利核事故发生后，安全文化及不良事件报告制度逐渐被人们重视，紧接着日本、美国等国家连续发生了多起医疗事件，使人们感到医院的安全文化是不可缺少的。大多数医疗安全缺陷是系统问题，而不是个人的疏失或处置错误，所以减少医疗差错，焦点在于提升系统功能上，而不是指责个人，由此逐渐形成了非惩罚性医疗不良事件上报制度，而不良事件上报制度进一步营造了医疗安全文化氛围。许多国家正逐步建立和完善医疗不良事件上报系统，我国也在不断完善不良事件上报相关制度。

不良事件上报制度能够营造患者安全文化氛围，让医务人员从观念上进行转变，纠正以前认为医疗安全问题都是由个人所导致的观点。通过制度保障，改变发生错误后害怕被领导惩罚而采取隐瞒的做法，树立"患者安全为最优先考虑"的思想观念，避免因工作过于紧张和敏感而引起不良事件的连锁反应②。相反，不按规定报告，故意隐瞒，事后发现，将按情节轻重给予加倍处罚，从而有效地构建了患者安全文化氛围，提高了医疗服务质量。

二、公平公正文化

患者安全问题是当今世界各国医疗卫生体系共同面临的重大议题，1999 年，

---

① The Joint Commission. Comprehensive accreditation manual for hospitals：the patient safety systems chapter. https://www.jointcommission.org/standards/patient-safety-systems-ps-chapter/，2019-07-01.

② 袁玉萍，尹罗庚. 无惩罚护理不良事件上报制度实施的探讨. 中国护理管理，2009，（12）：54-56.

美国医学研究所发表的《孰能无错：建立一个更安全的医疗卫生体系》的报告，让患者安全问题在世界各国引发了广泛的关注。在传统观念中，犯错是可耻的，犯错误的人应该受到责备或批评，甚至面临更严重的处罚。然而，根据瑞典学者John Ovretveit 的研究，在所有的医疗事故中，个人失误导致的事故仅占 15%，系统失误（如制度或工作流程等的不合理）导致的事故占 85%。在处理这些医疗事故时，却将 98%的责任归咎于个人，仅将 2%的责任归咎于系统①。因此，在开展患者安全干预研究时应承认"人都会犯错"，鼓励一线医务人员主动报告医疗不良事件。

公平公正的患者安全文化接受差错出现的必然性，主动寻找系统内潜在的危机，让员工深信他们不会因为报告患者的安全事故而受到惩罚②。为了实现这一目标，医院应提供并鼓励使用标准化的报告程序来报告患者的安全事件。要求领导提供和鼓励使用上报免责系统，采取积极的降低风险的措施，来防止患者伤害事故的再次发生。公平和公正的文化以人为中心，是"人本原则"在医疗管理领域的体现。公平公正的文化让个人对自己的行为负责，但不会因为有缺陷的系统或过程而惩罚个人。

值得注意的是，对于某些行为来说，个人是有责任的，有必要给予一些纪律处分。然而，员工不应该因为报告不良事件或危险状态而担心受到惩罚或被排斥。

领导需要确保解决医院内的恐吓或不专业做法，减少员工汇报患者安全问题的障碍。领导者既要教育员工，又要让他们对执业行为负责。恐吓和无礼的行为破坏了安全文化，阻碍了团队合作与交流，而安全文化和团队合作与交流是安全可靠的医疗服务所必需的。不尊重不仅限于对医疗保健团队成员的人格侮辱，它可以以多种形式表现出来，包括②：

（1）不恰当的词语（亵渎、侮辱、恐吓、贬低、羞辱或侮辱性语言）；

（2）因为不好的结果而责骂他人；

（3）对另一个医疗服务提供者的不合理的负面评价或抱怨；

（4）拒绝遵守已知的、普遍接受的实践标准，这可能会妨碍其他医疗服务提供者提供高质量的医疗服务；

（5）不与跨学科团队的其他成员合作；

（6）对援助或合作的请求设置僵化或不灵活的障碍。

---

① Ovretveit J. Evaluating Health Interventions. New York：Open University Press，1998.

② The Joint Commission. Comprehensive accreditation manual for hospitals：the patient safety systems chapter. https://www.jointcommission.org/standards/patient-safety-systems-ps-chapter/，2019-07-01.

三、学习文化

医疗机构实现和维持患者安全的基本过程之一是成为一个学习型组织[1]，学习型组织提高了团队的创造和创新的能力。学习型组织应坚持五个原则：团队学习、共同的愿景和目标、共同的心智模式（也就是类似的思维方式）、对终身学习的个人承诺以及系统思维。在学习型组织中，患者安全事件被视为学习和改进的机会。因此，学习型组织的领导者需要增加组织信息的透明度，及时反馈上报问题，并能从患者安全事件中学习经验。成为一个学习型组织，医院必须有一个公平公正的安全文化，一个强有力的报告系统，并承诺将数据信息改善后使用到工作中去。

在学习型组织中，领导及员工都必须认识到，每个患者安全事件（从侥幸脱险到对患者造成重大伤害的事件）都必须汇报。当患者安全事件不断被上报时，医务人员才可以认清问题，从而确定解决方案并得到持续的结果改善，并将这些变故或经验教训传播给医院的其他部门。在一个学习型组织中，医院根据报告的情况为员工提供改进的信息，从而能够培养员工之间的信任。

四、领导文化

有能力和思想的领导者会致力于改善组织安全文化[2]。领导者必须承认系统缺陷是存在的，任何医疗流程都有潜在的风险，因为人总是会犯错误的[3]。根据瑞士奶酪理论，医疗系统中潜藏着患者安全风险，有些是可以通过人为干预进行避免的，如监管缺乏、制造缺陷等。领导在这些患者安全风险的应对中发挥着不可替代的作用。

从错误手术到治疗的延误，领导在创造患者安全文化中的失误是导致许多不良事件的因素。从安全结果来看，领导力在患者安全文化上的不足会在许多方面导致不良事件，包括[4]：

（1）对上报患者安全事件的支持不足；

---

① The Joint Commission. Comprehensive accreditation manual for hospitals: the patient safety systems chapter. https://www.jointcommission.org/standards/patient-safety-systems-ps-chapter/, 2019-07-01.

② Institute of Medicine (U.S.) Committee on the Work Environment for Nurses and Patient Safety. Keeping Patients Safe: Transforming the Work Environment of Nurses. Washington, DC: National Academies Press, 2004.

③ Clarke J R, Lerner J C, Marella W. The role for leaders of health care organizations in patient safety. American Journal of Medical Quality, 2007, 22 (5): 311-318.

④ The Joint Commission. Sentinel event alert 57: the essential role of leadership in developing a safety culture. https://www.jointcommission.org/-/media/tjc/documents/resources/patient-safety-topics/sentinel-event/sea_57_safety_culture_leadership_0317pdf.pdf, 2017-03-01.

（2）对上报安全问题的员工缺乏反馈或回应；

（3）允许恐吓上报不良事件的员工；

（4）拒绝始终优先考虑并实施安全建议；

（5）没有解决员工怠倦问题[①]。

实际上，领导者在日常行为上注重患者安全，是构建患者安全文化的关键部分[②]。领导者在组织中必须创建并维持安全文化，这和保持财政稳定、系统完整以及高生产力一样关键，需要领导者持续的大力支持，医疗团队成员通过领导者的行为来衡量组织的文化承诺。

领导者可以通过积极参与医疗团队的设计构建安全文化，可以通过参与政策和战略的制定来加强安全文化，将安全问题视为组织的系统性问题而不是员工的错误，将不良事件视为学习和系统改进的信息库[③]。为发挥领导力在患者安全文化中的作用，建议改善组织的五个方面：信任、责任、风险识别、系统的优化、患者安全评估。同时，也可以采取安全培训、目标设置、员工支持、数据报告等策略加强患者安全文化[②]。

为发挥领导力在患者安全文化建设中的作用，美国医疗机构评审联合委员会提出以下建议[④]：

（1）要以透明、非惩罚性的方式上报不良事件，并从中学习；

（2）建立清晰、公正和透明的基于风险的流程，以识别和区分人为差错、由设计不良的系统引起的差错以及应受谴责的鲁莽行为；

（3）为了增强组织内的信任，所有的领导都必须以身作则，行为得体，消除组织内的威胁恐吓行为；

（4）制定、实施促进安全文化和不良事件上报的制度，并与所有员工进行沟通；

（5）对上报不良事件或提出安全改进建议的员工进行表彰；

（6）采用相关测量工具对组织的安全文化进行测量；

---

① Stewart K，Wyatt R，Conway J. Unprofessional behavior and patient safety. The International Journal of Clinical Leadership，2011，17（2）：93-101.

② National Patient Safety Foundation. Free from harm：accelerating patient safety improvement 15 years after to err is human. http://www.ihi.org/resources/Pages/Publications/Free-from-Harm-Accelerating-Patient-Safety-Improvement.aspx，2015.

③ Clarke J R，Lerner J C，Marella W. The role for leaders of health care organizations in patient safety. American Journal of Medical Quality，2007，22（5）：311-318.

④ The Joint Commission. Sentinel event alert 57：the essential role of leadership in developing a safety culture. https://www.jointcommission.org/-/media/tjc/documents/resources/patient-safety-topics/sentinel-event/sea_57_safety_culture_leadership_0317pdf.pdf，2017-03-01.

（7）分析测量结果，寻找安全和质量改进机会；

（8）基于测量结果，设计并实施基于科室的质量和安全改进方案以促进安全文化；

（9）将安全文化团队培训纳入质量改进项目和组织流程中以强化患者安全系统；

（10）主动评估用药管理、电子健康档案等系统的优势和弱点并进行改进的优先级排序；

（11）每18~24个月对组织安全文化进行一次评估，以回顾进展并持续改进。

五、团队文化

知识经济时代，随着医学科技的迅猛发展，单靠个人的力量实现医学知识的开发利用和技术进步是很困难的，必须通过强有力的团队协作，增强技术攻关和创新能力。另外，重点学科的发展要求整体提升学科发展水平，现代医院业务科室的发展正越来越呈现出团队化的趋势。医院文化管理就是要塑造员工共同的思想和行为，形成具有共同价值观的科室团队。

患者安全文化的重要构成因素之一是有效的团队，包括团队合作训练以及改善沟通与交流等。患者安全文化中的团队精神能够凝聚团队力量，加强科室团队内部和科室之间的交流合作，提升安全管理水平，从而减少患者安全不良事件。另外，协作和交流的范围还可以延伸至患者及其家属，鼓励他们参与到疾病的治疗和护理当中。团队合作的影响因素及构成见表5-1。

表 5-1　团队合作的影响因素及构成

影响因素	构成	解释
团队结构	数量	因患者需求而定
	层级	团队中个人所拥有的相对等级或位置，主要因资历和专业背景而异，它能够对个人行为产生影响，如敢于表达自己的意见
	角色	有效的团队合作要求清晰的成员角色定位，而且具有不同的角色倾向和特征，接受自己的角色并尊重其他角色
团队动力	目标理解	所有成员共同理解所承诺的目标及其重要性
	沟通	首选哪种沟通渠道以及如何融入团队
	冲突管理	冲突和争议如何解决，鼓励或劝阻冲突
	决策	决策由谁制定以及如何制定
	成绩评估	如何对成员进行评价，正式或非正式
	员工配置	如何分配任务
	领导	如何选拔领导，应该发挥哪些作用
	过程管理	如何处理和监督任务完成

续表

影响因素	构成	解释
团队动力	反馈	如何提供反馈
团队管理	领导者作用	团队管理者如何有效履行安全管理职责
	合作模式	运用成员专长，鼓励成员间协同解决问题

资料来源：崔颖，席修明，张进生，等. 医院安全文化及其改进策略的国外研究进展. 中国医院，2015，19（7）：39-42

加强医院患者安全文化，积极营造团队合作氛围，需要领导者和员工的共同参与。根据团队文化建设的影响因素，科学合理设置团队的横向和纵向结构，统一领导，同时，明确团队的患者安全目标，及时对目标进度进行评估，增强团队动力。构建患者安全团队文化的建议如下：

第一，每个成员作为医疗团队的一员，必须要清楚与他人相比自己的优势和劣势，为患者安全文化的改进提供自己独特的见解，对团队中其他成员的想法能够持有尊重态度。然后与团队其他成员相互交流，根据整体的需要调整自己的观点。

第二，在科室内和科室之间经常组织丰富多彩的团队文化建设活动，避免呆板流于形式的作风。例如，组织团队志愿下乡活动，组织科室内或者科室之间的趣味知识比赛，等等。促进员工之间的沟通和信任，建立纯正的友谊，培养团队默契，营造温馨氛围，提高医院凝聚力，从而建立起共同的患者安全价值观念，促进患者安全，减少不良事件的发生。

第三，在制度层面，建立顺畅的沟通渠道，区别正式沟通与非正式沟通。鼓励员工积极向上汇报，惩奖分明；规定管理者定期走访，经常与员工就患者安全方面问题进行沟通，发挥领导者个人影响力，重视员工的需要，了解患者的诉求，使全体员工具有归属感，使患者具有安全感。

第四，通过集体学习来构建团队文化，促进患者安全。科室定期举行常务会议，集体学习最新科学技术，做到与时俱进。全体成员还要汇报患者安全相关情况，对于好的行为进行学习，而对于不良的行为进行反思，相互讨论交流看法，从中汲取教训，避免再次发生。此外，科室之间也应该定期进行交流，有的疑难杂症通常需要各科室联合协作，所以各科室相互学习，各科室定期派学习专员到其他科室进行指导学习，并回到自己所在科室进行汇报，使整个医院形成一个有机整体。

团队文化是患者安全文化的重要组成部分，团队成员的沟通与协作需要领导力的作用充当润滑剂，增强团队的默契，减少成员之间的摩擦。

第三节　患者安全文化测量

实施安全文化测量有助于评估医疗机构的安全现状以及安全干预措施的实施效果，从而为其提供有针对性的改进意见。因此，安全文化测量被认为是营造安全文化氛围的重要步骤①。

目前，患者安全文化测量已经在国外医疗机构中广泛开展，患者安全文化测量工具（patient safety culture instrument，PSCI）种类繁多。目前，具有代表性的患者安全文化测量工具主要如下：医院患者安全文化调查问卷（hospital survey on patient safety culture，HSOPS）、安全态度问卷（safety attitudes questionnaire，SAQ）、医疗机构患者安全氛围调查问卷（patient safety climate in healthcare organization survey，PSCHO）、曼彻斯特患者安全评估框架（Manchester patient safety assessment framework，MaPSAF）。

一、医院患者安全文化调查问卷

美国卫生保健研究和质量机构在医院安全领域有丰富的研究与实践经验，其研发的医院患者安全文化调查问卷于 2019 年更新形成第二版，第二版问卷包含 10 个维度，即患者安全事件报告、管理者对患者安全的支持、组织的持续学习改进、团队合作、沟通的开放性、对差错的反馈与交流、对差错的无惩罚性应答、人员配置与工作节奏、对患者安全的医院管理支持、交接与信息交换，合计 40 个条目。问卷采用 Likert 5 级评分法计算其同意率，即统计选取"同意或非常同意"及"多数时候或总是"的频率，同意率大于 75%为管理优势领域，同意率小于50%为待改进领域，有 2 个条目是用来测评过去 12 个月内患者安全事件报告数量及科室患者安全的总体水平②。医院患者安全文化调查问卷的测评结构相对较细致，且结果分析有统一量化标准，目前已在多个国家得到了应用，存在除原版外的其他不同版本多达 23 个③。

美国卫生保健研究和质量机构在其官方网站上提供医院患者安全文化调查问

① Nieva V F，Sorra J. Safty culture assessment：a tool for improving patient safety in healthcare organizations. Quality and Safety in Health Care，2003，12（12）：17-23.

② 江贺，许乐. 患者安全文化测评工具的研究进展. 解放军护理杂志，2011，（28）：38-41.

③ 王媛媛，王燕，石慧峰，等. 国内外医疗机构患者安全文化测评工具的系统综述. 中国医院管理，2018，38（1）：61.

卷的测评问卷、指导手册以及定期更新的医院患者安全文化调查数据库①，便于不同医院测评结果的对比分析，医院也可以将此数据库作为测评基线进行对照，从而更为清晰地了解医院的安全文化情况。

二、SAQ

SAQ 由美国得克萨斯大学 Sexton 教授等开发，包括团队氛围、工作满意度、管理感知、安全氛围、工作条件、压力认知 6 个维度，40 个条目②，所有条目均采用 Likert 5 级评分法，统计时以 0 分、25 分、50 分、75 分、100 分计分，平均分高于 75 分表示积极的安全文化氛围。目前，SAQ 有手术室版、门诊版、急诊版、产房版、普通病房版等多个版本，不同版本间仅在文字表述上进行了简单变换，问卷内容并无太大差异。与其他患者安全文化测量工具相比，SAQ 仅评估医务人员的安全态度感知，而不是针对安全文化现状进行测评，这是其局限性③。

三、PSCHO

PSCHO 由美国斯坦福大学的 Singer 教授等编制，包括组织因素、科室因素、个人因素及附加因素 4 个方面，共 38 个条目④，所有条目均采用 Likert 5 级评分法，分析时统计对正向条目选择不同意和对反向条目选择同意的比例，通过问题应答率反映组织安全文化状况，应答率越低则表明安全文化越积极。相比于 SAQ 和医院患者安全文化调查问卷，PSCHO 测评结构变化比较多，而且以反向应答率呈现其测评结果，能够凸显机构安全文化存在的问题。

四、MaPSAF

MaPSAF 由英国曼彻斯特大学的 Parker 教授编制，最初仅用于英国初级医疗

① Agency for Healthcare Research and Quality. Surveys on patient safety culture（SOPS）hospital survey. https://www.ahrq.gov/sops/surveys/hospital/index.html，2019.

② Sexton J B，Helmreich R L，Neilands T B，et al. The safety attitudes questionnaire：psychometric properties，benchmarking data，and emerging research. BMC Health Services Research，2006，（6）：44.

③ Fleming M. Patient safety culture measurement and improvement：a "how to" guide. Health Care Quart，2005，（8）：14-19.

④ Singer S J，Meterko M. Workforce perceptions of hospital safety culture：development and validation of the patient safety climate in healthcare or ganizations survey. Health Services Research，2007，42（5）：1999-2021.

卫生机构的安全文化测量，随后在英国医疗卫生服务系统中得到推广应用[1]。MaPSAF 是一个定性研究的安全文化测量工具，其整体框架为一个二维矩阵结构：横向为安全文化的 5 个演进分期——病态期、反应期、行政期、预应期、创生期；纵向为 9 个测评维度——质量承诺、患者安全首要性、患者安全感知与报告、安全事件调查、从错误中学习、开放性沟通、人力资源管理、安全教育培训、交接和团队合作[2]。MaPSAF 提供了每个维度在各个分期的特征描述，通过集体访谈的形式进行测评，让临床医务人员根据科室情况，并结合框架各维度的分期描述，确定医院各维度所属分期，并请他们分析探讨医院患者安全管理的优势、弱点以及需要采取的改进措施。MaPSAF 能够使医务人员认识到安全文化的多面性和动态性，促进医务人员对患者安全的学习和反思，提出有价值的管理建议，弥补了问卷测评方式的不足。但是 MaPSAF 的测评便捷性和结果外推性不如其他定量工具，导致其推广受限。

安全文化是个人与群体的价值观、态度、感知、能力与行为方式的综合产物，而目前国际上常用的患者安全文化测量工具仅集中在以上所描述的前半部分，即对于价值观、态度和安全文化感知的测量，而对于后半部分员工的能力和行为模式却很少涉及[3]。

第四节　患者安全文化改进策略

随着现代医院的不断扩张，医院的体量持续增大，其硬件设备得到较大提升，信息化速度加快，高素质人才增多，成功的管理经验，如根因分析、PDCA、品管圈等广泛应用于科室及部门管理。然而，医院的文化建设，尤其是其核心——患者安全文化建设常常被忽视[4]。很多医院对患者安全文化建设的认识仍然不足，造成医院文化建设落伍，缺乏现代医院发展所必备的"精、气、神"，缺乏发展的后劲[5]。

[1] Parker D. Managing risk in healthcare：understanding your safety culture using the manchester patient safety framework（MaPSaF）. Journal of Nursing Management，2009，17（2）：218-222.

[2] Kirk S，Parker D，Claridge T，et al. Patient safety culture in primary care：developing a theoretical framework for practical use. Quality and Safety in Health Care，2007，16（4）：313-320.

[3] Trbovich P L，Griffin M. Measuring and improving patient safety culture：still a long way to go. BMJ Quality & Safety，2016，25（3）：209-211.

[4] 刘志坚，孙蓉蓉，韩光曙. 中国医院患者安全文化建设仍需加紧推进. 中国医院，2016，20（12）：1-3.

[5] 孙冬悦，孙纽云，Hughes C F，等. 多种形式促动医患协作营造自下而上的患者安全文化. 中国医院，2012，16（10）：19-21.

若想提高医院患者安全文化水平，需要一系列的改进措施。多项研究表明，多途径改进措施可以提高患者安全质量。有研究指出，提高患者安全文化，首先要通过调查评估安全文化现状[1]，其次要提供安全科学教育、识别安全问题、建立科室之间高层领导合作关系、理解安全缺陷问题并采取措施、安全文化再评估[2]。

安全文化改进活动以医院、科室、病区或医疗团队为单位开展，既可以采取单一的干预措施，也可以采取由多个干预措施整合而成的多层面的综合干预措施。一系列改进策略被用于提升患者安全文化水平，并通过安全文化测量工具证实了其有效性。

一、管理者巡视

管理者巡视（executive walk rounds，EWRs）由美国Frankel博士首先提出[3]，是指领导者深入临床与员工讨论威胁患者安全的已有或潜在的危险，对员工解决此类问题给予支持。管理者可以询问员工面临的一些具体问题，如你认为管理者需要怎么做才会使你的工作对患者来说更加安全？通过管理者深入科室和病区，与员工共同讨论安全问题，开展信息反馈等一系列活动，充分发挥一线医疗服务提供者的智慧，这样可以给管理者机会以找出安全隐患，与员工一起讨论发生的原因，寻找对策，对系统进行改进，实现医院和管理者对患者安全的承诺，进而加强医院患者安全文化[4]。管理者经常巡视，表现出对患者安全的重视，能增强员工对患者安全的意识，形成重视患者安全的共同价值观念和态度，从而促进患者安全文化的构建[5]。

管理者巡视的频次为每周1次或每4周3次，每次30~60分钟，地点在工作区域或会议室，由质量安全管理部门主持，科室所有员工以自愿为原则，尽可能参加。讨论前，管理者需要向员工明确患者安全的重要性、巡视的目的并保证谈

---

① Huang D T，Clermont G，Sexton J B，et al. Perceptions of safety culture vary across the intensive care units of a single institution. Critical Care Medicine，2007，35（1）：165-176.

② Pronovost P，Weast B，Rosenstein B，et al. Implementing and validating a comprehensive unit based safety program. Journal of Patient Safety，2005，1（1）：33-40.

③ Frankel A，Graydon-Baker E，Neppl C，et al. Patient safety leadership walk rounds. Joint Commission Journal on Quality & Safety，2003，29（1）：16-26.

④ Thomas E J，Sexton J B，Neilands T B，et al. The effect of executive walk rounds on nurse safety climate attitudes：a randomized trial of clinical units. BMC Health Services Research，2005，5（1）：28.

⑤ Frankel A，Grillo S P，Pittman M，et al. Revealing and resolving patient safety defects：the impact of leadership walk rounds on frontline caregiver assessments of patient safety. Health Services Research，2008，43（6）：2050-2066.

话内容的保密性及免责性。讨论后，要求参加员工将讨论内容告诉本科室或病区内其他两个未参加的员工，以此扩大项目的影响力①。

管理者巡视通常包括 7 个步骤③：

步骤 1：准备：确保管理者的承诺与定期参与、质量管理部门的资源保障；制定明确的工作流程、时间表和反馈机制。

步骤 2：进度：预先制定管理者巡视时间表，协调管理者及其执行团队、支持患者安全的员工及其他参与者的时间。

步骤 3：执行巡视：确定会议地点和内容以及其他特定问题。

步骤 4：追踪：构建强大的数据收集、跟踪和分析流程。

步骤 5：报告：与多学科委员会分享巡视的数据资料，将改进措施分配给相关管理部门。

步骤 6：反馈：将改进措施和结果通过表格形式反馈给参与安全巡视的管理者和一线医务人员。

步骤 7：测评：评价管理者巡视对于提高组织安全文化水平的有效性。

二、基于病区的综合性安全计划

基于病区的综合性安全计划（comprehensive unit-based safety program，CUSP）是一种以工作病区为目标单元，吸引并授权员工识别消除患者安全危险因素的多方面的文化改变策略②。通过教育、获得组织资源和一套干预措施，授权员工承担安全责任来影响安全氛围。计划的开展需要一个专业的团队，每个团队包括内科医生、护士和高级主管、药剂师、呼吸治疗师和其他工作人员，团队成员定期沟通、协商计划的开展。鼓励安全文化测量得分较低的病区执行 CUSP，在病区表示有意愿参与后，由患者安全项目的培训人员向病区管理者介绍 CUSP，构建团队并规划下一步工作。项目培训人员、医院高层管理者、项目团队与团队管理者需要在了解病区安全文化现状的基础上共同制订项目执行计划③。

CUSP 提供了一个框架来支持医疗质量改进，管理者在一线医护人员的协助下开展工作，及早发现系统缺陷，同时，管理者授权病区员工明确降低安全风险

① 崔颖，席修明，张进生，等. 医院安全文化及其改进策略的国外研究进展. 中国医院，2015，19（7）：39-42.

② Pronovost P，Weast B，Rosenstein B，et al. Implementing and validating a comprehensive unit-based safety program. Journal of Patient Safety，2005，1（1）：33-40.

③ Timmel J，Kent P S，Holzmueller C G，et al. Impact of the comprehensive unit-based safety program（CUSP）on safety culture in a surgical inpatient unit. Joint Commission Journal on Quality and Patient Safety，2010，36（6）：252-260.

的策略[①]。CUSP 的开展需要一个专业的团队。另外，一线员工与高层管理者建立一种伙伴关系，这种伙伴关系是互利共赢的：一线员工能够从高层管理者的决策中获得资源和渠道；高层管理者能从一线员工服务患者的宝贵经验中获得信息。

具体来看，CUSP 的实施包括两个阶段：第一阶段为干预前准备，为了保证 CUSP 的干预效果，在实施正式干预前需要进行一系列的准备工作（Pre-CUSP）；第二阶段为正式干预，即实施 CUSP 干预。

第一阶段：干预前准备。

（1）组建核心团队。核心团队应包括病区的护士、医生、安全或质量领导、感染预防人员以及与该病区相关的任何其他角色（如护理点药剂师、呼吸治疗师或物理治疗师），团队是多学科的，包括不同教育水平和经验的专业人士，允许成员在项目的任何阶段加入。

（2）选择执行管理者。CUSP 团队与医院领导合作，选择一名执行管理者。该执行管理者应是医院高层领导团队的一员，能够与 CUSP 团队成员每月在病区会面 1 小时，了解病区情况，并能自如地就敏感话题进行对话。

（3）评估安全文化。了解将要执行 CUSP 干预的病区情况对于开始这项干预至关重要，应采用有效的调查工具评估病区当前的患者安全文化，用安全文化问卷调查一线医生对与安全相关的各个领域的态度。

（4）收集病区数据。数据应包括最近的安全文化评估结果、床位规模、人员比率、不良事件报告情况、患者满意度分数、患者投诉、警讯事件、可用的预防伤害措施等。

第二阶段：正式干预[②]。

（1）对员工进行安全科学培训。因为所有的团队成员都必须以共同的安全态度工作，因此所有成员都要接受安全科学培训。培训目标如下：①理解安全是一个系统的属性；②了解安全设计的基本原则——标准化工作、采用核对清单建立独立审查、从错误中学习；③认识到安全设计的原则适用于技术工作和团队合作；④当面对多种独立意见时，必须清楚团队能做出明智的决定。

（2）授权员工寻找安全缺陷。对员工进行安全科学和安全设计原则的培训后，要求他们识别出那些将患者置于危险境地的缺陷。可以使用各种来源来识别缺陷，包括不良事件报告、责任索赔或投诉等；另一个重要的信息源是员工安全评估，它要求所有团队成员对以下两个问题做出回应：①你所在病区的下

---

① Holzmueller C G, Timmel J, Kent P S, et al. Implementing a team-based daily goals sheet in a non-ICU setting. Joint Commission Journal on Quality and Patient Safety, 2009, 35（7）：341, 384-388.

② Timmel J, Kent P S, Holzmueller C G, et al. Impact of the comprehensive unit-based safety program （CUSP）on safety culture in a surgical inpatient unit. Joint Commission Journal on Quality and Patient Safety, 2010, 36（6）：252-260.

一个患者将会受到怎样的伤害？②你认为可以采取哪些措施来预防或减少这种伤害？

（3）建立伙伴关系。高层管理者负责开放沟通渠道，致力于改善一线医护人员对领导的态度，教育他们认识临床问题和安全隐患，为员工提供资源以降低危害，并让员工负责降低患者安全的风险。当高层管理者与工作团队举行第一次正式会议时，就要分析员工安全文化评估的结果，明确医院患者安全工作的优先秩序和应对策略。

（4）从缺陷中学习。工作团队参与调查和处理病区缺陷是 CUSP 的一个重要组成部分，鼓励员工每月至少从一个缺陷中学习。有些缺陷可以很快解决，有些则更为复杂，需要先进的工具来解决。当调查发生在本病区的缺陷时，工作人员应该思考：①发生了什么？②为什么会发生？③采取了哪些措施来降低风险？④如何知道确实降低了风险？

（5）实施改进工具。为了满足工作团队的特定需求，可以使用各种工具来改进沟通和团队合作，明确团队成员的角色，发挥特定技能，提高跨专业团队的作用。

CUSP 能够促进安全文化的改善和患者伤害的减少，虽然它看起来像一个有起点和终点的线性过程，但它是循环的，每一步都对项目的成功至关重要，可以定期重复，以应对动态的、不断变化的医疗环境。医院的每个员工都可以从这项活动中有所收获：一线员工可以识别缺陷并从中学习；护士可以提高护理质量和患者安全技能，并在病区展示领导能力；管理人员对组织的运营有独特而有意义的见解；患者得到更好的治疗。

三、三位一体优化患者安全项目

三位一体优化患者安全项目（the triad for optimal patient safety，TOPS）是指通过对团队合作和交流进行干预来提升病区患者安全文化。通过开展跨学科团队培训、病区安全团队开展专注于患者安全的团队合作、患者参与团队工作等措施改进病区的安全文化。

TOPS 跨学科团队培训课程包括[①]：①由该领域公认的领导者介绍安全文化和组织存在的问题；②使用"无损于患者为先"的一个演示视频，并促进参与者讨论个人行为和系统可能导致医疗错误的方式；③由航空安全顾问提出的关于团队

---

① Blegen M A，Sehgal N L，Alldredge B K，et al. Improving safety culture on adult medical units through multidisciplinary teamwork and communication interventions：the TOPS project. Quality and Safety in Health Care，2010，（19）：346-350.

合作行为和沟通技巧的教学演示；④小组角色扮演临床情景，为参加者提供练习新技能和参与多学科对话的机会；⑤召开闭幕会议，讨论经验教训和后续步骤。培训课程的参与者包括医生、护士、药剂师、呼吸治疗师、病案管理者、护理助理和病区的文员等。

培训完成后，构建一支优秀的多学科病区安全团队，即三位一体病区安全团队（triad unit safety teams，TrUSTs），旨在加强、维持并扩展 TOPS 培训学习，围绕病区患者安全问题开发跨学科合作的新机制。TrUSTs 核心功能是通过员工网络、纸质或口头报告（不替代不良事件报告系统）识别和捕获单位的安全问题，直接采取行动或提出政策建议对这些问题做出回应，作为当地智库和质量安全改进活动的推动力量，作为团队合作的榜样。此外，TrUSTs 还组织和提供了许多教育活动，包括大型多学科患者安全会议和小组技能会议，以提高团队合作和沟通技巧。

患者参与团队工作，护理人员与病区患者及其家属共同讨论和确定他们的目标，并记录在病房空白板上，呈现给所有的医疗服务提供者①。

四、结构化跨学科圆桌会谈

结构化跨学科圆桌会谈（structured inter-disciplinary round，SIDR），是一个将结构化交流工具与学科间常规会议相结合的改进策略，用于加强病区医护团队在制订诊疗计划方面的合作与交流②。通常由病区医师、护士、药师、社会工作者以及病案管理者组成的工作组，共同确定实施 SIDR 的最佳时间、地点、频次以及结构化交流工具的内容，确保重要的患者诊疗计划得到讨论。结构化跨学科沟通工具主要包括患者整体医疗保健计划、出院计划和患者安全问题三个方面的内容。通过跨学科会谈共同讨论患者安全问题，如如何预防静脉血栓、坠床、压疮等，能促进员工对患者安全相关问题的理解和认知，有利于营造良好患者安全氛围①。

五、机组资源管理项目

机组资源管理（crew resource management，CRM）项目用于培训和提高医院

---

① 崔颖，席修明，张进生，等. 医院安全文化及其改进策略的国外研究进展. 中国医院，2015，19（7）：39-42.

② Bleakley A，Boyden J，Hobbsi A，et al. Improving teamwork：impact of structured interdisciplinary rounds on a medical teaching unit. Journal of Interprofessional Care，2006，20（5）：461-470.

员工的沟通、领导力、矛盾解决等团队交流与合作的行为技能①。通过培训，团队成员间可以互相检查任务的完成情况，以实现失误最小化。CRM培训适用于所有高风险临床科室，以手术为例，项目共分为3个阶段②。

第一阶段：通过场景模拟的方式开展培训，包括：①术前向团队成员介绍手术室内不熟悉情况的人员并找出有无替代；介绍患者病史，如决定手术的原因；描述流程计划，包括手术进行过程中特殊的检查计划或特殊设备需要，病例是否有难度等；进行授权，如果任何人有疑问或关注的问题，可以随时提出；确认所有准备工作已经完成。②使用编号标注已完成的任务。③使用个人姓名下达指令性要求，以抓住信息接收者的注意力，避免无人回应或指令重复多次。④复述以确认采取行动：信息接收者回应工作要求，降低因信息未听到而产生的焦虑，同时降低遗忘的可能。⑤如果感觉有不舒服要说出来，身体不适需要以行动表示来引起团队的注意，并寻求团队的反馈以便决定下一步的行动。⑥维持一个无杂音、无干扰的环境，最大限度地减少环境干扰。如果遇到干扰，团队沟通至关重要。⑦病例结束后汇报总结，应包括致谢、表现好的方面以及可以改进的方面。

第二阶段：反馈。在完成3例手术的项目模拟后，开展反馈活动，简要回顾CRM技术并讨论其在术中的实际应用情况，以强化和扩大CRM技能。

第三阶段：问卷调查。在应用CRM技能完成多例手术后，询问所有参加人员CRM技能是否有用，以及术中的细节信息以确认CRM技能得到了应用。

① Guerlain S，Turrentine F E，Bauer D T，et al. Crew resource management training for surgeons：feasibility and impact. Cognition，Technology & Work，2008，（10）：255-264.

② 崔颖，席修明，张进生，等. 医院安全文化及其改进策略的国外研究进展. 中国医院，2015，19（7）：39-42.

第六章 基层医疗卫生机构患者安全文化测量量表的开发

为客观评价目前我国基层医疗卫生机构的患者安全文化，本书在借鉴国内外有关测评工具的基础上，将定性研究与定量研究相结合，根据专家咨询和问卷调查结果，结合我国基层医疗卫生机构的实际，研制信效度较高、可操作性强的基层医疗卫生机构患者安全文化测量工具，以满足基层医疗卫生机构在患者安全管理方面的需求。

第一节 研究设计与方法

一、研究设计

基层医疗卫生机构患者安全文化测量量表的研发经过了四个阶段：①以曼彻斯特患者安全文化框架为基础，采用文献研究和专题小组讨论的方法，形成基层医疗卫生机构患者安全文化测量量表的条目池。②通过专家咨询法对条目进行筛选和语言表述的修改，形成初始的量表。③使用初始的量表开展预调查，通过对回收的数据进行整理和清洗，采用经典测量理论相关方法对条目进行筛选，包括选项的频数分布分析、区分度分析、变异系数（coefficient of variation，CV）分析、相关性分析（条目与对应维度、条目与其他维度）、内部一致性信度分析、因子分析，根据最终的筛选结果，形成正式量表。④进行正式问卷调查，并根据调查结果对基层医疗卫生机构患者安全文化测量量表进行信效度检验。

二、资料收集方法

资料的收集主要采用定性与定量相结合的方式，包括文献研究法、专家咨询法、问卷调查法。

1. 文献研究法

文献研究法也称情报研究、资料研究或文献调查，是指对文献资料的检索、搜集、鉴别、整理、分析，形成事实科学认识的方法[①]。本书研究通过 PubMed、Web of Science、Willey、Elsevier、维普、万方数据库、知网、谷歌学术搜索引擎，以"患者安全""病人安全""安全文化""安全氛围""患者安全文化""基层医疗卫生机构""初级保健""守门人""patient safety""safety culture""safety climate""primary health care institutions""primary care""gatekeeper""measure"等为检索词进行组配文献检索。对检索的文献进行研究分析，界定患者安全文化的内涵，总结患者安全文化的影响因素，并分析国内外患者安全文化测量的相关研究，总结测评工具的理论基础、维度条目、开发步骤、条目筛选方法、信效度检验方法。

2. 专家咨询法

专家咨询法中专家人数的多少，根据研究课题的大小和涉及的宽窄面而定，一般在 8~20 人[②]。本书研究采用的专家咨询法选择多名理论和工作经验丰富的相关领域专家，采用专家咨询问卷，对建立的条目池及维度进行前后两轮的意见收集及反馈，参考回收意见对条目池进行修改。第一轮选择 21 名专家发放咨询问卷，回收 18 份，第二轮对第一轮的 18 名专家发放咨询问卷，回收 15 份。

在专家咨询问卷中，要求专家对"质量承诺、患者安全首要性、患者安全感知与报告、安全事件调查、从错误中学习、开放性沟通、人力资源管理、安全教育培训、交接和团队合作"这 9 个维度及其 2 级指标的条目的重要程度进行评分。重要程度分为 5 个等级，从 1 到 5 重要程度依次增加（1 代表非常不重要，5 代表非常重要），专家根据自己的判断，对各个维度和条目进行打分。专家若认为条目的表述不准确，在"修改意见"一栏内进行修正，给出修改条目的具体意见（如条目的表达、某条目是否符合实际情况）；若认为有应该添加的条目，在空白栏进行填写，并判断该增加条目的重要性程度，在对应栏内进行打分；若专家对某个维度或条目打 1 分，表示专家认为该维度或条目非常不重要或需要删

① 杜晓利. 富有生命力的文献研究法. 上海教育科研, 2013, （10）: 1.
② 徐国祥. 统计预测和决策. 上海: 上海财经大学出版社, 2005.

除，则要求专家在"修改意见"一栏内说明删除的原因。

在咨询问卷的最后增加专家对于此类问题判断的依据，判断依据分为理论分析、实践经验、国内外同行的了解和直觉，影响程度分为大、中、小3级，分别赋予不同量化。专家判断依据赋值表[①]如表 6-1 所示，熟悉程度的赋值为不了解（0.2）、了解（0.4）、熟悉（0.6）、比较熟悉（0.8）、非常熟悉（1.0）。根据专家咨询结果对量表进行修改，并计算专家的积极程度系数、权威程度系数、协调程度系数，形成预调查问卷。

表 6-1　专家判断依据赋值表

判断依据	大	中	小
理论分析	0.3	0.2	0.1
实践经验	0.5	0.4	0.3
同行了解	0.1	0.1	0.1
直觉	0.1	0.1	0.1

3. 问卷调查法

在预调查阶段，采用整群抽样的方法，选择湖北省 7 家基层医疗卫生机构，包括社区卫生服务中心和乡镇卫生院。采用邮寄的形式对这 7 家基层医疗卫生机构的 343 名员工，包括医生、护士、医技人员、药师、管理人员等，进行了调查，共收回有效问卷 242 份。采用频数分布分析、变异系数分析、Cronbach's α 系数、相关系数、临界比值（critical ration，CR）分析、因子分析、项目反应理论等 7 种方法来进行条目筛选。

预调查量表包括两部分，第一部分主要包括 7 个维度下的 38 个预调查条目，第二部分主要是人口学信息（性别、年龄、学历、职业）以及是否与患者接触、是否接受过患者安全培训等 9 个问题。7 个维度分别如下：患者安全首要性（5 个条目）；患者安全培训（5 个条目）；患者安全感知与报告（6 个条目）；患者安全改进（6 个条目）；开放性沟通（6 个条目）；团队合作与交接（3 个条目）；质量承诺（7 个条目）。采用 Likert 5 级量表，从"极不同意"到"极同意"5 个等级，要求被调查者根据实际情况进行选择。

当进行正式调查时，采用整群抽样的方法，在湖北省内共抽取 9 家基层医疗卫生机构，按照条目的 5~10 倍确定被调查人员数量，每家机构随机抽取 20~40 名员工，共计对 200~400 名员工进行调查，包括医生、护士、药师、医技人员、管理人员等，然后对问卷进行回收、整理，最终共回收有效问卷 369 份。

---

① 曾光. 现代流行病学原理与方法. 北京：北京医科大学与中国协和医科大学联合出版社，1994.

三、资料分析方法

应用 EpiData 3.1 软件建立数据库，采用双人录入，对所有数据进行清洗。若整个问卷条目缺失超过 20%，则视为无效问卷；若问卷某一维度下的条目有 50%以上缺失，也视为无效问卷；个人信息缺失的也视为无效问卷。对于问卷中条目的缺失值，采用条目所在维度的均值来填补。

1. 项目分析

根据预调查的结果，为保证条目兼具代表性和独立性，保证其敏感性及重要性，采用条目选项频数分布分析、临界比值分析、变异系数分析、内部一致性信度分析、相关分析、因子分析方法对条目进行筛选。

（1）选项频数分布分析。

选项频数分布分析是考察条目的可操作性和可接受性，主要通过考察条目每个选项的选择频数，若某条目的某一选项的选择频数百分比超过 80%，则可能存在天花板效应[①]，应考虑删除该条目。

（2）临界比值分析。

临界比值是用来检验量表条目能否鉴别不同被调查者的反映程度的指标。通过计算每个被调查者量表得分总和，并将总分按照高低排序，将总分排在前 27%的被调查者作为高分数组，将总分排在后 27%的被调查者作为低分数组。然后计算两组被调查者各条目得分的平均数，并对两组各条目得分平均数进行两独立样本的 t 检验，检验两组在各条目得分平均数上的差别，若 $p<0.05$ 就表示差异有统计学意义，说明该条目能鉴别不同被调查者的反应程度，应该保留该条目，反之则考虑删除或修改该条目[②]。

（3）变异系数分析。

变异系数分析主要考察条目的灵敏度，变异系数是标准差与平均数的比值，变异系数越大，说明该条目的灵敏度越高。以 0.15 作为筛选标准，变异系数大于 0.15 的条目保留，否则考虑删除或修改[③]。

（4）内部一致性信度分析。

主要从内部一致性信度的角度对条目进行筛选，通过计算量表总体 Cronbach's α 系数，比较删除某一条目后量表总体 Cronbach's α 系数的变化，若删除某一条目

---

① 万崇华，罗家洪. 高级医学统计学. 北京：科学出版社，2014.

② 杨承根，杨琴. SPSS 项目分析在问卷设计中的应用. 高等函授学报（自然科学版），2010，23（3）：107-109.

③ 李晓松. 统计方法在医学科研中的应用. 北京：人民卫生出版社，2015.

后量表总体 Cronbach's α 系数有较大上升，则说明该条目的存在会降低量表的内部一致性，考虑删除该条目[①]，反之则保留。

（5）相关分析。

主要从条目的代表性和独立性角度对条目进行筛选，代表性角度主要是计算每个条目得分与所属维度得分的相关系数，相关系数绝对值越大，代表性越好，一般删除相关系数小于 0.6 的条目；独立性角度主要是计算每个条目得分与其他维度得分的相关系数，相关系数绝对值越小，独立性越好，删除相关系数大于 0.5 的条目[②]。

（6）因子分析。

主要从条目代表性角度来筛选条目，首先进行 KMO 检验和 Bartlett 球形度检验决定是否适合进行因子分析。其次进行探索性因子分析，采用主成分分析法，进行方差最大正交旋转，根据特征根及累计方差贡献率的大小来确定因子个数，选取在相应的公因子上载荷较大的条目，采用因子载荷大于 0.4 作为条目入选标准[③]。

2. 信度检验

信度是指测量结果的一致性、稳定性及可靠性，一般多以内部一致性来表示信度的高低。一般认为，一致性程度越高，信度越好。对于内部一致性系数，采用 Cronbach's α 系数和分半信度系数来表示。首先，计算量表总的 Cronbach's α 系数以及各个维度的 Cronbach's α 系数，一般以大于 0.7 为宜[④]；其次，计算分半信度系数，主要是将量表条目按照编号的奇偶项分为两组，分别计算两组各自的得分，同时计算得分的相关系数 r 的大小，并根据相应的公式 $2r/（1+r）$ 计算分半信度系数，以大于 0.7 为宜。

3. 效度检验

通过专家咨询问卷，要求专家对每一条目与其所属的维度的关联性做出判断，由 1 到 4 关联性逐渐增强，1=不相关，4=非常相关。内容效度包括条目水平的内容效度指数（I-CVI）和量表水平的内容效度指数（S-CVI）。每个条目的内容效度指数 I-CVI=评分为 3 分或 4 分的专家人数/参评的专家总人数（如果专家人数≤5 人时，全部专家均应认为该条目与所属维度有较好的关联性，即 I-CVI 应达到 1，才可认为这个条目的内容效度较好；当专家人数≥6 人时，要求 I-CVI

① 郝元涛，孙希凤，方积乾，等. 量表条目筛选的统计学方法研究. 中国卫生统计，2004，（4）：18-20.
② 张厚粲，龚耀先. 心理测量学. 杭州：浙江教育出版社，2012.
③ Kline R B. Principles and Practice of Structural Equation Modeling. New York：Guilford Press，2011.
④ 张文彤. SPSS 统计分析教程（高级篇）. 北京：北京希望电子出版社，2002.

不低于 0.78）。考虑到专家打分随机性的存在需进行校正，采用随机一致性公式

$$p_c = \left[\frac{n!}{A!(n-A)!}\right] \times 0.5^n$$，n 为所有专家数，A 为给予 3 分或 4 分的专家人数，调整

后的条目内容效度指数计算公式为 $K^* = \dfrac{I-CVI+P_C}{1-P_C}$，一般条目调整后的内容效度

指数大于 0.74 为优秀，0.6~0.74 为良好，0.40~0.59 为一般。量表水平的平均内容效度指数 S–CVI/Ave=所有条目 I–CVI 的平均数，以超过 0.9 为宜；量表水平的全体一致内容效度指数 S–CVI/UA=被所有专家均评为 3 分或 4 分的条目数/总条目数，以超过 0.8 为宜[①]。

　　结构效度采用相关性分析和验证性因子分析。相关性分析主要是分析维度与总分的相关性，以大于 0.3 小于 0.8 为宜；维度与其他维度的相关性，以大于 0.1 小于 0.6 为宜，但不超过 0.8 也可接受；条目与总分的相关性，以大于 0.3 小于 0.8 为宜。验证性因子分析则采用 AMOS 对构建的量表结构进行检验，分析其结构的拟合优度，采用绝对拟合度指标和增值拟合度指标对其进行评价，评判标准见表 6-2。

表 6-2　模型拟合度指标评判标准

拟合指数	评判标准
χ^2/df	<3 说明模型与样本拟合良好；<5 模型整体可接受；>10 模型非常差
近似误差均方根（RMSEA）	<0.05 代表拟合效果好；0.05~0.1 表示拟合效果一般；>0.1 说明拟合效果不好
拟合优度指数（GFI）	>0.9 表示模型拟合较好
比较拟合指数（CFI）	>0.9 表示模型可以接受
非规范拟合指数（NNFI）	>0.9 拟合良好
残差均方根（RMR）	<0.09 拟合好，值越小越好

注：近似误差均方根：root mean square error approximation，RMSEA；拟合优度指数：goodness-of-fit index，GFI；比较拟合指数：comparative fit index，CFI；非规范拟合指数：nonnormed fit index，NNFI；残差均方根：root mean square residual，RMR

资料来源：吴名隆. 结构方程模型——AMOS 的操作与应用. 重庆：重庆大学出版社，2015

第二节　量表维度与条目的确定

　　在文献研究和患者访谈的基础上，采取两轮专家咨询初步确定测量量表的维

---

① 史静琤，莫显昆，孙振球. 量表编制中内容效度指数的应用. 中南大学学报（医学版），2012，37（2）：49-52.

度和条目，并通过预调查，进一步筛选测量量表的维度和条目。

一、专家咨询筛选维度与条目

1. 专家咨询的可靠性

本章研究选择教学、科研、临床医疗及医院管理等各个领域，涵盖了不同工作年限的 21 位专家，共回收 18 位专家的咨询问卷，18 位专家的基本情况见表 6-3。

表 6-3　专家基本情况

基本信息		人数/人	构成比
性别	男	6	33.33%
	女	12	66.67%
年龄	19~29 岁	5	27.78%
	30~39 岁	5	27.78%
	40~49 岁	7	38.89%
	50 岁及以上	1	5.56%
学历	大专	6	33.33%
	本科	7	38.89%
	硕士及以上	5	27.78%
工作性质	教学或科研	5	27.78%
	临床医疗	11	61.11%
	医院管理	1	5.56%
	医院管理和临床医疗	1	5.56%
工作年限	1~5 年	4	22.22%
	6~10 年	2	11.11%
	11~15 年	5	27.78%
	16~20 年	4	22.22%
	20 年以上	3	16.67%

（1）专家积极程度系数。

专家积极程度主要是考虑专家咨询问卷的回收情况，表明专家对该类咨询内容的关注度，专家积极程度系数的计算公式为咨询问卷的回收份数/咨询问卷的发放份数。一般专家积极程度系数 70%以上为优，可以认为专家积极性高。第一轮专家咨询共向 21 名专家发放了咨询问卷，回收了 18 份，专家积极程度系数为 85.71%。第二轮专家咨询共向 18 名专家发放了咨询问卷，回收了 15 份，专家积极程度系数为83.33%。因此可以认为专家比较关心本书研究，积极性高。

（2）专家权威程度系数。

专家权威程度反映专家在该领域的水平，反映咨询结果的可靠性，主要是依据专家咨询问卷判断依据部分的数据进行分析，专家权威程度系数计算公式为（熟悉程度+判断依据）/2。当专家权威程度系数≥0.70时，则认为专家咨询的权威程度较高。根据专家对判断依据部分的赋值，第一轮专家咨询，专家判断依据的判断系数为0.86，专家对问题的熟悉程度0.63，专家权威程度系数为0.745；第二轮专家咨询，专家判断依据的判断系数为0.84，专家对问题的熟悉程度为0.64，专家权威程度系数为0.74，因此本章研究的专家权威程度较高，结果可靠。

（3）专家意见协调程度系数。

专家意见协调程度系数主要反映不同专家意见的一致性，考虑到专家评分极端值对结果的影响，对专家评分的协调程度进行显著性检验，采用卡方检验确定协调系数是否有显著性，同时计算具体的协调系数值。Kendall的协调系数W用于检验专家对于条目评价的一致性，一般协调系数在0.3~0.5，值越大，则表明专家意见一致性越好，协调性越好，结果可取。第一轮专家咨询的协调系数W为0.31，卡方值为300.889，P值为0.000，差异具有统计学意义，专家协调程度一般；第二轮专家咨询的协调系数W为0.451，卡方值为80.597，P值为0.000，差异具有统计学意义，专家协调程度较第一轮有所改善，可见专家意见的一致性较高。

（4）专家意见集中程度系数。

专家意见集中程度系数主要分析每个条目专家意见的集中程度情况，评价指标主要包括条目专家评分的算术均数、变异系数和满分比。满分比即对条目重要性给予5分满分的专家数除以总的专家数，比值越大，说明专家认为该条目越重要。将各条目的算术均数、变异系数和满分比与对应的临界值进行比较，可以进行条目筛选。条目的算术均数、变异系数、满分比的临界值的计算如下：计算量表各条目算术均数的均值及标准差，算术均数的临界值=均值−标准差，条目算术均数高于此值时入选；计算量表各条目变异系数的均值及标准差，变异系数的临界值=均值+标准差，得分低于此值时入选；计算量表各条目满分比的均值及标准差，满分比临界值=均值−标准差，条目满分比高于此临界值时入选。若某一条目未达到以上两种入选标准，则考虑删除。专家咨询集中程度评价指标临界值及条目删减情况见两轮专家咨询结果部分。

2. 第一轮专家咨询结果

在参考国内外初级保健患者安全文化测量工具条目设计的基础上，结合专题小组讨论，初步确定基层医疗卫生机构患者安全文化测量量表共包括 9 个维度（质量承诺、患者安全首要性、患者安全感知与报告、安全事件调查、从错误中学习、开放性沟通、人力资源管理、安全教育培训、交接和团队合作），共计 55 个条目，条目的来源具体见表 6-4。

表 6-4　基层医疗卫生机构患者安全文化测量量表初始条目来源

条目	来源
在我们机构中，工作量比诊疗质量更重要	MOSPSC/MO-SOPS
我们有足够的员工来承担现在的工作量	SAQ
我们机构有较多的代理/临时工作人员	SCOPE-PC/SAQ
就诊流程有利于预防不良事件的发生	
我们会按照标准流程来完成任务	MOSPSC / PC-SafeQuest
我们的流程有利于预防可能会影响患者的错误发生/诊疗程序有利于防止重大事件的发生	MOSPSC / PC-SafeQuest
我们机构的陈设布局有利于患者就诊流程的开展	—
我们机构现有的设备都能正常使用	PC-PMOS
职称等级制度是有效工作的障碍	PC-SafeQuest
领导没有投入足够的资源来改善医疗质量	MOSPSC
领导的行为表明患者安全是最高优先地位	SCOPE-PC
领导只有在不良事件发生后才会关注患者安全	SCOPE-PC
患者安全在医院的管理制度中居首要位置	SAQ
当科室意见出现分歧时，会采用对患者最有利的决策	SAQ
会对需要监控的人进行随访	MOSPSC
会提醒患者何时进行预约以获得下一步的治疗	MOSPSC
我们机构的决策通常都是基于机构的利益而不是患者	—
当我作为一名患者在这个诊所接受治疗时，我感觉是安全的	SAQ
有关患者安全的问题，我知道该如何报告这一问题	SAQ
我很乐意汇报在机构中观察到的错误	MO-SOPS
我担心错误汇报后，相关人员会被处罚	SCOPE-PC
我担心犯的错误会被记录在档案里	SCOPE-PC
当有些问题似乎不正确的时候，我们害怕提出这些问题	MO-SOPS
当一个本会对患者造成影响的错误发生后，实际中没有造成伤害，我们会汇报	SCOPE-PC
当错误发生后，即使对患者没有造成伤害，我们仍会汇报	SCOPE-PC

续表

条目	来源
机构中实际发生的错误比理论上的错误要多	SCOPEC-PC
错误发生后，我们会弄清楚是什么原因导致的错误	Community Pharmacy Survey on Patient Safety
我们会思考员工的行为和诊疗流程来解释发生错误的原因	Community Pharmacy Survey on Patient Safety
我们善于改变工作流程来确保同样的错误不会再次发生	MO-SOPS
当错误多次发生时，我们会讨论防止错误再次发生的方法	SCOPE-PC/MOSPSC/MO-SOPS/ Community Pharmacy Survey on Patient Safety
对于医疗机构中发生的错误，我们会公开	—
有人会告知我们机构中发生的错误	SCOPE-PC
我们会定期对发生的错误及安全事件进行学习	—
我们会得到错误汇报后的反馈	SCOPE-PC
在医疗机构进行变革改变患者照护流程时，我们会检查这些变革是否起作用	MO-SOPS
我们可以自由地质疑那些更权威的人的决定	PC-SafeQuest
我们很容易向领导表达在执业中的问题	PC-SafeQuest
不同层级的团队成员之间可以公开交流	PC-SafeQuest
我们机构鼓励员工表达不同的观点	MOSPSC
我们机构很难投反对票	MOSPSC
在交接班的时候，我们对信息的交流有规范的流程	—
我们在入职前会有规定的培训流程	—
在正式入职后，我们会有一系列的持续学习安排	—
机构在开展新流程时会对我们进行培训	MOSPSC
机构能够确保我们获得需要的在职培训	MOSPSC
机构有时要求我们做没有培训过的项目	MOSPSC
我们认识大部分就诊患者	—
我们会尊重患者的隐私	—
我们机构会定期对患者安全问题进行总结和培训	—
我们机构会持续考核我们的操作和诊疗流程	—
在执业中，团队成员相互尊重	PC-SafeQuest
当有人工作很忙时，其他人会来帮忙	MOSPSC/PC-SafeQuest
和别的团队成员也能一起很好的工作	PC-SafeQuest
当团队内部出现分歧时，能得到适当的解决	PC-SafeQuest

续表

条目	来源
在执业中，跨学科之间的信息交换经常出现问题	SCOPE-PC
患者在转诊过程中会出现信息交接问题	SCOPE-PC

注：MOSPSC：medical office survey on patient safety culture，诊所患者安全文化量表（阿拉伯）[1]；MO-SOPS：medical office survey on patient safety culture，诊所患者安全文化量表（美国卫生保健研究和质量机构）[2]；SAQ：safety attitude questionnaire，安全态度问卷[3]；SCOPE-PC：systematic culture inquiry on patient safety in primary care，初级保健患者安全氛围量表[4]；PC-SafeQuest：safety climate measure for primary care，初级保健安全氛围问卷[5]；PC-PMOS：primary care patient measure of safety，初级保健患者安全感知工具[6]。"—"表示非测量工具的其他来源，如专题小组讨论等

专家意见的集中程度评价指标条目的算术均数、变异系数、满分比的临界值见表 6-5。条目的算术均数和满分比高于临界值者入选，条目的变异系数低于临界值入选。根据专家意见的集中程度，条目 A_1、A_3、A_8、B_2、B_7、C_2、C_7、C_9、F_5 需要进行修改或删除，具体结果见表 6-6。

表 6-5　第一轮专家意见集中程度评价指标临界值

评价指标	均值	标准差	临界值
算术均数	3.96	0.78	3.18
变异系数	0.33	0.16	0.49
满分比	0.57	0.25	0.32

表 6-6　第一轮专家意见集中程度评价指标的条目筛选

条目	算术均数	变异系数	满分比	结果
A_1 在我们机构中，工作量比诊疗质量更重要	2.56[a]	0.63[b]	0.17[c]	×
A_2 我们有足够的员工来承担现在的工作量	3.44	0.35	0.22[c]	
A_3 我们机构有较多的代理/临时工作人员	3.00[a]	0.51[b]	0.17[c]	×
A_4 就诊流程有利于预防不良事件的发生	4.67	0.13	0.72	

① Webair H H, Al-Assani S S, Al-Haddad R H, et al. Assessment of patient safety culture in primary care setting, Al-Mukala, Yemen. BMC Family Practice, 2015, 16（1）：136.

② Agency for Healthcare Research and Quality. Medical office survey on patient safety culture. https://www.ahrq.gov/sops/surveys/medical-office/index.html.

③ Sexton J B, Helmreich R L, Neilands T B, et al. The safety attitudes questionnaire：psychometric properties, benchmarking data, and emerging research. BMC Health Services Research, 2006, （6）：44.

④ Verbakel N J, Zwart D L M, Langelaan M, et al. Measuring safety culture in Dutch primary care：psychometric characteristics of the SCOPE-PC questionnaire. BMC Health Services Research, 2013, 13（1）：354.

⑤ Wet C D, Spence W, Mash R, et al. The development and psychometric evaluation of a safety climate measure for primary care. Quality and Safety in Health Care, 2010, 19（6）：578-584.

⑥ Hernan A L, Giles S J, O'hara J K, et al. Developing a primary care patient measure of safety（PC PMOS）：a modified Delphi process and face validity testing. BMJ Quality & Safety, 2016, 25（4）：273-280.

续表

条目	算术均数	变异系数	满分比	结果
A₅ 我们会按照标准流程来完成任务	4.61	0.15	0.72	
A₆ 我们机构的陈设布局有利于患者就诊流程的开展	4.33	0.21	0.61	
A₇ 我们机构现有的设备都能正常使用	4.33	0.21	0.61	
A₈ 职称等级制度是有效工作的障碍	2.67^a	0.26	0.11^c	×
A₉ 领导没有投入足够的资源来改善医疗质量	3.44	0.43	0.39	
B₁ 领导的行为表明患者安全是最高优先地位	4.28	0.25	0.56	
B₂ 领导只有在不良事件发生后才会关注患者安全	2.89^a	0.52^b	0.22^c	×
B₃ 患者安全在医院的管理中居首要位置	4.78	0.14	0.89	
B₄ 当科室意见出现分歧时，会采用对患者最有利的决策	4.22	0.28	0.61	
B₅ 会对需要监控的患者进行随访	4.00	0.26	0.44	
B₆ 会提醒患者何时进行预约以获得下一步的治疗	3.89	0.28	0.39	
B₇ 我们机构的决策通常都是基于机构的利益而不是患者	2.78^a	0.55^b	0.17^c	×
C₁ 当我作为一名患者在这个诊所接受治疗时，我感觉是安全的	3.89	0.40	0.56	
C₂ 我认为机构中实际发生的错误比理论上的错误要多	1.22^a	0.77^b	0.06^c	×
C₃ 有关患者安全的问题，我知道该如何报告这一问题	4.67	0.13	0.72	
C₄ 我很乐意汇报在机构中观察到的错误	4.33	0.24	0.61	
C₅ 我担心错误汇报后，相关人员会被处罚	3.39	0.45	0.33	
C₆ 我担心犯的错误会被记录在档案里	3.61	0.43	0.44	
C₇ 当有些问题似乎不正确的时候，我们害怕提出这些问题	3.17^a	0.54^b	0.39	×
C₈ 当错误发生后，即使对患者没有造成伤害，我们仍会汇报	4.06	0.31	0.56	
C₉ 当一个本会对患者造成影响的错误发生后，实际中没有造成伤害，我们会汇报	1.56^a	0.86^b	0.11^c	×
D₁ 错误发生后，我们会弄清楚是什么原因导致的错误	4.56	0.24	0.83	
D₂ 我们会思考员工的行为和诊疗流程来解释发生错误的原因	4.06	0.36	0.67	
D₃ 我们善于改变工作流程来确保同样的错误不会再次发生	4.67	0.16	0.83	
D₄ 当错误多次发生时，我们会讨论防止错误再次发生的方法	4.72	0.14	0.83	
D₅ 对于医疗机构中发生的错误，我们会公开	4.39	0.25	0.67	
E₁ 有人会告知我们机构中发生的错误	4.06	0.36	0.56	
E₂ 我们会定期对发生的错误及安全事件进行学习	4.78	0.20	0.94	
E₃ 我们会得到错误汇报后的反馈	4.50	0.29	0.83	
E₄ 在医疗机构进行变革改变患者照护流程时，我们会检查这些变革是否起作用	4.39	0.29	0.78	
F₁ 我们可以自由地质疑那些更权威的人的决定	3.94	0.27	0.33	

续表

条目	算术均数	变异系数	满分比	结果
F_2 我们很容易向领导表达在执业中的问题	4.11	0.20	0.39	
F_3 不同层级的团队成员之间可以公开交流	4.22	0.21	0.50	
F_4 我们机构鼓励员工表达不同的观点	4.06	0.25	0.44	
F_5 我们机构很难投反对票	2.78 [a]	0.49 [b]	0.11 [c]	×
F_6 在交接班的时候，我们对信息的交流有规范的流程	4.39	0.25	0.57	
G_1 我们在入职前会有规定的培训流程	4.67	0.22	0.89	
G_2 在正式入职后，我们会有一系列的持续学习安排	4.61	0.25	0.89	
G_3 机构在开展新流程时会对我们进行培训	4.67	0.21	0.83	
G_4 机构能够确保我们获得需要的在职培训	4.44	0.30	0.83	
G_5 机构有时要求我们做没有培训过的项目	3.50	0.51 [b]	0.50	
H_1 我们认识大部分就诊患者	3.50	0.49 [b]	0.44	
H_2 我们会尊重患者的隐私	4.39	0.29	0.72	
H_3 我们机构会定期对患者安全问题进行总结和培训	4.67	0.21	0.83	
H_4 我们机构会持续考核我们的操作和诊疗流程	4.67	0.21	0.83	
I_1 在执业中，团队成员相互尊重	4.39	0.29	0.78	
I_2 当有人工作很忙时，其他人会来帮忙	4.22	0.28	0.61	
I_3 和别的团队成员也能一起很好地工作	4.33	0.29	0.72	
I_4 当团队内部出现分歧时，能得到适当的解决	4.44	0.26	0.78	
I_5 在执业中，跨学科之间的信息交换经常出现问题	3.78	0.44	0.56	
I_6 患者在转诊过程中会出现信息交接问题	4.11	0.42	0.78	

a 条目算术均数小于其临界值；b 条目变异系数大于或等于其临界值；c 条目满分比小于其临界值

结合专家提出的具体修改意见，我们对维度和条目进行了如下修改：

在"质量承诺"维度中，删除"A_1 在我们机构中，工作量比诊疗质量更重要"；合并"A_2 我们有足够的员工来承担现在的工作量"和"A_3 我们机构有较多的代理/临时工作人员"为"我们机构有足够的人手完成各项工作"；修改"A_5 我们会按照标准流程来完成任务"为"我们在工作中都会按照诊疗规范流程来完成任务（如手部卫生、无菌操作等）"；修改"A_6 我们机构的陈设布局有利于患者就诊流程的开展"为"我们机构各部门的环境干净整洁"；修改"A_7 我们机构现有的设备都能正常使用"为"我们会定期对医疗设备进行检查以保证设备能正常使用"；删除"A_8 职称等级制度是有效工作的障碍"；修改"A_9 领导没有投入足够的资源来改善医疗质量"为"我认为我们机构投入了足够多的资源来促进患者安全"。新增条目为"我们的医疗质量管理体系保障了患者安全"。移入条目为"我们认识大部分就诊患者"。

在"患者安全首要性"维度中，删除"B_2 领导只有在不良事件发生后才会关注患者安全"；合并"B_4 当科室意见出现分歧时，会采用对患者最有利的决策"和"B_7 我们机构的决策通常都是基于机构的利益而不是患者"为"在我工作的科室里，当诊疗意见出现分歧时，我们的决策通常都是基于患者安全而不是机构利益"。

在"患者安全感知与报告"维度中，修改"C_1 当我作为一名患者在这个诊所接受治疗时，我感觉是安全的"为"如果我作为一名患者在这个机构接受治疗时，我感觉我是安全的"；删除"C_2 我认为机构中实际发生的错误比理论上的错误要多"；修改"C_3 有关患者安全的问题，我知道如何报告这一问题"为"我知道如何报告患者安全事件（如坠床、配错处方和发错药品等）"；修改"C_4 我很乐意汇报在机构中观察到的错误"为"我很乐意汇报在机构中观察到的患者安全事件（如标本未及时送检或损坏、丢失而需要重新采血等情况）"；修改"C_5 我担心错误汇报后，相关人员会被处罚"为"我担心当患者安全事件汇报后，相关的人员会受到惩罚"；修改"C_6 我担心犯的错误会被记录在档案里"为"我担心患者安全事件被记录在档案里而不汇报自身出现的患者安全事件"；删除"C_7 当有些问题似乎不正确的时候，我们害怕提出这些问题"；修改"C_8 当错误发生后，即使对患者没有造成伤害，我们仍会汇报"为"当患者安全事件（如错发或遗失检查结果等）发生后，即使对患者没有造成伤害，我们都会汇报"；删除"C_9 当一个本会对患者造成影响的错误发生后，实际中没有造成伤害，我们会汇报"。

在"安全事件调查"维度中，合并"D_1 错误发生后，我们会弄清楚是什么原因导致的错误"和"D_2 我们会思考员工的行为和诊疗流程来解释发生错误的原因"为"我们会思考员工的行为和诊疗流程，来解释患者安全事件发生的原因"；修改"D_3 我们善于改变工作流程来确保同样的错误不会再次发生"为"我们会及时改变工作流程来确保同样的患者安全事件不会再次发生"；修改"D_4 当错误多次发生时，我们会讨论防止错误再次发生的方法"为"当差错多次发生时，我们会讨论防止患者安全事件再次发生的方法并做好记录"；修改"D_5 对医疗机构中发生的错误，我们会公开"为"我们机构公开患者安全事件（如公告栏公布等）"。

在"从错误中学习"维度中，删除"E_1 有人会告知我们机构中发生的错误"，因与 D_5 意思重合；修改"E_2 我们会定期对发生的错误及安全事件进行学习"为"我们会定期对机构中发生的患者安全事件进行组织讨论和学习"；修改"E_3 我们会得到错误汇报后的反馈"为"我们会从本机构相关部门得到关于患者安全事件后续的反馈"；修改"E_4 在医疗机构进行变革改变患者照护流程时，我们会检查这些变革是否起作用"为"当机构进行变革时，我们会检查这些变革是否对患者安全有帮助"。将维度"安全事件调查"和维度"从错误中学习"合并为新维度"患者安全改进"。

在"开放性沟通"维度中，修改"F_1 我们可以自由地质疑那些更权威的人的决定"为"在我们机构，我们可以自由地质疑那些更权威的人做出的诊疗决定"；删除"F_2 我们很容易向领导表达在执业中的问题"；修改"F_3 不同层级的团队成员之间可以公开交流"为"在我们机构，不同职称的工作人员可以公开交流患者安全事件"；修改"F_4 我们机构鼓励员工表达不同的观点"为"我们机构鼓励员工表达对于患者安全事件的不同观点"；删除"F_5 我们机构很难投反对票"；移出"F_6 在交接班的时候，我们对信息的交流有规范的流程"至"团队合作与交接"维度。新增条目为"当我们机构出现患者安全事件时，员工愿意坦诚交流讨论"；"当我们发现患者安全方面的隐患时，会主动及时汇报给相关部门和人员"；"我认为医患、护患以及医护之间的沟通减少了安全隐患"。

在"人力资源管理"维度中，合并"G_1 我们在入职前会有规定的培训流程"和"G_2 在正式入职后，我们会有一系列的持续学习安排"为"在我们机构新员工入职前后会有一系列关于患者安全的培训"；删除"G_3 机构在开展新流程时会对我们进行培训"；删除"G_4 机构能够确保我们获得需要的在职培训"；修改"G_5 机构有时要求我们做没有培训过的项目"为"我们机构不会要求我们做没有培训过的与患者相关的工作"；新增条目为"我们机构的员工培训减少了患者安全事件发生的频率"。

在"安全教育培训"维度中，移出"H_1 我们认识大部分就诊患者"至"质量承诺"维度；删除"H_2 我们会尊重患者的隐私"；修改"H_3 我们机构会定期对患者安全问题进行总结和培训"为"我们机构会定期对患者安全事件进行总结和培训"。将"人力资源管理"维度和"安全教育培训"维度合并为新维度"患者安全培训"。

在"团队合作与交接"维度中，删除"I_1 在执业中，团队成员相互尊重"；合并"I_2 当有人工作很忙时，其他人会来帮忙"和"I_3 和别的团队成员也能一起很好地工作"为"我能和其他团队成员一起完成诊疗任务"；删除"I_4 当团队内部出现分歧时，能得到适当的解决"；修改"I_5 在执业中，跨学科之间的信息交换经常出现问题"为"在我们机构中，患者信息能在科室之间正常交换"；修改"I_6 患者在转诊过程中会出现信息交接问题"为"我们机构的患者在转诊过程中，很少会出现信息交接问题"；移入条目为"在交接班的时候，我们对信息的交流有规范的流程"。

最终删除了条目 A_1、A_8、B_2、C_2、C_7、C_9、E_1、F_2、F_5、G_3、G_4、H_2、I_1、I_4，具体修改情况见表6-7。同时，有专家指出，安全文化有内、中、外三层，在

量表设计中也应考虑将其改为从内至外或从外至内的形式，因此我们也将维度的顺序进行了重新排序，调整后的维度为患者安全首要性、患者安全培训、患者安全感知与报告、患者安全改进、开放性沟通、团队合作与交接、质量承诺。

表 6-7　第一轮专家咨询修改结果汇总

初始维度	初始条目数	第一轮修改	
		修改后条目数	情况说明
A 质量承诺	9	8	删除 2 项，合并 1 项，增加 1 项，移入 1 项，编号变为 G
B 患者安全首要性	7	5	删除 1 项，合并 1 项，编号变为 A
C 患者安全感知与报告	9	6	删除 3 项
D 安全事件调查	5	7	两个维度合并为"患者安全改进"维度，删除 1 项，合并 1 项，编号变为 D
E 从错误中学习	4		
F 开放性沟通	6	6	删除 2 项，增加 3 项，移出 1 项，编号变为 E
G 人力资源管理	5	5	两个维度合并为"患者安全培训"维度，删除 3 项，合并 1 项，增加 1 项，移出 1 项，编号变为 B
H 安全教育培训	4		
I 团队合作与交接	6	4	删除 2 项，合并 1 项，移入 1 项，编号变为 F
合计	55	41	删除 14 项

3. 第二轮专家咨询结果

第二轮专家意见集中程度评价指标临界值见表 6-8。条目的算术均数和满分比高于临界值者入选，条目的变异系数低于临界值者入选。根据专家意见集中程度评价指标，条目 D_4、F_4、G_8 需要进行删除或修改，具体结果见表 6-9。

表 6-8　第二轮专家意见集中程度评价指标临界值

评价指标	均值	标准差	临界值
满分比	0.89	0.08	0.81
算术均数	4.82	0.20	4.62
变异系数	0.10	0.09	0.19

表 6-9　第二轮专家意见集中程度评价指标的条目筛选

条目	满分比	算术均数	变异系数	结果	条目	满分比	算术均数	变异系数	结果
A_1	0.93	4.93	0.05		B_5	0.93	4.93	0.05	
A_2	1.00	5.00	0.00		C_1	0.87	4.87	0.07	
A_3	0.93	4.93	0.05		C_2	1.00	5.00	0.00	
A_4	0.87	4.80	0.12		C_3	0.93	4.93	0.05	
A_5	0.87	4.80	0.12		C_4	0.87	4.73	0.17	
B_1	0.93	4.80	0.16		C_5	0.87	4.73	0.17	
B_2	1.00	5.00	0.00		C_6	0.93	4.93	0.05	
B_3	0.93	4.80	0.16		D_1	0.93	4.93	0.05	
B_4	0.87	4.87	0.07		D_2	0.93	4.93	0.05	

续表

条目	满分比	算术均数	变异系数	结果	条目	满分比	算术均数	变异系数	结果
D_3	0.93	4.87	0.11		F_2	0.87	4.67	0.22 [c]	
D_4	0.60 [a]	4.13 [b]	0.34 [c]	×	F_3	0.93	4.73	0.22 [c]	
D_5	0.93	4.93	0.05		F_4	0.80 [a]	4.53 [b]	0.25 [c]	×
D_6	0.87	4.80	0.12		G_1	0.87	4.87	0.07	
D_7	0.93	4.93	0.05		G_2	0.87	4.87	0.07	
E_1	0.87	4.87	0.07		G_3	1.00	5.00	0.00	
E_2	0.93	4.93	0.05		G_4	0.87	4.80	0.12	
E_3	0.93	4.87	0.11		G_5	0.93	4.93	0.05	
E_4	0.93	4.93	0.05		G_6	0.87	4.87	0.07	
E_5	0.87	4.87	0.07		G_7	0.87	4.87	0.07	
E_6	0.87	4.73	0.15		G_8	0.67 [a]	4.00 [b]	0.39 [c]	×
F_1	0.80 [a]	4.67	0.16						

a 条目满分比小于其临界值；b 条目算术均数小于其临界值；c 条目变异系数大于其临界值

　　进一步结合专家提出的具体修改意见，对条目做了如下修改："患者安全首要性"维度中修改条目 A_1 和 A_3 的描述。A_1 修改为"领导的行为表明患者安全是我们机构优先考虑的问题"，A_3 修改为"当我们科室出现诊疗意见分歧时，我们的决策通常都是基于患者安全的角度"；"患者安全培训"维度中修改条目 B_3、B_4、B_5 的描述。B_3 修改为"我们机构开展新流程、新业务会开展执业人员的培训"，B_4 修改为"我们机构会持续考核我们的操作和诊疗流程"，B_5 修改为"我们机构开展的员工培训降低了患者安全事件发生的频率"；"患者安全感知与报告"维度中将 C_2 和 C_3 合并为 1 个条目，新增 1 个条目；"患者安全改进"维度中删除条目 D_4；"开放性沟通"维度中删除条目 E_2，新增 1 个条目；"团队合作与交接"维度中删除条目 F_1 和 F_4，新增 1 个条目；"质量承诺"维度中删除条目 G_8，共删除了 5 个条目 D_4、E_2、F_1、F_4、G_8，具体修改情况见表 6-10。经过对两轮专家咨询结果的分析，根据这 7 个维度，38 个条目，制定预调查问卷。

表 6-10　第二轮专家咨询修改结果汇总

调整后维度	初始条目数	第二轮修改	
		修改后条目数	情况说明
A 患者安全首要性	5	5	条目未增减
B 患者安全培训	5	5	条目未增减
C 患者安全感知与报告	6	6	合并 1 项，新增 1 项
D 患者安全改进	7	6	删除 1 项
E 开放性沟通	6	6	删除 1 项，新增 1 项
F 团队合作与交接	4	3	删除 2 项，新增 1 项
G 质量承诺	8	7	删除 1 项
合计	41	38	删除 5 项，新增 3 项，合并 1 项

二、预调查筛选维度与条目

对 7 家基层医疗卫生机构的工作人员进行了预调查，目的是采用相关统计方法对条目进行筛选。同时检查问卷的设计和措辞是否合理，是否易于被调查者理解和回答，确保调查能够取得预期的效果。

1. 预调查对象基本信息

本次回收问卷 343 份，其中有效问卷 242 份，有效回收率为 70.55%。101 份无效问卷中，62 份问卷个人信息缺失，20 份问卷中某一维度下有超过 50% 的条目未作答，19 份问卷中整体未作答条目达到 50%。在有效问卷的 242 名被调查对象中，女性占 69.01%，30~44 岁的青年医务工作者占 42.98%，本科及以下学历占比 96.28%，医生占比 31.40%，每周工作时长超过 40 小时的占比 51.24%，拥有初级职称的占比 39.67%，一半以上被调查者工作年限在 10 年及以下，85.54% 的被调查者参加过患者安全培训，直接与患者接触的占 92.15%（表 6-11）。

表 6-11　被调查者基本情况（*n*=242）

指标	分类	有效例数/人	构成比
性别	男	75	30.99%
	女	167	69.01%
年龄	≤29 岁	56	23.14%
	30~44 岁	104	42.98%
	45~59 岁	77	31.82%
	≥60 岁	5	2.07%
学历	硕士及以上	9	3.72%
	本科	144	59.50%
	专科及以下	89	36.78%
职业	医生	76	31.40%
	护士	90	37.19%
	医技人员	24	9.92%
	药师	25	10.33%
	管理或后勤人员	25	10.33%
	其他	2	0.83%
工作年限	≤5 年	77	31.82%
	6~10 年	64	26.45%
	11~15 年	23	9.50%
	16~20 年	29	11.98%
	≥21 年	49	20.25%

指标	分类	有效例数/人	构成比
职称	无	37	15.29%
	初级	96	39.67%
	中级	85	35.12%
	副高及以上	24	9.92%
是否参加过患者安全培训	是	207	85.54%
	否	35	14.46%
是否与患者直接接触	是	223	92.15%
	否	19	7.85%
每周工作时长	≤40 小时	118	48.76%
	41~60 小时	118	48.76%
	≥61 小时	6	2.48%

2. 各方法条目筛选结果

（1）选项频数分布分析结果。

若某条目的某一选项的选择频数百分比超过 80%，则可能存在天花板效应，应考虑删除该条目。本次预调查中，各条目的选项频数百分比均未超过 0.8（表6-12）。

表6-12 条目的选项频数分布分析

条目	选项				
	极不同意	不同意	中立	同意	极同意
A_1	0.000	0.004	0.128	0.471	0.397
A_2	0.000	0.008	0.054	0.529	0.409
A_3	0.000	0.004	0.037	0.607	0.351
A_4	0.000	0.000	0.066	0.653	0.281
A_5	0.000	0.000	0.066	0.574	0.360
B_1	0.000	0.004	0.132	0.607	0.256
B_2	0.004	0.017	0.140	0.649	0.190
B_3	0.000	0.004	0.112	0.682	0.202
B_4	0.000	0.000	0.116	0.669	0.215
B_5	0.000	0.000	0.116	0.640	0.244
C_1	0.000	0.000	0.079	0.657	0.264
C_2	0.000	0.012	0.107	0.657	0.223
C_3	0.120	0.273	0.264	0.285	0.058
C_4	0.211	0.347	0.120	0.248	0.074
C_5	0.008	0.017	0.145	0.636	0.194

续表

条目	选项				
	极不同意	不同意	中立	同意	极同意
C_6	0.000	0.000	0.116	0.657	0.227
D_1	0.000	0.004	0.091	0.661	0.244
D_2	0.000	0.000	0.087	0.694	0.219
D_3	0.008	0.033	0.211	0.562	0.186
D_4	0.000	0.000	0.112	0.661	0.227
D_5	0.000	0.000	0.136	0.653	0.211
D_6	0.000	0.004	0.116	0.669	0.211
E_1	0.000	0.012	0.140	0.694	0.153
E_2	0.025	0.087	0.351	0.446	0.091
E_3	0.021	0.079	0.198	0.570	0.132
E_4	0.008	0.012	0.202	0.632	0.145
E_5	0.000	0.000	0.095	0.587	0.318
E_6	0.000	0.008	0.091	0.620	0.281
F_1	0.004	0.000	0.087	0.686	0.223
F_2	0.000	0.004	0.095	0.674	0.227
F_3	0.004	0.004	0.116	0.649	0.227
G_1	0.004	0.050	0.248	0.550	0.149
G_2	0.000	0.004	0.186	0.640	0.169
G_3	0.000	0.000	0.099	0.661	0.240
G_4	0.000	0.004	0.083	0.707	0.207
G_5	0.000	0.000	0.099	0.653	0.248
G_6	0.004	0.008	0.174	0.653	0.161
G_7	0.000	0.000	0.174	0.632	0.194

（2）临界比值分析结果。

高分组与低分组两组各条目得分平均数的 t 检验结果见表 6-13，可见各条目的 P 值均小于 0.05，差异有统计学意义，说明所有条目均能鉴别不同被调查者的反应程度，均可保留。

表 6-13 条目的临界比值分析

条目	t 值	P 值	条目	t 值	P 值
A_1	9.168*	0.000	B_1	8.125	0.000
A_2	9.508	0.000	B_2	7.146*	0.000
A_3	9.366*	0.000	B_3	6.457	0.000
A_4	7.864*	0.000	B_4	8.110*	0.000
A_5	12.691	0.000	B_5	9.513	0.000

续表

条目	t值	P值	条目	t值	P值
C_1	11.966	0.000	E_3	3.504	0.001
C_2	8.464	0.000	E_4	5.319	0.000
C_3	7.453*	0.000	E_5	11.481	0.000
C_4	7.447	0.000	E_6	8.468	0.000
C_5	6.865	0.000	F_1	9.460*	0.000
C_6	6.799*	0.000	F_2	9.589*	0.000
D_1	10.892	0.000	F_3	9.533	0.000
D_2	9.329*	0.000	G_1	6.769	0.000
D_3	5.197	0.000	G_2	9.490	0.000
D_4	11.489*	0.000	G_3	9.513	0.000
D_5	9.181	0.000	G_4	8.639*	0.000
D_6	9.306	0.000	G_5	10.186	0.000
E_1	8.714	0.000	G_6	7.601	0.000
E_2	2.447*	0.016	G_7	7.796	0.000

*表示方差不齐，采用t检验

（3）变异系数分析结果。

条目的变异系数分析见表 6-14，可见条目 A_2、A_3、A_4、A_5、B_3、B_4、B_5、C_1、C_6、D_1、D_2、D_4、D_5、D_6、E_5、F_1、F_2、G_3、G_4、G_5、G_7的变异系数均小于0.15，考虑删除或修改。

表 6-14　条目的变异系数分析

条目	均值	标准差	变异系数	条目	均值	标准差	变异系数
A_1	4.26	0.69	0.16	C_5	3.99	0.69	0.17
A_2	4.34	0.62	0.14[a]	C_6	4.11	0.58	0.14[a]
A_3	4.31	0.56	0.13[a]	D_1	4.14	0.58	0.14[a]
A_4	4.21	0.55	0.13[a]	D_2	4.13	0.54	0.13[a]
A_5	4.29	0.58	0.14[a]	D_3	3.88	0.77	0.20
B_1	4.12	0.63	0.15	D_4	4.12	0.57	0.14[a]
B_2	4.00	0.66	0.16	D_5	4.07	0.59	0.14[a]
B_3	4.08	0.57	0.14[a]	D_6	4.09	0.58	0.14[a]
B_4	4.10	0.57	0.14[a]	E_1	3.99	0.59	0.15
B_5	4.13	0.59	0.14[a]	E_2	3.49	0.87	0.25
C_1	4.19	0.56	0.13[a]	E_3	3.71	0.87	0.23
C_2	4.09	0.61	0.15	E_4	3.89	0.68	0.17
C_3	2.89	1.12	0.39	E_5	4.22	0.60	0.14[a]
C_4	2.63	1.27	0.48	E_6	4.17	0.61	0.15

续表

条目	均值	标准差	变异系数	条目	均值	标准差	变异系数
F_1	4.12	0.58	0.14[a]	G_3	4.14	0.57	0.14[a]
F_2	4.12	0.57	0.14[a]	G_4	4.12	0.54	0.13[a]
F_3	4.09	0.62	0.15	G_5	4.15	0.57	0.14[a]
G_1	3.79	0.77	0.20	G_6	3.96	0.64	0.16
G_2	3.98	0.61	0.15	G_7	4.02	0.60	0.14[a]

a 表示变异系数小于 0.15

（4）内部一致性信度分析结果。

所有条目构成的量表的内部一致性信度系数（Cronbach's α 系数）为 0.929，删除某一条目后量表的 Cronbach's α 系数见表 6-15，其中大于 0.929 的条目为 C_3、C_4、E_2、E_3，考虑将其删除。

表 6-15 内部一致性信度分析

条目	删除相应条目后的 Cronbach's α 系数	条目	删除相应条目后的 Cronbach's α 系数
A_1	0.928	D_4	0.926
A_2	0.927	D_5	0.926
A_3	0.928	D_6	0.926
A_4	0.928	E_1	0.927
A_5	0.927	E_2	0.932[a]
B_1	0.928	E_3	0.932[a]
B_2	0.928	E_4	0.929
B_3	0.928	E_5	0.926
B_4	0.927	E_6	0.927
B_5	0.927	F_1	0.926
C_1	0.926	F_2	0.927
C_2	0.927	F_3	0.926
C_3	0.931[a]	G_1	0.928
C_4	0.933[a]	G_2	0.926
C_5	0.929	G_3	0.927
C_6	0.928	G_4	0.927
D_1	0.926	G_5	0.926
D_2	0.927	G_6	0.927
D_3	0.929	G_7	0.927

a 表示删除该条目后量表的 Cronbach's α 系数大于未删时量表的 Cronbach's α 系数

（5）相关性分析结果。

条目 A_1~A_5 与维度 A 的相关系数均大于 0.6，但 A_1 与维度 D 的相关性为 0.509，大于 0.5，考虑删除 A_1。条目 B_1~B_5 与维度 B 的相关系数均大于 0.6，且与其他维度 A、C、D、E、F、G 的相关系数均未超过 0.5，因此无条目删除。条目 C_1、C_2、C_5、C_6 与维度 C 的相关系数小于 0.6，且 C_1 与维度 A、B、D、F 的相关系数均大于 0.5，C_2 与维度 B 的相关系数也大于 0.5，因此考虑删除 C_1、C_2、C_5、C_6。条目 D_1~D_6 与维度 D 的相关系数均大于 0.6，且与维度 A、B、C、E、F、G 的相关系数均小于 0.5，因此无条目删除。条目 E_1、E_5、E_6 与维度 E 的相关系数均小于 0.6，且 E_1 与维度 D、G 的相关系数大于 0.5，E_5 与维度 A、D、F 的相关系数大于 0.5，E_4 与维度 B 的相关系数大于 0.5，因此考虑删除 E_1、E_4、E_5、E_6。条目 F_1~F_3 与维度 F 的相关系数均大于 0.6，但 F_3 与维度 A、D 的相关系数均大于 0.5，因此考虑删除 F_3。条目 G_1~G_7 与维度 G 的相关系数均大于 0.6，且与维度 A、B、C、D、E、F 的相关系数均小于 0.5，因此无条目删除（表 6-16）。

表 6-16　条目与各维度的相关系数

预调查条目	维度						
	A	B	C	D	E	F	G
A_1	0.781	0.397	0.234	0.509 [a]	0.284	0.464	0.337
A_2	0.808	0.431	0.306	0.468	0.294	0.499	0.291
A_3	0.723	0.404	0.359	0.465	0.296	0.422	0.319
A_4	0.676	0.274	0.336	0.364	0.306	0.347	0.322
A_5	0.720	0.490	0.490	0.393	0.345	0.436	0.416
B_1	0.475	0.666	0.368	0.401	0.211	0.415	0.323
B_2	0.357	0.643	0.286	0.349	0.260	0.272	0.327
B_3	0.310	0.700	0.348	0.361	0.238	0.339	0.327
B_4	0.279	0.675	0.446	0.397	0.283	0.452	0.380
B_5	0.451	0.725	0.440	0.418	0.317	0.500	0.327
C_1	0.525 [a]	0.586 [a]	0.553 [b]	0.502 [a]	0.481	0.525 [a]	0.469
C_2	0.385	0.530 [a]	0.523 [b]	0.446	0.391	0.442	0.440
C_3	0.216	0.252	0.811	0.245	0.113	0.207	0.225
C_4	0.316	0.261	0.804	0.246	0.032	0.261	0.224
C_5	0.297	0.383	0.498 [b]	0.396	0.269	0.342	0.330
C_6	0.288	0.347	0.486 [b]	0.375	0.295	0.381	0.403
D_1	0.412	0.417	0.424	0.741	0.423	0.337	0.478
D_2	0.459	0.444	0.450	0.662	0.323	0.493	0.499
D_3	0.265	0.299	0.254	0.687	0.425	0.412	0.407
D_4	0.311	0.479	0.454	0.728	0.456	0.440	0.440

续表

预调查条目	维度						
	A	B	C	D	E	F	G
D_5	0.458	0.417	0.407	0.754	0.367	0.309	0.472
D_6	0.495	0.432	0.444	0.710	0.364	0.450	0.499
E_1	0.339	0.392	0.373	0.599 [a]	0.514 [b]	0.490	0.589 [a]
E_2	0.007	0.036	0.049	0.124	0.634	0.063	0.242
E_3	0.291	0.110	0.027	0.283	0.731	0.203	0.190
E_4	0.329	0.514 [a]	0.244	0.388	0.710	0.333	0.331
E_5	0.502 [a]	0.475	0.414	0.593 [a]	0.598 [b]	0.526 [a]	0.409
E_6	0.472	0.432	0.373	0.444	0.490 [b]	0.457	0.352
F_1	0.481	0.450	0.386	0.419	0.344	0.814	0.550
F_2	0.411	0.424	0.362	0.439	0.348	0.827	0.410
F_3	0.569 [a]	0.404	0.393	0.509 [a]	0.379	0.811	0.439
G_1	0.269	0.293	0.248	0.364	0.253	0.373	0.720
G_2	0.360	0.345	0.393	0.426	0.347	0.404	0.770
G_3	0.430	0.476	0.342	0.472	0.308	0.287	0.686
G_4	0.345	0.421	0.384	0.497	0.362	0.413	0.652
G_5	0.456	0.471	0.366	0.352	0.440	0.438	0.726
G_6	0.335	0.340	0.326	0.436	0.288	0.384	0.717
G_7	0.274	0.321	0.300	0.429	0.323	0.405	0.719

a 条目与其他维度的相关系数大于 0.5；b 条目与所属维度的相关系数小于 0.6

总之，条目 A_1、C_1、C_2、C_5、C_6、E_1、E_4、E_5、E_6、F_3 与所属维度的相关系数小于 0.6 或与其他维度的相关系数大于 0.5，因此考虑删除或修改。

（6）因子分析结果。

经计算，KMO 统计量为 0.892，Bartlett 球形度检验卡方值为 4 434.544，$P <$ 0.000，表明该数据可用于因子分析。探索性因子分析结果见表 6-17，可见因子载荷小于 0.4 的条目为 D_2、D_4、E_5、E_6、F_3，考虑删除，D_4 的因子载荷虽小于 0.4，但接近 0.4，考虑保留。

表 6-17　探索性因子分析结果旋转成分矩阵

条目	成分						
	1	2	3	4	5	6	7
G_6	0.744						
G_2	0.737						
G_7	0.717						
G_1	0.684						

续表

条目	成分						
	1	2	3	4	5	6	7
F_2	0.591						
G_3	0.588						
G_4	0.588						
G_5	0.587						
F_1	0.544						
E_1	0.503						
D_2	0.301 [a]						
A_2		0.738					
A_1		0.718					
A_3		0.586					
D_1		0.477					
D_4		0.399 [a]					
E_5		0.381 [a]					
E_6		0.308 [a]					
F_3		0.212 [a]					
B_4			0.792				
B_3			0.702				
B_5			0.690				
B_1			0.662				
B_2			0.615				
C_5				0.638			
C_2				0.581			
C_1				0.512			
A_4					0.553		
C_6					0.553		
A_5					0.526		
D_6					0.537		
D_3					0.476		
D_5					0.473		
E_3						0.831	
E_2						0.787	
E_4						0.740	
C_4							0.869
C_3							0.837

a 因子载荷小于 0.4

3. 预调查筛选结果汇总

本章研究采用了 6 种方法对条目进行筛选，若条目被两种及以上的方法排除，则考虑删除。相关分析中若条目同时被两种相关系数排除仍考虑修改，若条目被相关分析和其他方法排除则考虑删除，因此条目 C_2、E_1 虽被两种相关系数标准排除，但只被一种方法排除，仍保留。最终删除条目为 C_1、C_6、D_2、E_5、E_6、F_3，具体见表 6-18。

表 6-18　各方法条目筛选结果汇总

条目	选项频数分析	临界比值分析	变异系数分析	内部一致性信度分析	相关分析		因子分析	结果
					1	2		
A_1	√	√	√	√	√	×	√	纳入
A_2	√	√	×	√	√	√	√	修改
A_3	√	√	×	√	√	√	√	修改
A_4	√	√	×	√	√	√	√	修改
A_5	√	√	×	√	√	√	√	修改
B_1	√	√	√	√	√	√	√	纳入
B_2	√	√	√	√	√	√	√	纳入
B_3	√	√	×	√	√	√	√	修改
B_4	√	√	×	√	√	√	√	修改
B_5	√	√	×	√	√	√	√	修改
C_1	√	√	×	√	×	×	√	删除
C_2	√	√	√	√	×	×	√	修改
C_3	√	√	√	×	√	√	√	修改
C_4	√	√	√	×	√	√	√	修改
C_5	√	√	√	√	×	√	√	修改
C_6	√	√	×	√	×	√	√	删除
D_1	√	√	×	√	√	√	√	修改
D_2	√	√	×	√	√	√	×	删除
D_3	√	√	√	√	√	√	√	纳入
D_4	√	√	×	√	√	√	√	修改
D_5	√	√	×	√	√	√	√	修改
D_6	√	√	×	√	√	√	√	修改
E_1	√	√	√	√	×	×	√	修改
E_2	√	√	×	√	√	√	√	修改
E_3	√	√	×	√	√	√	√	修改
E_4	√	√	√	√	√	×	√	纳入

续表

条目	选项频数分析	临界比值分析	变异系数分析	内部—致性信度分析	相关分析		因子分析	结果
					1	2		
E_5	√	√	×	√	×	×	×	删除
E_6	√	√	√	√	×	√	×	删除
F_1	√	√	×	√	√	√	√	修改
F_2	√	√	×	√	√	√	√	修改
F_3	√	√	√	√	√	×	×	删除
G_1	√	√	√	√	√	√	√	纳入
G_2	√	√	√	√	√	√	√	纳入
G_3	√	√	×	√	√	√	√	修改
G_4	√	√	×	√	√	√	√	修改
G_5	√	√	×	√	√	√	√	修改
G_6	√	√	√	√	√	√	√	纳入
G_7	√	√	×	√	√	√	√	修改

1 表示与所属维度的相关系数；2 表示与其他维度的相关系数

根据探索性因子分析结果，我们对量表结构进行了调整。将"患者安全培训"和"患者安全感知与报告"2 个维度拆分为 3 个维度，条目 C_3、C_4 为反向计分维度，将其重新赋值为正向计分维度，即"越不同意"则患者安全文化水平越高。在转换过程中可能存在误差，导致经过旋转后两个条目形成一个新的维度为"惩罚性感受"。预调查维度和条目筛选后形成的最终正式调查问卷量表包括 7 个维度 32 个条目，具体修改情况见表 6-19。

表 6-19　预调查维度修改情况

预调查维度	新维度	修改后条目	修改说明
A 患者安全首要性	患者安全首要性	5	不变
B 患者安全培训	患者安全培训	5	原维度拆分
C 患者安全感知与报告	患者安全事件感知与报告	3	原维度拆分，删除 1 个条目
	惩罚性感受	2	由 B、C 拆分后新增维度
D 患者安全改进	患者安全改进	5	不变，删除 1 个条目
E 开放性沟通	开放性沟通	3	不变，删除 3 个条目
F 团队合作与交接	质量承诺	9	2 个维度合并为 1 个维度，删除 1 个条目
G 质量承诺			
合计	7	32	

第三节　量表信度与效度检验

一、调查工具

采用整群抽样的方式，对湖北省 9 家基层医疗卫生机构的员工进行问卷调查，以对量表的信度和效度进行检验。

采用经过预调查筛选修改后形成的正式调查量表，包括两个部分，第一部分是 7 个维度下的 32 个条目，包括患者安全首要性（5 个条目）、患者安全培训（5 个条目）、患者安全事件感知与报告（3 个条目）、惩罚性感受（2 个条目）、患者安全改进（5 个条目）、开放性沟通（3 个条目）、质量承诺（9 个条目），具体见表 6-20。所有条目均采用 Likert 5 级评分，从"极不同意"到"极同意"。第二部分是被调查者的基本信息，包括性别、年龄、学历、职业、工作年限、职称、是否参加过患者安全培训、是否与患者直接接触、每周工作时长。

表 6-20　正式量表的维度与条目

维度	条目
A 患者安全首要性	A$_1$领导的行为表明患者安全是我们机构优先考虑的问题
	A$_2$我们机构的管理制度中，患者安全处于首要位置
	A$_3$当我们科室出现诊疗意见分歧时，我们的决策通常都是基于患者安全的角度
	A$_4$我们会从医务人员、机构的诊疗流程等角度来分析与反思患者安全事件发生的原因
	A$_5$我们会组织全体人员对机构中发生的患者安全事件进行学习和讨论
B 患者安全培训	B$_1$我们机构的新员工入职前会参加一系列关于患者安全的培训
	B$_2$我们机构开展新流程、新业务时会对执业人员进行系列培训
	B$_3$我们机构会持续考核我们的操作和诊疗流程
	B$_4$我们机构开展的员工培训降低了患者安全事件发生的频率
	B$_5$科室不会要求我们做未培训过的工作
C 患者安全事件感知与报告	C$_1$当我们发现患者安全方面的隐患时，会主动及时汇报给相关部门和人员
	C$_2$我知道如何报告患者安全事件（如坠床、处方错误和发错药品等）
	C$_3$当患者安全事件（如错发或遗失检查结果等）发生后，即使对患者没有造成伤害，我们都会汇报
D 惩罚性感受	D$_1$我担心当我汇报患者安全事件后，相关人员会受到惩罚
	D$_2$由于担心患者安全事件被记录在档案里，我会选择不汇报自己造成的患者安全事件
E 患者安全改进	E$_1$我们机构会对需要监测的患者进行随访
	E$_2$我们会提醒患者何时进行下一步的治疗

续表

维度	条目
E 患者安全改进	E_3 我们机构会公开本机构发生的患者安全事件（如机构内工作群、院内公告栏）
	E_4 我们会从本机构相关部门得到关于患者安全事件的后续反馈
	E_5 当机构进行改革时，我们会考察这些改革是否对患者安全有帮助
F 开放性沟通	F_1 在我们机构，我们可以自由地质疑那些更权威的人做出的诊疗决定
	F_2 在我们机构，不同职称的工作人员可以公开交流患者安全事件
	F_3 我们机构鼓励员工表达对于患者安全事件的不同观点
G 质量承诺	G_1 我们医务人员之间有规范的交接流程
	G_2 在患者需要转诊时，我们能及时联系并做好患者信息的传输
	G_3 我们机构有足够的人手完成各项工作
	G_4 我们机构的就诊流程能预防患者安全事件的发生
	G_5 我们会按照规范诊疗流程来完成工作（如手部卫生、无菌操作等）
	G_6 我们机构各部门的环境干净整洁
	G_7 我们定期检查医疗设备以保证设备能正常使用
	G_8 我认为我们机构投入了足够多的资源来保障患者安全
	G_9 我们的医疗质量管理体系保障了患者安全

二、被调查对象基本情况

共回收有效调查问卷 369 份，其中，女性被调查者占比 78.86%，29 岁及以下者占比 24.66%，本科学历者占比 55.56%，医护人员占比 74.53%，工作 21 年及以上者占比 24.66%，有 3.79% 的被调查者每周工作 61 小时及以上，90.51% 的被调查者参加过患者安全培训，85.64% 的被调查者与患者直接接触，具体情况见表 6-21。

表 6-21　被调查者基本情况（n=369）

指标	分类	有效例数/人	构成比
性别	男	78	21.14%
	女	291	78.86%
年龄	≤29 岁	91	24.66%
	30~44 岁	175	47.43%
	45~59 岁	94	25.47%
	≥60 岁	9	2.44%
学历	硕士及以上	24	6.50%
	本科	205	55.56%
	专科及以下	140	37.94%

续表

指标	分类	有效例数/人	构成比
职业	医生	116	31.44%
	护士	159	43.09%
	医技人员	31	8.40%
	药师	9	2.44%
	管理或后勤人员	36	9.76%
	其他	18	4.88%
工作年限	≤5 年	84	22.76%
	6~10 年	108	29.27%
	11~15 年	56	15.18%
	16~20 年	30	8.13%
	≥21 年	91	24.66%
职称	无	51	13.82%
	初级	179	48.51%
	中级	120	32.52%
	高级	19	5.15%
是否参加过患者安全培训	是	334	90.51%
	否	35	9.49%
是否与患者直接接触	是	316	85.64%
	否	53	14.36%
每周工作时长	≤40 小时	219	59.35%
	41~60 小时	136	36.86%
	≥61 小时	14	3.79%

三、量表的信度

1. Cronbach's α 系数

量表的总体 Cronbach's α 系数为 0.940，大于 0.9，说明量表的整体信度较高，量表各维度的 Cronbach's α 系数在 0.754~0.926（表 6-22），均大于 0.7，表明量表的信度较高。

表 6-22　量表各维度的 Cronbach's α 系数

维度	Cronbach's α 系数
A 患者安全首要性	0.853
B 患者安全培训	0.840

维度	Cronbach's α 系数
C 患者安全事件感知与报告	0.754
D 惩罚性感受	0.858
E 患者安全改进	0.821
F 开放性沟通	0.839
G 质量承诺	0.926

2. 分半信度

32 个条目按序号的奇偶项分为两组，奇数项组为 A_1、A_3、A_5、B_2、B_4、C_1、C_3、D_2、E_2、E_4、F_2、G_1、G_3、G_5、G_7、G_9，偶数项组为 A_2、A_4、B_1、B_3、B_5、C_2、D_1、E_1、E_3、E_5、F_1、F_3、G_2、G_4、G_6、G_8，两者间的相关系数为 0.943，则分半信度系数为 0.970，大于 0.7，表明量表的信度良好。

四、量表的效度

1. 结构效度

（1）相关性分析。

在维度层面上，维度与维度间相关系数绝对值在 0.125~0.656 变动，维度 A、B 与维度 C 之间的相关系数虽然超过了 0.6，但未超过 0.8，表明其仍可以接受；维度与总分的相关系数在 0.129~0.851 变动，且维度间的相关系数均小于维度与总分之间的相关系数（表 6-23），维度 D 与总分的相关系数小于 0.3，主要是由于其为反向计分条目（极不同意计为 5 分，极同意计为 1 分）。在条目层面上，条目与维度之间的相关系数在 0.689~0.944 变动（表 6-24），均大于 0.6，表明条目维度的相关性较高。条目与总分之间的相关系数在 0.042~0.775 变动，除条目 D_1、D_2 与总分之间相关系数未达到 0.3 外（这与条目为反向计分有关），其他条目与总分的相关系数均大于 0.3 小于 0.8，相关性较高。

表 6-23　维度与维度、维度与总分之间的相关

维度	A	B	C	D	E	F	G
A	1						
B	0.604[a]	1					
C	0.656[a]	0.651[a]	1				
D	0.125	0.155	−0.141	1			
E	0.584	0.616[a]	0.523	−0.144	1		

续表

维度	A	B	C	D	E	F	G
F	0.355	0.507	0.522	−0.278	0.485	1	
G	0.362	0.506	0.459	−0.169	0.453	0.593	1
总分	0.705	0.851	0.714	0.129	0.736	0.649	0.709

a 维度与维度之间的相关系数大于 0.6

表 6-24　条目与所属维度、条目与总分之间的相关

条目	条目与所属维度的相关系数	条目与总分的相关系数	条目	条目与所属维度的相关系数	条目与总分的相关系数
A_1	0.843	0.517	E_2	0.697	0.606
A_2	0.837	0.526	E_3	0.854	0.564
A_3	0.860	0.644	E_4	0.840	0.775
A_4	0.732	0.678	E_5	0.689	0.586
A_5	0.783	0.743	F_1	0.849	0.467
B_1	0.818	0.678	F_2	0.848	0.579
B_2	0.813	0.711	F_3	0.712	0.700
B_3	0.787	0.693	G_1	0.694	0.655
B_4	0.724	0.702	G_2	0.698	0.680
B_5	0.695	0.610	G_3	0.805	0.488
C_1	0.889	0.658	G_4	0.813	0.612
C_2	0.774	0.631	G_5	0.691	0.771
C_3	0.902	0.673	G_6	0.795	0.688
D_1	0.944	0.042 [a]	G_7	0.756	0.718
D_2	0.883	0.159 [a]	G_8	0.785	0.429
E_1	0.772	0.662	G_9	0.743	0.711

a 表示反向计分条目

（2）因子分析。

对正式调查量表收集的数据进行分析，Bartlett 球形度检验卡方值为 11 391.613，$P < 0.000$，差异具有统计学意义，KMO 统计量为 0.926，大于 0.8，表明很适合进行因子分析。探索性因子分析结果显示，提取的 7 个公因子总方差解释比达到 77.403%（表 6-25）。验证性因子分析结果显示，χ^2/df 为 2.993，RMSEA 值为 0.078，GFI 值为 0.904，RMR 值为 0.068，CFI 值为 0.925，NNFI 值为 0.709（表 6-26），除 NNFI 值未达到良好标准外，其他指标均达到良好标准，表明量表的模型拟合结果可以接受。

表 6-25　探索性因子分析旋转结果

条目	公因子						
	1	2	3	4	5	6	7
G_4	0.925						
G_7	0.858						
G_8	0.847						
G_3	0.838						
G_9	0.806						
G_2	0.775						
G_5	0.756						
G_1	0.683						
G_6	0.588						
F_3		0.861					
F_1		0.628					
F_2		0.570					
E_4			0.731				
E_2			0.713				
E_3			0.607				
E_5			0.599				
E_1			0.567				
B_3				0.802			
B_4				0.772			
B_1				0.762			
B_2				0.749			
B_5				0.661			
A_2					0.806		
A_1					0.803		
A_3					0.594		
A_5					0.583		
A_4					0.463		
C_2						0.748	
C_1						0.618	
C_3						0.498	
D_2							−0.904
D_1							−0.900

表 6-26 验证性因子分析拟合结果

拟合指数	拟合值	拟合结果
χ^2/df	2.993	<3，表示模型与样本拟合良好
近似误差均方根（RMSEA）	0.078	0.05~0.1，表示拟合效果一般
拟合优度指数（GFI）	0.904	>0.9，表示模型拟合较好
比较拟合指数（CFI）	0.925	>0.9，表示模型可以接受
非规范拟合指数（NNFI）	0.709	<0.9，表示未达到良好标准
残差均方根（RMR）	0.068	<0.09，表示拟合好

2. 内容效度

各条目的内容效度指数和校正内容效度指数见表 6-27，条目 A_5、E_4 的校正内容效度指数虽然小于 0.74，但是大于 0.6，提示内容效度良好，其他条目的内容效度均为优秀。量表的全体一致内容效度指数 S-CVI/UA 为 0.625，未超过 0.8，未达到优秀，可以认为量表整体内容效度良好。量表的平均内容效度指数 S-CVI/Ave 为 0.93，大于 0.9，表明量表的平均内容效度优秀。

表 6-27 各条目的内容效度指数和校正内容效度指数

条目	I-ICV	校正 I-ICV	条目	I-ICV	校正 I-ICV
A_1	1	1	E_2	0.8	0.79
A_2	1	1	E_3	0.8	0.79
A_3	1	1	E_4	0.67	0.64
A_4	0.8	0.79	E_5	1	1
A_5	0.67	0.64	F_1	1	1
B_1	0.93	0.92	F_2	0.93	0.92
B_2	1	1	F_3	1	1
B_3	1	1	G_1	0.87	0.86
B_4	0.80	0.79	G_2	0.93	0.92
B_5	0.93	0.92	G_3	1	1
C_1	1	1	G_4	1	1
C_2	1	1	G_5	1	1
C_3	1	1	G_6	0.93	0.92
D_1	1	1	G_7	1	1
D_2	1	1	G_8	1	1
E_1	1	1	G_9		

五、量表的计分方式

本章研究研制的基层医疗卫生机构患者安全文化测量量表的每一个条目均采用Likert 5级评分，从"极不同意"到"极同意"，正向计分条目赋值为1~5分，反向计分条目则反之。量表各维度的得分为该维度下所有条目得分的平均数，量表的总分为量表所有维度得分的平均数。

若要分析某一基层医疗卫生机构的患者安全文化存在的问题，则主要是分析每一个条目的积极率，即选择"同意"及"极同意"的比例，以及计算每一维度的积极率，即该维度下各条目积极率的平均数，若某维度积极率超过 75%[①]，则认为机构在这一维度表现较好，积极率越高，则说明机构的患者安全文化在该维度的水平越高。若某维度下的条目选择"不同意"及"极不同意"的平均比例在50%以上，则认为该维度是机构患者安全文化需要改进的领域，比例越高，则认为越需要改进，而针对反向计分条目则反之。

---

① Agency for Healthcare Research and Quality. SOPS hospital survey. https://www.ahrq.gov/sops/surveys/hospital/index.html，2021.

第七章 患者参与患者安全

医疗服务具有专业性、复杂性、相互依赖性、不确定性和高风险性等特点，使医院在提供医疗服务过程中必然面临较高的风险，患者安全问题依然面临诸多挑战。以往在医疗活动中，普遍认为医务人员是医疗工作的组织者，处于主体地位，发挥着主导的、能动的、积极的作用；而患者是医务人员的服务对象，是医疗服务的客体，处于从属的、被动的地位。随着医疗模式的转变，患者在疾病诊治中的作用日益得到重视。患者作为医疗服务中的主体，应该发挥更积极的作用，如协助医生获得正确的诊断；参与确定合适的治疗或管理策略；选择合适的、有经验的、安全的医疗机构和医务人员；参与监督治疗、检测的合适性；快速发现副作用和不良事件并采取正确的应对措施；等等。WHO 发布的《世界患者安全行动计划》中将"患者参与患者安全"列为第二项行动计划，强调患者不单纯只是医护服务的被动接受者，更应该是参与者及合作者。患者参与患者安全也是患者对自身安全的责任与义务。2004 年 10 月，WHO 成立了"患者安全国际联盟"，正式启动 WHO 患者安全项目，作为 WHO 患者安全行动领域之一的"患者参与患者安全"项目也随后启动①。目前，各国都强调以患者为中心的医疗服务体系，患者安全是首要的，因此，患者参与患者安全得到越来越多的关注。

第一节 患者参与患者安全概述

一、患者参与患者安全的概念

患者参与的理念起源于 20 世纪 60 年代的消费者权益运动，倡导安全、告

---

① 刘捷，肖明朝，刘丽萍，等. 患者参与患者安全策略的研究进展. 中国护理管理，2013，13（8）：58，59.

知、选择、申诉的权利，随后其范畴逐步涉及临床决策、慢性病管理和健康促进领域。目前，国内外对于患者参与患者安全尚无统一定义，仍处于不断完善的过程中。1983 年，有学者指出，患者参与是指个体为了保持和促进健康、预防疾病，在疾病诊治、康复等过程中所参与的活动[1]。1995 年有学者认为，患者参与是指患者在住院期间在临床治疗和日常活动中参与决策的主动过程[2]。美国国家医学图书馆认为，患者参与是指患者参与健康相关问题的决策过程[1]。虽然患者参与目前没有统一概念，但都认同患者在医疗活动中的地位和作用，是以患者为中心的医疗理念在实践中的落实。患者参与患者安全是在诊疗过程中，通过了解并掌握一定的信息，患者主动参与诊疗决策过程和日常护理，目的是避免一切潜在伤害的发生，保护自身健康。患者参与患者安全可以提高医疗保健质量，防止医疗事故的发生。

二、患者参与患者安全的必要性

患者参与患者安全是预防和减少医疗差错的重要措施。在临床给药差错中，遗漏和 5R（正确的患者、正确的药物、正确剂量、正确时间、正确途径）错误是给药错误的主要类别。此外，患者的参与对护士的给药过程起到了无形的监督作用，能增强护士的工作责任心，督促护士自觉遵守给药操作规程[3]。

患者参与患者安全是收集患者信息反馈的重要途径。患者是医疗保健的主体，医疗服务必须不断改进以满足患者的需要。患者在就医过程中感受到的价值体验等信息是改善医疗质量和安全的重要内容。通过调查、非正式的在线反馈、采访或焦点小组讨论等方式，了解患者反馈信息，可以洞察患者的需求、偏好和价值观，有助于提高医疗质量和安全，也有利于医疗卫生管理人员根据患者表达的经验和观点，站在患者的角度进行思考，在接下来的学习和改进工作中利用这些反馈的信息，激励医生提高医疗安全性，增加患者和医生之间的信任。

患者参与患者安全是系统设计科学性的保障。在组织层面，患者可以参与以患者为中心的流程和系统的设计，如作为咨询委员会成员。在政策制定层面，患者及其家属参与制度规范的制定也得到了越来越多的认可。例如，患者可以参与教育资料、工具的开发、传播和信息收集，他们可以作为数据的来源参与研究，

---

① Longtin Y, Sax H, Leape L L, et al. Patient partici-pation: current knowledge and applicability to patient safety. Mayo Clinic Proceedings, 2010, 85（1）：53-62.

② Saunders P. Encouraging patients to take part in their own care[J]. Nursing Times, 1995, 91（9）：42-43.

③ 邵志伟，周瑞红，周燕，等. 患者参与用药安全管理在预防临床给药差错中的作用. 护理学杂志，2012，27（9）：51，52.

并作为研究设计或研究计划的共同制定者。

　　一些发达国家已经开始允许患者使用自己的电子健康档案。让患者参与监测和更新他们的药物或治疗计划，能促进治疗的协调性，在适当的情况下，卫生保健提供者进行审查和干预。在资源匮乏的低收入国家，患者和家属的参与可能首先是教育，让居民认识到自己的健康需要，从而及时寻求卫生保健。鼓励患者提出问题、参与系统设计和开发有助于提高他们对健康问题的理解，并帮助他们使用相关的工具。

三、患者参与患者安全的发展趋势

　　WHO 患者安全的基本理念是"无损于患者为先"。为促进患者安全，在WHO 的倡导下，各国纷纷采取措施。在患者参与这一领域中，WHO 及 JCI 等组织纷纷加入，加拿大、美国、澳大利亚等国家也建立了自己的患者参与促进小组。

　　1. 国外患者参与患者安全的发展趋势

　　WHO 在 2005 年"患者安全国际联盟"欧盟峰会上提出"患者参与患者安全"行动计划，旨在建立患者、患者安全倡导者、卫生服务消费者、医疗保健工作者共同参与的国际网络，促进患者安全，协助医疗保健人员减少和避免危害患者健康的一切医疗过失，强调患者在提高医疗质量和安全中的核心地位，增强患者对安全策略的认识和参与。

　　2006 年 3 月，WHO 在其发表的《患者参与患者安全伦敦宣言》中提出：患者有权利参与医疗活动，并强调应将这种效应在全世界扩大化。患者参与患者安全的意识正逐渐深入人心，在世界范围内得到肯定和实践。

　　2009 年，WHO 将患者参与患者安全列入全球患者安全 50 个优先研究领域。许多患者参与患者安全的具体项目在各国相继展开，加拿大、美国、澳大利亚等8 个国家先后成立了患者参与患者安全工作小组。英国 NPSA 为加强患者安全做了大量研究；美国提出健康三问，将患者对患者安全的疑问具体化；ACSQHC 也将患者参与患者安全的计划与行动提上重要日程[①]。

　　JCI 从以患者为中心的临床服务和医疗机构管理两方面设立标准[②]，安全是JCI 标准的重心，JCI 标准涵盖 368 个标准（其中 200 个核心标准，168 个非核心标准），每个标准之下又包含几个衡量要素，共有 1 033 个小项。JCI 鼓励患者参

---

① 张鸣明，李静，李雨璠，等. 患者参与患者安全的国内外研究分析. 医学与哲学，2011，32（16）：1-3.

② Joint Commission International. Joint Commission International Accreditation Standards for Hospitals. 2nd ed. Washington，DC：Joint Commission Resources，2002.

与医疗决策和医疗过程，建议患者为保障自身安全采取必要的保护措施，包括：
①当有疑问时，敢于提问和发表意见；②确保得到正确的药物和治疗方案，并由
具有执业资格的医务人员实施；③患者理解自己的诊断、正在接受的药物试验及
治疗计划；④让自己的家属或朋友成为代言人；⑤了解、知晓正在使用的药物及
使用这些药物的原因①。

2. 国内患者参与患者安全的发展趋势

CHA 结合我国医院临床实际，总结实施患者安全目标的实践经验，编写了
《患者安全目标手册（2008）》。在 2008 年的 10 大患者安全目标中，除了
2007 年患者安全目标提到的所有内容外，增加了"鼓励患者参与医疗安全"。这
是我国首次在患者安全目标中提出患者参与患者安全，对于进一步加强医疗
安全管理具有重要意义。之后连续多年相继推出多个版本的患者安全目标，
在《中国医院协会患者安全目标（2019 版）》中，第八个目标是鼓励患者及其家
属参与患者安全。2019 版的患者安全目标是在历年患者安全目标的基础上，
结合当前我国医院质量与安全管理工作实际，使之简明化、标识化，更具操
作性。

四、患者参与患者安全的内容

通过患者的有效参与和合作，最大限度地促进医患沟通，有利于和谐医患关
系的建立和维护，真正实现"以患者为中心"的服务理念，构建和谐医患关系。
研究发现，患者参与患者安全的内容是多维度的，框架如图 7-1 所示。

1. 患者参与临床诊疗

（1）患者参与临床过程。

患者参与临床过程整合了患者与预防、诊断和治疗相关的价值观、经验和观
点，包括管理患者的健康与选择医疗保健覆盖范围和提供者。患者还会利用与健
康相关的资源和团体来发起或维持个人的健康实践。例如，寻求关于健康状况和
治疗的信息，参与社区自我管理支持团体，或使用提供者质量评级。在这个层面
上，患者的参与范围从简单地接收信息到成为医疗团队中的积极伙伴与决策者，
能主动管理自己的健康。在伙伴关系末端，患者与临床医生就其健康状况进行交
流，了解与治疗方案相关的风险和收益，提出问题，获取并协助创建他们的病历
记录。临床医生也能及时、完整、易懂地向患者提供信息；引导患者对医疗技术

---

① 朱君亚，王华，郑洁，等. JCI 患者安全策略及其对医疗实践的启示. 中国医院，2006，10（4）：11-13.

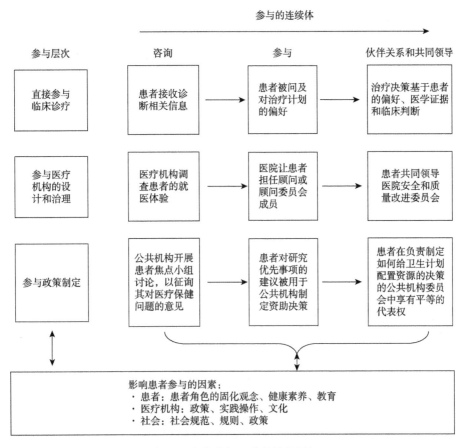

图 7-1　患者参与医疗保健的框架

资料来源：Carman K L，Dardess P，Maurer M，et al. Patient and family engagement：a framework for understanding the elements and developing interventions and policies. Health Affairs，2013，32（2）：223-231

　　形成正确的价值观、信念，提高风险承受能力；给予患者鼓励和支持，并根据患者的意愿让家人和朋友参与进来[1]。

　　患者直接参与临床诊疗的主要内容包括以下三个方面。

　　一是参与临床用药安全。给药差错已成为全球性问题，在医疗差错中占有较大的比例，用药失误是影响患者安全的最主要原因之一[2]。鼓励患者或家属参与给药前查对，能弥补护士由于各种原因所致的对床号、姓名、药名等信息查对不足的缺陷。同时，通过改进健康教育流程，解除了患者参与的顾虑，增强了患者参与意识和参与能力。患者向医护人员报告他们对药物外观、剂量、使用方法改

---

① Carman K L，Dardess P，Maurer M，et al. Patient and family engagement：a framework for understanding the elements and developing interventions and policies. Health Affairs，2013，32（2）：223-231.

② 刘俊兰. 29 例护理差错的原因分析与管理对策. 天津护理，2009，17（4）：222.

变及未按时间点发药的疑问，可及时纠正护士发错药物和漏发药物的现象①。

二是参与临床决策。共同临床决策是一个基于医生和患者共同参与，并考虑了医疗结果各种可能情况的医学选择过程②。实现患者参与临床决策过程，使患者的选择和价值更好地与医疗方案结合，已逐步引起社会的广泛关注③。随着医学模式的转变和患者健康素养的提高，越来越多的患者认识到参与临床决策对疾病诊疗的作用，希望了解治疗疾病的医学信息，希望医生在为其制订治疗方案时征求自己的意见④。

三是参与临床照护。患者及其家属参与临床照护是促进患者安全的重要方面，如果患者出现不良反应时具有一定的警觉性，及时通知医务人员来解决问题，既能减轻医护人员的工作负担，也能减少患者照护期间的风险。由于患者及家属的照护能力是有限的，故医护人员应该及时告知患者自身健康状态，将治疗方案和容易出现的风险点与防范措施告知患者及家属。

（2）患者参与审查医疗流程。

患者可以参与审查医疗流程，如参与治疗方案、护理计划、康复计划的决策等，告知患者观察医疗护理过程中的细节，以促进患者安全。在医疗保健过程中，医护人员通常会通过核对并重复患者的名字等信息来减少相关治疗风险的发生，但是医护人员一般并不向患者解释核对信息的原因，而这也正是患者经常疑问的地方。因此，若医院为患者制定描述确定手术部位时核对信息的原因和时间的宣传册，可以帮助患者参与手术部位的确定，以保障手术安全。

（3）患者参与医院感染控制。

患者在医院感染控制中发挥的作用已经被证实，通过提醒或询问医护人员是否洗手，对医院感染控制能起到有效作用。然而，英国 NPSA 调查显示，71%的医护人员认为，住院患者应该参与到提高医护人员对洗手的依从性的活动中来，而相对于医护人员，仅 26%的患者愿意向医护人员提出是否洗手的疑问，其参与障碍是患者担心询问忙碌的医护人员所带来的后果⑤。因此，鼓励病患者主动询问医护人员是否洗手对于患者参与医院感染控制非常重要。

（4）患者参与辨识和报告不良事件。

不良事件报告系统的建立对于增进患者安全是非常重要的。通过收集分析关

① 邵志伟，周瑞红，周燕，等. 患者参与用药安全管理在预防临床给药差错中的作用. 护理学杂志，2012，27（90）：51，52.

② 贾二歌，周嫣. 患者参与患者安全的国内研究现状. 解放军护理杂志，2017，34（5）：54-57，61.

③ 张大庆. 临床决策：医学哲学研究的一个重要领域. 医学与哲学，2004，25（12）：17-20.

④ 张琼文，万晓莉，刘颖，等. 病人参与临床决策现状调查与分析. 中国循证医学杂志，2010，（1）：10-13.

⑤ NPSA. Preventing Infections in the Hospital-What You Can Do. London：National Patient Safety Agency，2003.

于不良事件、医疗事故和高风险活动的综合信息，了解其发生的频率、时间及原因等对于未来的预防控制非常重要。然而，目前我国很多医院不良事件报告率较低，已经建立的不良事件报告系统的作用没有充分发挥。如果患者能够参与不良事件的识别和报告，则能有效提高报告率，因为患者相对于医护人员常常能够较早地发现不良事件。

2. 患者参与医疗机构的设计和治理

在医疗机构设计和治理层面上，患者参与将患者的价值观、经验和观点整合到医院、诊所或养老院等医疗保健机构的设计和治理中。患者可以与医疗机构领导、一线管理人员和临床医生合作，评价医疗质量；患者还可以帮助设计医疗保健基础设施，提出建议；患者可以在医院的患者及家庭咨询委员会中任职；参与质量改进项目的设计和实施；协助医院员工招聘、培训和发展。在更高层次上，患者可以帮助制定议程，确定优先事项，并分享决策权力。患者参与医疗机构的设计和治理是深入的、有意义的，而不是象征性的。

3. 患者参与政策制定

在决策层面，患者参与的重点是制定、实施和评估国家及地方的医疗保健政策和方案。患者对政策制定的参与，通常被描述为"公民"或"公众"参与，有助于确保医疗保健系统明确围绕患者做出反应。患者可以与社区领导人和决策者合作，制定卫生保健政策，并为资源的使用确定优先事项，解决一些社区和社会问题。

这个层次的患者参与的高级形式是患者及其代表确定优先事项，制定政策和决策。然而，目前要实现这样的患者参与难度较大，大多时候患者没有实际的权利，参与政策制定流于形式，真正发挥作用的情况较少。

五、患者参与患者安全的影响因素

大多数患者都愿意积极参与到自己疾病诊疗决策中，且参与意愿较强，而这种意愿随患者的年龄、性别、文化程度、健康状况等不同而有差异，所关注的内容也有所不同。此外，影响患者参与患者安全的因素还有与疾病相关的因素（如患者所患疾病的病程、严重程度、症状、治疗方案、治疗效果以及既往疾病和不良事件经历），与患者认知、情感及经历相关的因素，与医护人员相关的因素（如医护人员对患者参与患者安全的认知和态度，医患沟通的方式），等等[①]。

---

① 岳高杰，黄娟，胡艳丽，等. 患者参与患者安全的影响因素分析. 中国护理管理，2013，13（7）：61，62.

促进患者参与患者安全，需要从患者、医务人员、医疗机构、社会等方面采取相关干预措施。

1. 患者相关因素

影响患者动机、意愿和能力的个体因素包括患者的知识、态度和信念，如他们对患者角色的信念；他们在卫生保健系统方面的经验；他们的自我效能感以及他们的功能能力，如他们的健康素养、健康状况和功能。此外，患者的个人特点包括年龄、性别、教育背景、经济收入水平等都可能对患者参与患者安全造成一定影响。例如，年轻人可能比老年人更好地参与患者安全维护中，因为年轻人比老年人有更多的渠道和精力来接受新的知识与信息，对不良事件能更快地做出反应。教育背景好的人可以更完善地收集疾病相关知识，主动与医生进行沟通，积极地参与到治疗当中，弱势群体——低收入人群、受教育水平有限的人群和老年人——可能面临额外的挑战，如健康素养低或认知能力下降等[①]。由于专业知识的限制，患者一般愿意参与一些不需要太多医疗知识的安全决策，而对于一些可能引起医务人员感到权威受质疑的行为，如患者在医务人员执行治疗前询问其是否洗手等这类情境，患者参与患者安全的积极性下降[②]。

患者所患疾病的严重程度、病程、症状、治疗方案以及不良事件经历等都会影响患者参与安全的意愿和能力。某些特殊疾病（如精神疾患）对患者本身的智力和身体造成损害，严重影响了患者对安全的参与度，甚至还可能出现患者自我伤害的可能性。一般情况下，慢性病患者可能会更好地参与到患者安全中。因为慢性病病程持续时间长，不能在短时间内完全康复，有更多的时间去了解疾病情况及治疗方案。

2. 医务人员相关因素

医务人员对患者参与患者安全的知识和态度、医务人员与患者沟通互动的方式等都会对患者参与患者安全产生影响。医务人员对患者质询的积极应对，可促进患者参与患者安全的积极性；反之，若医务人员态度冷淡，则会打击患者参与患者安全的积极性。如果医务人员认识到患者参与患者安全的重要性，在诊疗过程中细心告知患者疾病、诊疗和用药信息，告知患者应该如何配合治疗来促进治疗效果，将在很大程度上鼓励患者参与患者安全。

---

① Carman K L, Dardess P, Maurer M, et al. Patient and family engagement：a framework for understanding the elements and developing interventions and policies. Health Affairs，2013，32（2）：223-231.

② Davis R E, Jacklin R, Sevdalis N, et al. Patient involvement in patient safety：what factors influence patient participation and engagement? Health Expectations，2010，10（3）：259-267.

3. 医疗机构相关因素

医疗机构的特征会影响患者参与其中的能力。医院、政府和其他机构对患者参与实现改进目标重要性的认可影响患者参与的积极性。医疗机构的政策或实践也会影响患者参与，积极的医疗机构政策可以为患者参与拓宽渠道，使患者更容易参与进来，如让上下班的护士在患者床边提供换班报告；患者可以访问和编辑其电子健康档案。消极的政策则对患者参与设置障碍，不利于患者的参与。

4. 社会相关因素

患者和医疗机构都是在更广泛的社会和政治环境中运作的，并受社会规范、消费者法规以及国家和地方政策的影响。社会规范影响患者对其参与改善医疗保健质量的能力的判断，影响着患者与医疗机构的互动。社会的消费者政策、医疗费用报销机制及福利设计，如对慢性病门诊就诊费用不报销或报销较低比例等，会影响患者的寻医行为和医疗保健决策，还会影响医疗机构的资源配置，如支持患者参与制订出院计划。

政策制定者还可以创建一些机制，让患者提供意见并帮助制定公共政策，如公众审议、市政厅会议、公众听证会或监管评论程序。同样，基金会、非营利组织和政府机构也可以建立资助机制，要求和支持患者参与社会决策和优先事项的设定。此外，立法规则或规章可以促进患者参与医疗保健，如马萨诸塞州要求医院建立患者和家庭咨询委员会[①]。

第二节　患者参与患者安全的标准化管理

许多研究已证实，患者参与患者安全能促进诊疗效果。患者参与患者安全的标准化管理是指有关机构或部门通过制订统一、规范的患者参与患者安全管理标准，如政策制度、实施指南、评价标准等，以保证患者参与患者安全开展的规范化和流程化。为促进患者参与患者安全的实施与管理，国外许多国家提出一系列的患者参与患者安全标准化管理策略，有效地促进了患者参与患者安全工作的开展[②]。

---

① Carman K L，Dardess P，Maurer M，et al. Patient and family engagement：a framework for understanding the elements and developing interventions and policies. Health Affairs，2013，32（2）：223-231.

② 朱琴，颜巧元. 患者参与患者安全标准化管理方案的研究现状及启示. 中华护理杂志，2018，53（7）：893-896.

一、患者参与患者安全的标准化管理方案

1. 将患者参与患者安全纳入医院评审体系

医院评审是指由医疗机构之外的专业权威组织对各医疗机构进行评价，评定各医疗机构是否满足质量管理体系标准及符合程度，是一种医院质量评价制度[①]。患者安全是医院评审的核心，许多国家将患者参与患者安全纳入医院评审体系，引导医院患者参与患者安全工作的标准化、规范化。美国医疗机构评审联合委员会的评审体系是美国最为系统的医院评审体系，它的评审标准共分为 17 章，患者安全目标是其中的一章。为了强调患者参与对维护患者安全的重要性，美国医疗机构评审联合委员会于 2006 年将"鼓励患者及家属主动参与患者医疗保健过程"纳入患者安全目标，并将其作为美国医院患者安全评审的重要组成部分[②]。

澳大利亚医院评审的目的是使医疗服务质量和安全最大化，风险最小化，注重患者及公众参与医疗质量与安全[③]。例如，澳大利亚的奥斯汀医院一直致力于患者参与医疗质量和安全，在日常临床过程的各个环节以及医院政策、计划制订过程中都鼓励患者参与。医院成立社区咨询委员会，尊重患者参与决策制定的权利[④]。

NHS 强调患者有权利参与医疗保健决策及被告知任何与自身相关的医疗安全事件[⑤]。英国医疗质量委员会（Care Quality Commission，CQC）负责医疗服务的质量监控，根据《医疗质量和医疗安全基本标准》对医疗服务进行检查。《医疗质量和医疗安全基本标准》包括六大领域，其中第一大领域就是"参与度和信息"，该领域的目标之一是"尊重医疗服务对象并使其参与医疗服务"。CQC 要求所有医院以患者的需求为目标，并注重患者安全及患者参与医疗服务。

加拿大医院评审的目标是减少医疗不良事件，保障患者安全。加拿大患者安全研究所（Canadian Patient Safety Institute，CPSI）负责立法并制定加拿大患者安全相关制度和评价体系。CPSI 高度重视患者及家属参与对完善医疗体系的重要性，并将患者参与患者安全作为患者安全战略的重要部分，将其融入医院质

---

① 高欢，王华，冉利梅. 国外医院评审评价发展历程. 中国医院，2013，（1）：34，35.
② 滕苗，吕富荣，徐玲，等. 医院评审评价中的患者安全. 中国医院，2016，20（12）：10-12.
③ 马丽平. 中外医院评审——研究与实践. 北京：人民军医出版社，2014.
④ Austin Health. Providing feedback. https://www.austin.org.au/feedback/，2020-06-15.
⑤ National Health Service. NHS constitution for England. https://www.gov.uk/government/publications/the-nhs-constitution-for-england，2012-03-08/2021-01-01.

量与安全管理的各环节①。

2. 制定统一、规范的患者参与患者安全实施指南或标准

为促进患者参与患者安全管理的标准化，许多国家提出了统一、规范、详细的患者参与患者安全实施指南。美国卫生保健研究和质量机构以证据为基础制定了《患者及家属参与医院质量与安全指南》，以帮助医院与患者及家属合作，改善质量和安全②。该指南包括：帮助医院开始实施指南所需要的信息，如如何选择、实施和评估指南策略、患者及家属参与对医院有哪些益处、医院高层领导如何促进患者及家属参与；医院以顾问身份促进患者及家属的参与；改善医患沟通来提高医疗质量；促使患者及家属参与护士床边交接班、促使患者及家属参与出院计划。每个策略都有相应的实施手册，详细描述了患者及家属如何参与、医护人员如何协助患者及家属参与。美国卫生保健研究和质量机构还选取了部分代表性医院对该指南进行了测试和完善，对统一和规范医院患者参与患者安全工作的开展和实施具有重要意义。

NHS 在 2016 年 5 月提出了《患者参与患者安全 NHS 实施框架》③，该框架包括患者参与的三个层次——信息、参与、合作或共享领导，以及 NHS 医疗保健体系的三个层次——患者、医疗服务提供者及系统，共九个单元，详细列出了患者参与患者安全的具体环节与措施，并列举了其中八个单元患者参与患者安全的真实案例，并提供指向更多信息和资源的链接。该框架为医疗保健服务提供者及医疗政策制定者提供参考，更好地促进患者参与患者安全。

为了帮助患者及家属、医疗服务提供者和领导者更有效地共同工作，以改善患者安全，CPSI 2017 年发布了《加拿大患者参与患者安全指南》，并于 2019 年 12 月进行了最近的更新④。该指南内容包括基于证据的指导；实际的患者参与实践；整合的信息、资源和工具；来自加拿大各地的支持证据和实例；来自患者及家属、服务提供者和领导人的经验，探究如何加强目前方法的问题；满足标准和组织实践要求的策略和政策。该指南共分为四章：使患者成为合作伙伴、患

---

① Canadian Patient Safety Institute. Patients for patient safety Canada — 10 years strong. https://www.patientsafetyinstitute.ca/en/NewsAlerts/News/Pages/Patients-for-Patient-Safety-Canada-10-years-strong.aspx, 2016-04-07.

② Agency for Health Care Research and Quality. Guide to patient and family engagement in hospital quality and safety. https://www.ahrq.gov/patient-safety/patients-families/engagingfamilies/guide.html, 2017-12.

③ National Health Service. Patient engagement in patient safety: a framework for the NHS. https://www.england.nhs.uk/signuptosafety/wp-content/uploads/sites/16/2016/05/pe-ps-framwrk-apr-16.pdf, 2016-05-30.

④ Canadian Patient Safety Institute. Engaging patients in patient safety: a Canadian guide. https://www.patientsafetyinstitute.ca/en/toolsResources/Patient-Engagement-in-Patient-Safety-Guide/Documents/EngagingPatientsInPatientSafety_EN_2020.pdf, 2019-12.

者参与医疗保健、组织与系统层面的患者参与、患者参与的评价。每一章都包括一个实践案例，并从患者及家属、医疗服务提供者、领导者三个方面给出了该如何做的指导。该指南对于规范和统一加拿大患者参与患者安全工作的实施与开展具有重要推动作用。

ACSQHC 制定了《国家安全与质量卫生服务标准》（National Safety and Quality Health Service Standards，NSQHSS）。NSQHSS 2017 年第二版的第二部分为与患者建立合作伙伴关系，明确要求让患者参与组织和战略过程，指导卫生服务的规划、设计、测量和评价①。澳大利亚还制定了相应的实施指南以帮助医院更好地理解标准，并制定可行的策略和行动。实施指南涉及患者诊疗的各环节，主要包括如何做好与患者合作的准备、如何进行患者培训、如何为患者提供信息、如何获取患者的反馈、如何协助患者参与日常诊疗环节、如何提高患者健康素养等。此外，ACSQHC 还开发了"医院患者合作自评工具"（partnering with consumers self-assessment tool for hospitals）②，它包括一系列问题，内容涉及领导力、政策框架和治理、为改进与患者合作患者所需的支持和培训、患者健康素养与信息获取等，旨在识别医院如何与患者合作，以及使用了哪些系统来实现这些合作关系。医院根据提问选择回答"是"或"否"，以确定医院与患者合作的程度，识别与标准之间的差距和存在的障碍。

二、我国患者参与患者安全标准化管理的不足及建议

目前，我国已将"鼓励患者及其家属参与患者安全"纳入《患者安全目标》，其实施细则包括：提高医务人员对患者参与重要性的认识，及时有效地与患者及其家属进行沟通；为患者提供多种参与的方式与途径；鼓励患者及家属主动参与患者身份识别、手术操作部位确认、输液输血、药物使用、患者转运等诊疗过程；引导患者就诊时提供真实病情和相关信息，注重保护患者隐私；为患者提供多种形式的教育培训③。我国的《三级综合医院评审标准实施细则（2011 年版）》中也明确列出了患者参与医疗安全的两条评审标准：针对患者疾病诊疗，为患者及其近亲属提供相关的健康知识教育，协助患者对诊疗方案做出正确的理

---

① Australian Commission on Safety and Quality in Health Care. National Safety and Quality Health Service Standards. 2nd ed. https://www.safetyandquality.gov.au/sites/default/files/2019-04/National-Safety-and-Quality-Health-Service- Standards- second-edition.pdf，2017-11.

② Australian Commission on Safety and Quality in Health Care. Partnering with consumers self-assessment tool for hospitals. https://www.safetyandquality.gov.au/sites/default/files/migrated/Standard-2-Partnering-with-consumers-self-assessment-tool-for-hospitals.pdf，2014.

③ 中国医院协会. 中国医院协会患者安全目标（2019 版）. 中国卫生，2019，（12）：57，58.

解与选择；主动邀请患者参与医疗安全活动，如身份识别、手术部位确认、药物使用等。

与国外部分国家比较而言，我国现有的"患者安全目标"及三级医院评审标准中有关患者参与患者安全的内容比较笼统，操作性不强，缺乏统一、规范的患者参与患者安全实施指南，导致各医院在开展患者参与患者安全工作时容易出现疏漏，也难以对医院开展患者参与患者安全工作情况进行评价和改进。因此，目前我国需要开展患者参与患者安全标准化管理的相关研究，开发适合我国的规范、统一的患者参与患者安全标准化管理工具，如实施指南等，以引导医院有效开展患者参与患者安全工作，推进患者参与患者安全的标准化管理，进一步提升医疗质量，保障患者安全①。

第三节　患者参与患者安全的促进策略与效果评价

一、促进患者参与患者安全的策略

1. 利用电子信息技术，拓宽患者参与渠道

越来越多的证据表明，慢性病患者参与其疾病的诊疗可以提高依从性和自我管理技能，改善生活质量、功能和症状状况，减少再住院率，降低医疗保健费用。随着我国移动通信技术的覆盖面越来越广，医疗机构的信息化改革不断深入，大多数医院都建立了自己的门户网站、微信公众号、移动医疗应用以及微博微信客户端等。这些医疗信息化产品拓宽了患者参与的渠道，主要体现在下面几个方面。

（1）可以通过移动医疗APP实现在线问诊，促进医患交流；

（2）通过预约名单、保险信息、健康状况总结、近期检测结果总结，帮助患者管理健康计划；

（3）通过在线的留言、评论，获得患者反馈；

（4）多渠道了解医疗机构信息，帮助患者合理寻求医疗服务。

并非所有患者都愿意应用移动医疗技术参与健康照护和安全保障，尤其是一些老年患者对新生事物的接受度有限，存在对移动医疗技术安全性的担心，以及受视力、身体健康等因素的影响，对采用互联网、移动医疗技术热衷度不高，如

---

① 朱琴，颜巧元. 患者参与患者安全标准化管理方案的研究现状及启示. 中华护理杂志，2018，53（7）：893-896.

何运用移动医疗技术鼓励患者参与患者安全管理面临挑战。

2. 进行患者参与教育，提高患者参与意识

患者参与是患者在就诊过程中的一种行为，改变人的行为最直接的方式是改变其思想和认识，教育在这一方面往往发挥着无可替代的作用①。患者本身是维护患者安全的主体，患者需要有维护自身安全的意识和责任，而不是完全将自己的健康交给医务人员，使自己处于被动位置。例如，用药错误是常见的问题，有时患者因未能按要求服用药物而导致错误。在用药过程中患者必须仔细查看用药说明，主动了解用药方法、剂量和时间，如果与医护人员嘱咐的不一样，应当及时与医护人员交流，以免出现伤害事件。医生和决策者必须确保患者及家属能够获得准确、适当和最新的信息，并了解如何使用这些信息。教学方法包括进行患者参与主题讲座、张贴患者参与海报、使用计算机化工具等方式，也可以利用传单、视频和其他教育材料鼓励患者对其接受的医疗服务的安全性提出怀疑。

3. 提供足够的临床信息，作为患者参与的基础

患者需要有足够的信息来了解他们的健康状况以及医疗保健系统和流程，这样他们才能有参与诊疗过程和决策的基础。很多患者虽然有参与患者安全的意愿，但是其相关知识和信息的缺乏阻碍了其参与的广度与深度。因此，应该通过多种途径为患者提供相关信息，为患者参与赋能。为患者提供诊疗信息最重要的途径是在患者就诊时，医生详细解答患者疑问，告知患者病情、诊疗和检查信息以及用药信息，增强患者参与的能力。除此之外，相关医疗机构可设立患者咨询办公室，开通电话咨询热线或者在线答疑以及利用互联网工具，为患者提供权威的、准确的、最新的有关治疗和安全问题的信息。

4. 促进医患平等交流，营造良好患者参与氛围

在中国传统的医患关系上，医生处于主体地位，患者处于被动的、从属的地位。随着以患者为中心的医疗服务理念逐渐深入人心，鼓励患者参与医疗保健，参与诊疗决策，参与患者安全受到越来越多的关注。然而，医疗机构注重患者安全，关注患者体验，医患之间相互尊重等良好的组织文化对于患者参与有积极作用。因此，要在医院建立公平公正的安全文化，使医护人员之间、医护人员与患者之间能平等沟通，相互合作。医生对患者进行指导，患者也可以对医生进行质疑。医护人员对于患者参与要持鼓励的态度，认识到患者参与患者安全的重要

---

① World Health Organization. Patient engagement: technical series on safer primary care. https://apps.who.int/iris/bitstream/handle/10665/252269/9789241511629-eng.pdf, 2016.

性。医疗机构制定相关政策鼓励患者参与，由此在机构中形成良好的氛围，提高患者参与的积极性。

二、患者参与患者安全的效果评价

近年来，涉及患者健康系统规划、优先领域和政策制定的研究发展迅速，越来越多的框架和模型为患者参与医疗健康提供理论支持，医疗机构认识到将自己的工作目标、决策背景和行为规范与患者参与相结合的重要性。目前，国内大多数关于患者参与的研究都集中在患者参与的影响因素、医务人员和患者对患者参与的态度、患者参与的方式与内容以及如何促进患者参与等内容上，而对于患者参与效果评价的研究却不多见。即使有关于患者参与效果的评价，也只是针对个别病种或者个别领域，没有形成一个普遍适用的、系统性的评价指标体系。本节将结合国内外相关研究[①]，探讨患者参与患者安全效果的基本评价体系。

1. 系统的设计和流程的完整性

患者是医疗服务的中心，医疗决策直接关系到患者的生命健康。为了改善医疗质量，医疗机构在进行临床决策的时候应该将患者纳入进来，听取患者的意见。合理促进患者参与，相关医疗机构在政策和制度上必须为患者参与提供合适的渠道和机会，这是患者应该享有的权利。因此，在对患者参与进行评价时应该先考虑患者参与系统的设计和流程的完整性，考察在具体的医疗机构，患者是否有合理的渠道参与医疗决策。

评价相关部门向参与者提供支持的机会，使他们能够参与，例如：

（1）评价开展患者参与相关活动的费用支出；

（2）评价开展患者参与活动的地点、时间、频次等，是否存在威胁、恐吓等不利环境。

同时，也应该考察在适当的水平上，相关部门和参与者分享的相关资料与数据，评价的组织者和参与者之间存在明确的双向沟通：

（1）评价医患双方是否明确地交流了相关流程和目的；

（2）评价参与者是否了解如何使用获得的医疗信息；

（3）所有参与者的建议和意见是否通过正当的流程进行收集；

（4）所有患者参与活动的成果是否汇报给参与者，包括患者的建议是否会

---

① Abelson J，Li K，Wilson G，et al. Supporting quality public and patient engagement in health system organizations：development and usability testing of the public and patient engagement evaluation tool. Health Expectations，2016，19（4）：817-827.

在决策中采纳。

2. 重点评估患者参与的影响

对患者参与的评估主要是考察患者参与是否对改善医疗质量和患者安全产生作用，因此评估患者参与的影响应该是整个评价体系的重点内容。

首先，关注患者参与对计划和决策的影响。虽然关于患者参与的呼声越来越高，但是，不乏学者研究指出，患者参与实施起来较为复杂，受到多方面的阻碍。在很多情况下的患者参与只具有象征性意义，患者实际的建议并没有得到有效的采纳，因此，患者参与发挥的作用往往有限。评估患者参与的影响和作用最直接的方式是评价患者参与对医疗机构及临床诊疗的决策与计划所起的作用。

其次，需要关注患者参与对参与者认知的影响，包括对患者参与患者安全问题的理解；对医疗机构认知的改变；对医疗卫生体系的了解；对患者相关知识的提升；等等。

最后，需要关注患者参与是否增加了对医疗服务提供者、患者参与活动支持者、医疗机构、医疗卫生系统、个人能力（如糖尿病管理）等的信心和信任。

3. 评价时不可忽略参与式文化

文化会对一个人的行为产生潜移默化的作用，而行为反过来又会形成一定的文化。对患者参与行为进行评价时不可忽略患者参与式文化，参与式文化包含医护人员和患者对患者参与的态度、认知等。医护人员对患者参与的态度直接影响到患者参与的积极性和实际可操作性，如果患者参与有利于医护人员工作的开展，则医护人员更乐意与患者进行有效沟通和交流，促进患者参与；如果医护人员认为患者参与阻碍了其工作的开展，则医护人员有可能变为患者参与的障碍。同时，参与式文化还包括医疗机构领导的支持、医疗机构对患者参与制定的规章制度、患者对疾病知识的掌握情况、患者参与工作的说明和指导等，都对患者参与产生影响。

对患者参与文化的评价不可忽略以下几个方面。

（1）是否在医疗机构的理念和结构中嵌入患者参与的价值和原则；

（2）是否对医疗机构领导和管理人员进行患者参与相关培训；

（3）是否在医疗服务过程中和政策实施过程中开展患者参与实践；

（4）患者参与是否作为标准化业务和规划流程的一部分。

4. 关注外部协作和共同目标

在患者参与患者安全的过程中，整个医院以及其他相关外部社区都应该具有共同的患者安全目标。患者参与注重医疗服务提供方和患者的密切配合，医疗机构与外部社区的有效协作，是建立在相互信任和共同目标的基础之上的。评价患者参与效果需要关注外部协作和共同目标，如该医疗机构是否与其他外部社区合作伙伴一起计划和工作，以解决他们所服务的人们所关心的问题。

5. 涉及多个主体

患者参与活动涉及多个主体，不仅包括参与者自己，还包括医疗机构中计划、实施参与活动的项目管理者及医疗机构的领导者。因此，对患者参与效果的评价应该针对每一个主体，因为不同主体从各自不同的角度对患者参与有不同的看法和思考。

加拿大麦克马斯特大学（McMaster University）研发的公众和患者参与评估工具（public and patient engagement evaluation tool，PPEET）[①]是目前评估患者参与的较系统的工具。它主要包括三个部分，即针对公众或患者的问卷、针对项目管理者的问卷以及针对医疗机构的问卷。

针对公众或患者的问卷目的是获得参与者对其参与的活动主要特征的评估，该问卷有两个版本，一个是用于评估一次性参与活动（如单个会议或活动）的问卷，另一个是用于评估持续或长期参与活动（如计划委员会、患者及家属咨询委员会等）的问卷。在实施这些问卷调查之前，先检查这些问题，以确保它们与相应的活动非常匹配。

针对项目管理者的问卷目的是审查和评估在医疗机构内进行的特定项目（如质量改进、规划和设计等）的患者参与部分的规划、执行及影响，由在医疗机构中对该项活动负责的管理者填写此调查问卷。该问卷共包括三个模块：患者参与部分的计划、患者参与部分的评估、患者参与部分的影响评价。

针对医疗机构的问卷是评估作为一种医疗机构活动，患者参与是如何在医疗机构中实施的，目的是评估医疗机构的公众和患者参与的能力与文化。该问卷调查的对象是医疗机构内的高层领导，如董事会成员、执行团队、部门主管、经理、高级项目领导和/或项目发起人以及医疗机构合作伙伴。在理想情况下，一旦一项患者参与项目完成后，就应该在固定的时间内（如半年、一年等）进行调查，这样可以追踪患者参与所带来的变化。

---

① McMaster University. Public and patient engagement evaluation tool（PPEET）. https://healthsci.mcmaster.ca/ppe/our-products/public-patient-engagement-evaluation-tool，2020-06-15.

第八章　患者安全教育与培训

　　患者安全是医学领域的永恒主题，也是医疗活动展开的基点与追求的目标。患者安全教育则是一个持续性的教学努力，对医学生和医务工作者进行患者安全教育与培训有助于提高其安全认知与安全技能，是保障患者安全的必要手段。

　　患者安全教育与培训，可以理解如下：通过课程的设置，对医学生以及卫生工作者进行培训，使其具备保障患者安全所需的知识、技能以及行为[1]。为了促进医学院校对于患者安全的教育，WHO 于 2009 年颁布了《WHO 医学院校患者安全教程指南》，该指南基于循证的澳大利亚患者安全教育框架，旨在将患者安全纳入课程，创建一个教师可以获取资源向医学生讲授患者安全的环境，为医学院校有效利用患者安全课程提供依据[2]。2011 年 WHO 又颁布了《患者安全教程指南：多学科综合版》，该指南包括以下 11 个主题：什么是患者安全；为何运用人体工程学知识对患者安全很重要；理解系统及其复杂性对患者照护的影响；成为一名高效的团队合作者；从错误中学习，防范伤害；了解和管理临床风险；采用质量改进方法提高照护水平；与患者和照护者交流；感染防控；患者安全和侵入性医疗操作；提高用药安全[3]。许多国家也已经开始患者安全教育与培训。

　　患者安全问题是全球医疗卫生体系面临的重要挑战，而患者安全教育与培训对于提高医疗质量，促进患者安全具有重要作用与意义。

---

　　① 王冰，商临萍. 医学生患者安全教育研究现状及思考. 中华现代护理杂志，2016，22（5）：735-738.

　　② Walton M, Woodward H, van Staalduinen S, et al. The WHO patient safety curriculum guide for medical schools. Quality & Safety in Health Care, 2010, 19（6）：542-546.

　　③ 世界卫生组织，中国医院协会. 患者安全教程指南：多学科综合版. https://www.who.int/patientsafety/education/curriculum/chinese.pdf，2012.

第一节　国内外的患者安全教育

一、美国

美国在患者安全教育方面开展了大量的工作，美国医学院校协会（Association of American Medical Colleges，AAMC）在 2001 年医学院校目标项目报告《医学当代问题：医疗保健质量》中，首次将患者安全教育加入本科课程[①]。随后，美国医学研究所发表的《医疗专业教育：质量的桥梁》报告中指出，要将安全能力列为医疗从业人员应具备的 6 种核心能力之一，并开展了"护理人员质量与安全教育（quality and safety education for nurses，QSEN）项目"。

美国患者安全课程的教学目标包括具备患者安全及医疗差错相关的知识、技能、态度；提高患者安全、医疗差错意识；识别患者在接受医疗保健时可能受到伤害的途径；介绍安全改进工具；提高护理人员质量与安全教育的患者安全胜任力；掌握失误、医疗保健相关感染、用药差错、沟通交流的知识；培养团队合作及沟通能力、护患沟通能力、处理与患者冲突的能力；等等。

美国的患者安全教育几乎涵盖各年级本科生（二至四年级医学生、注册前本科护士）甚至研究生。除此之外，还针对医务工作者（包括医师、护士、药剂师、医院管理者等）展开患者安全培训。患者安全培训的教育内容主要包括患者安全的概念、系统理论、人的因素理论、差错报告与分析、风险管理、伦理、患者安全资源、团队监督、循证策略、患者安全评价、安全改善的科学研究、其他行业安全措施、安全改进工具与措施、核心胜任力[②]。

美国对患者安全课程的教学方法具有多样性，包括以教室讲授为主的授课法，引导学生主动学习的教学方法（包括小组讨论、情景模拟、反思日记、阅读指导等）；以实践为主的教学（如会议法、故事讲述法、沟通练习、临床教学、医疗记录审查等）以及以问题为基础的教学和事件根本原因分析。

对于患者安全教育的教学评价，美国主要是通过学生态度的转变及考试进行衡量[③]，如学习收获，即课程前后及一年后学生的患者安全知识、技能、态度，

---

① Association of American Medical Colleges. Contemporary issues in medicine: quality of care. https://www. aamc.org/system/files/c/2/497666-contemporaryissuesinmedqualityofcarereportv.pdf，2001.

② 黄婷婷，姜安丽. 患者安全课程的国际比较研究与启示. 解放军护理杂志，2014，31（16）：64-67.

③ Kiersma M E，Plake K S，Darbishire P L. Patient safety instruction in US health professions education. American Journal of Pharmaceutical Education，2011，75（8）：162.

学生实习 6 个月内的差错经历及学生对教学质量的看法。针对这些内容，评价方法包括采用前/后问卷对学生学习前后的改善进行衡量、访谈法、理论考试、书面作业及客观结构化临床考试等。

二、英国

英国患者安全教育与培训的目标在于帮助医疗从业者理解医疗差错及持续差错警觉的必要性；减少医疗差错、培养从差错中学习的能力和态度；使医疗从业者具备临床团队合作的意识和能力。

为了实现教学目标，英国患者安全教育与培训的内容主要包括：安全胜任力；安全因素（实践和环境）；系统的角色；风险评估；差错的性质、处理和分析；不良事件。这些课程主要集中在四年级本科生和少数研究生中。此外，英国医学协会希望医学本科生能够了解英国医疗行业药物使用现状，了解医疗差错发生机制及风险预防原则，具备提供安全医疗服务的能力[①]。

课程教学方法与美国类似，主要包括讲授法、以问题为基础的教学法、学生演示法、角色扮演、事件分析、小组讨论、案例讨论、情景模拟、视频观看、临床教学等。主要通过问卷法、访谈法、理论考试、教师观察、反馈等方法对学生在课程前后的患者安全、差错相关知识、技能、态度的变化进行评价；对学生的临床表现以及学生的满意度进行评价。

三、加拿大

2008 年加拿大建立了多学科的、基于能力的患者安全教育框架，提倡各大医学院校和教育机构将此框架作为患者安全课程设置和继续教育的依据。加拿大的患者安全教育框架涉及 6 个方面的患者安全能力：创建患者安全文化的能力、团队合作的能力、有效沟通的能力、风险管理的能力、优化个人和环境因素的能力、鉴别和报告不良事件的能力。

加拿大的患者安全教育目标包括增加医学生的安全实践知识，用系统思维看待医疗系统中的危险和伤害，寻找、运用知识解决问题，获得学习和研究安全改进的机会四个方面。虽然加拿大的教育对象主要为一二年级的本科生，但也有针对研究生及临床实践者的毕业后教育。

针对这些目标，加拿大的患者安全教育内容较为广泛，主要包括患者安全的

---

① Halbach J L, Sullivan L L. Teaching medical students about medical errors and patient safety: evaluation of a required curriculum. Academic Medicine, 2005, 80（6）: 600-606.

概念与目标；医疗差错的模式及类型；临床决策；风险预防；核心安全措施；差错上报分析；安全文化意识；从他人经验中学习；等等。

在教学方法上，加拿大主要有讲授法、小组讨论、标准化患者模拟、案例研讨、以问题为基础的教学法、观看视频、进行阅读指导、故事讲述法，以及在临床教学中要求学生参加发病率和死亡率会议，听取安全问题分析。

加拿大对患者安全的教学评价较为单一，主要通过访谈法对学生的学习收获、课程对其专业行为的影响以及学生对教学改善的意见进行评价。

四、澳大利亚

2005 年，澳大利亚出版了《国家患者安全教育框架》（National Patient Safety Education Framework，NPSEF），旨在帮助组织和个人开发教育课程和培训计划，为医疗保健工作者承担患者安全责任所需的必要知识和绩效要素提供国家指南。具体来说，该框架包括以下三方面内容：①所有医护人员在承担或履行其患者安全责任之前，应该了解和知道的事情（他们的一般理解和应用知识）；②所有医护人员在履行患者安全责任时应该能做的事情（绩效要素包括技能行为和态度）；③如何将这些知识和绩效要求应用于医疗保健系统的四个层次的责任（从支持人员到临床以及组织领导）①。

《国家患者安全教育框架》的主要适用人群为医师、护士、相关健康工作者及学生。该框架中学习的主题包括：有效地沟通（包括让患者与护理人员成为合作伙伴；就风险问题进行沟通；在不良事件公开后与患者真诚的交流；获得知情同意；文化尊重与理解）；识别、预防和管理不良事件和迹近错失（包括识别、报告和管理不良事件和迹近错失；管理风险；理解医疗差错；管理投诉）；利用证据和信息（包括使用最有效的循证实践；利用信息技术提升安全性）；安全地工作（包括具有团队精神和领导才能；了解人为因素；了解复杂的组织；提供持续性的护理；管理疲劳和压力）；伦理道德（包括保持健康以进行工作或行医；伦理行为与实务）；持续学习（包括成为职场学习者；成为职场导师）；其他特定问题（包括防止错误的部位、错误的程序和错误的患者治疗；安全用药）①。

在教学方式上主要包括案例研究、角色扮演、职业指导、模拟、研讨会、视频、电影、项目工作、日志、跨专业活动、患者教学（实际、标准化或模拟）和

① Walton M M，Shaw T，Barnet S，et al. Developing a national patient safety education framework for Australia. Quality & Safety in Health Care，2006，15（6）：437-442.

讲授法，主要通过同行评审和客观结构化临床检查进行评估[①]。

　　综合以上国家对于患者安全教育与培训课程的设置，我们发现尽管不同国家在课程内容的设置上略有差异，但都以患者安全教育指南以及健康工作者的胜任力为框架进行设定，都涉及与患者安全及医疗差错相关的理论知识和技能。在教学方法上，基本都采用课堂教学和临床实践相结合的方式，丰富灵活，较为注重实际应用，以工作情境为切入点进行患者安全教育。在教育对象方面，主要集中于医学院校的本科生，也有国家会对研究生及卫生工作者展开患者安全教育与培训。对于患者安全教育的评价方面，上述几个国家多以学生的学习效果为主，较为注重学生在教学前后对于患者安全相关知识与技能的掌握，美国与英国在教学评价方法上较为多样全面，而加拿大较为单一。

五、中国

　　相较于美国、英国、澳大利亚、加拿大这几个国家，中国的患者安全教育开始的较晚，有关患者安全教育的研究在 2010 年之后才出现高产期。对于患者安全教育，我国与 WHO 联合举办的"加强患者安全管理和教育项目"奠定了策略基础。中国循证医学中心于 2008 年将患者安全编入了《临床医学导论》，这是中国首次将患者安全教育纳入医学教育课程[②]。2009 年，患者安全被纳入《循证医学》本科教材。2010 年，首届患者安全国家级继续教育培训项目在广州举行，患者安全教育越来越受到重视。此后，为响应 WHO 的倡议，2012 年我国卫生部委托CHA 将《患者安全教程指南：多学科综合版》翻译为中文版，并在全国范围内进行培训和推广。

　　在患者安全教育方面，相较于美国、英国、澳大利亚、加拿大等国家，目前我国的患者安全教育主要以学习借鉴与理论研究为主，尚未形成系统的教育框架。在教育对象上划分较为单一、模糊，从已有文献来看，主要教育对象为整体的医务人员、护士、在校护士和患者。在教育内容上较为单薄，包括患者参与能力教育、安全护理能力训练、安全用药教育、对别国的经验学习。教学方法也较为单一，主要是通过课堂教学与学术讲座的方式，缺乏实践教学。对于教学评价，主要有问卷评估和患者安全评分两种方式。国内外具体差别如表 8-1 所示。

---

① Walton M M, Elliott S L. Improving safety and quality: how can education help. The Medical Journal of Australia, 2006, 184（10）: 60-64.

② 张鸣明，段玉蓉，李静，等. 病人安全教育：21 世纪医学教育的重要内容之一. 中国循证医学杂志，2010, 10（6）: 637-639.

表 8-1　患者安全教育的国内外比较

项目	国际	国内
教育对象	划分详细，针对性强。广义包括医学生、临床人员与患者（其中临床人员包括不同专业类别）	较为单一、模糊。主要为整体的医务人员、护士、在校护士和患者
教育内容	沟通能力、模拟操作练习、团队合作训练、专业性安全教育、安全意识与文化教育、其他行业的经验教育、药物安全教育、医疗设备操作训练、信息技术辅助训练、患者行为安全护理训练等	较为单薄。患者参与能力教育、安全护理能力训练、安全用药教育、对别国的经验学习
教学方法	多样灵活，综合教学、课堂教学、网络教学、模拟训练	较为单一，课堂教学与学术讲座
教学评价	问卷法、访谈法、理论考试、跟踪反馈等	问卷评估和患者安全评分

资料来源：李嘉，周山. 患者安全教育项目比较与差异分析. 中国医院管理，2016，36（2）：66-68

第二节　患者安全教育模式

一、患者安全教育类型

　　医学生及医疗工作者的患者安全教育包括服务前教育、服务中教育及服务后教育。服务前教育更多集中于在校期间及实习期间的患者安全教育，教育重点是帮助培养其安全的意识，明确患者安全的重要性。同时，掌握相应的安全事故技能，为之后的服务提供安全保障基础。患者安全服务前的教育模式主要有课堂教学、案例讨论、情景模拟等。服务中教育，即在提供医疗服务的过程中进行患者安全教育，培养医疗工作者的安全意识，这需要将患者安全教育与制度规范相结合，建立安全管理网络。由科主任及护士长督促落实安全制度，规范诊疗、护理操作的工作流程，严格执行技术标准，并将教育培训计划的落实纳入科室的考核内容中，将患者安全教育贯穿整个医疗服务提供过程，进行全程、全方位、全面无缝隙的安全教育[1]。服务后教育也必不可少，可以采用反思日记、案例讨论等方法，通过 PDSA 循环（plan-do-study-act cycle）的教学与培训，加强安全教育，提高患者安全，完善落实不良事件上报系统，鼓励医疗工作者及患者对医疗过程中的不规范行为进行汇报。对发生的错误及事故，组织会议进行讨论，找出原因，从中学习，吸取教训，制定防范措施，避免类似事件的再次发生。

----

[1] 徐早凤. 加强患者安全教育的探讨. 中国医药科学，2012，2（14）：176.

二、患者安全教育国际化

患者安全是一个国际性的问题，所有国家都需要采取措施保障患者安全，对医学生及医疗工作者进行患者安全教育与培训，形成患者安全文化，而不是仅部分资源充分的国家。学习者和教学者/培训者的全球化，国际课程设计专家及教学方法和评估的相互联系，与当地教学和临床环境的结合更有助于营造良好的患者安全教育氛围①。

对于患者安全的学习与培训课程，有以下三种方式：选择本国的教程、选择其他国家的教程，以及选择由国际和本国相结合的教程。我们需要培养的是不仅能在本国卫生系统内工作，也能在其他卫生系统内工作的专业技术人员，因此，对于患者安全的教育与培训需要多个国家、多个学校及机构间的相互合作，在全球化的环境中而非单个国家环境中进行患者安全教育。

患者安全专家和培训教育专业开发人员较为稀少，且缺乏信息分享，妨碍了安全教育的发展与创新，导致不必要的资源重复及学习活动的重复进行。患者安全教育国际化的模式有助于在世界范围内，通过患者安全教育与培训，真正实现能力培养，实现发达国家和发展中国家共享教育资源②。

全球的多样性带来的是不同国家卫生专业人员的教育模式的差异性。美国对于医学生的教育是4年制大学加上4年医学院，英国的医学教育则是5~6年的高中毕业教育，中国也正在加强医学教育，高中毕业后，选择医学专业的学生需要接受5年或8年以上的教育③。由于不同国家的医疗水平发展层次不同，在对医疗工作者的患者安全教育内容和方法上也存在差异，开放的教育资源能够跨越地域与医疗发展水平的差距，为更多的医学生及医疗工作者提供更好、更完善的患者安全教育。

为了将患者安全教育国际化，全球互联的电子技术必不可少。虚拟医学院是一个比较典型的国际化患者安全教育模式④，人民开放获取教育资源计划（People's Open Access Education Initiative）是一个典型的由许多国际大学与机构合作建立的一个虚拟医学院，其提供了基于互联网电子学习的公共卫生能力建

---

① Schwarz M R，Wojtczak A. Global minimum essential requirements：a road towards competency oriented medical education. Medical Teacher，2002，24（2）：125-129.

② WHO. Patient Safety Curriculum Guide：Multi-Professional Edition. Geneva：World Health Organization，2011.

③ Bruno A，Galbraith K，McKinno R. Global supply of health professionals. New England Journal of Medicine，2014，370（23）：950-957.

④ Harden R M，Hart I R. An international virtual medical school（IVIMEDS）：the future for medical education? Medical Teacher，2002，24（3）：261-267.

设,通过志愿者和开放教育资源的"社会模式",为中低收入国家的医学生及医疗卫生从业者提供接受硕士水平的教育机会,降低了成本①。

人民开放获取教育资源计划主要是在对培训师进行培训的层面上进行的,适用于有教育及职业经验人士。教育以行动为导向,依据已满足4个或8个课程模块所确定的能力的证明,提供公共卫生培训的证书和文凭。电子学习的使用使发展中国家的卫生专业人员能够留在岗位上,同时获得职业发展,并帮助他们实现改善其人口健康的目标。

人民开放获取教育资源计划的网站中包含两部分课程模块——公共卫生基础科学和公共卫生问题。在公共卫生问题课程模块中的患者安全教育,旨在帮助医学生及医疗工作者建立了解和防止全球患者安全的威胁,包括了解患者安全的主要威胁,以及如何使用基于证据的方法来调查和减少这些威胁。人民开放获取教育资源的网站中患者安全教育课程包括以下几个主题:患者安全的概念及背景;人与系统因素对患者安全构成的威胁;调查患者安全事故;通过临床风险管理和良好沟通减少患者安全的威胁;改善患者在当地的安全。

人民开放获取教育资源计划实施,有助于解决中低收入国家的医学生和医疗工作者的教育问题,帮助培养其解决卫生问题的能力,提高全球的患者安全。

第三节　促进患者安全教育的措施

一、安全教育整合

患者安全教育与培训需要理论与实践相结合,更需要结合临床实际,增强医学生将所接受的患者安全知识转为临床实践的能力。在医学生的专业课程中贯穿有关患者安全教育的课程,从在校期间开始患者安全知识与技能的培养,有助于从源头上保障患者安全,提高医疗服务质量。

根据医学院校的专业课程及教学目标的设置,加入不同阶段的患者安全教育内容进行整合,在低年级医学生的课程中系统地整合患者安全、医疗差错基本知识、理论及患者安全事件的应对技巧,培养医学生的安全意识,明确患者安全的重要性。随着知识体系和专业能力的提升和完善,在高年级及研究生的课程中,进行核心胜任力的培养,融入实践能力的教育与培训,通过情景模拟、听取安全问题分析等方法,培养其解决问题的能力。

---

① Global Health Workforce Alliance. People's open access education initiative(peoples-uni). https://www.who. int/workforcealliance/members_partners/member_list/peoplesuni/en/, 2021-06-16.

　　如何将患者安全教育与培训这部分新内容整合到已有的专业知识教学中是优先需要解决的难题。首先，需要建立患者安全教育与传统的医学院及护理学院之间的联系；其次，将患者安全教育与新知识和实施元素建立联系。对于难以整合到现有教程中的患者安全教育内容，则需要分配独立的时间。表 8-2 列出了部分患者安全内容与学科整合的范例。

表 8-2　部分患者安全内容与学科整合的范例

部分患者安全内容	学科整合的范例
通过改善感染控制，尽量减少感染	微生物学 操作技能培训 感染性疾病 临床实习
改善用药安全	药理学 治疗学
成为高效的团队合作者	定位课程 沟通技能培训（跨专业） 紧急救助培训
什么是患者安全	伦理 临床环境简介 临床和操作技能培训

　　除了医学生外，也需要对医护人员、医院管理者等健康行业相关从业人员进行专业化的教育与培训，即患者安全教育除了贯穿在校教育外，还应建立在职教育、医院管理者教育、患者教育和公众教育多层次的患者安全教育模式[①]。

二、教学资源支持

　　患者安全教育与培训是为了改善服务质量，保障患者安全，最终培养的是医疗从业者的安全意识及预防、解决安全问题的能力，因而需要结合临床实际进行创新性教学。多样灵活的教学方式能够增加学习者的参与程度，促进其对患者安全教育内容的吸收与掌握，培养其将所学知识应用到临床实践中的能力。

　　目前，用于患者安全教育与培训的方式主要有互动讲座、小组讨论、角色扮演、以问题为导向的教学方法（problem-based learning，PBL）、跨学科团队协作和标准化病人录像仿真等[②]。上述教学方法的实施，离不开教学资源的支持。在发展中国家，教育基础设施的缺乏、教育材料的不足、高质量的教育者与教育经

[①] 陶于洪，王亚妹. 国内外患者安全教育现状与应对策略. 华西医学，2016，31（1）：157-160.

[②] Nie Y，Lin L，Duan Y，et al. Patient safety education for undergraduate medical students：a systematic review. BMC Medical Education，2011，11（1）：33.

费的短缺等都会阻碍患者安全教育与培训的提供①。患者安全教育与培训的展开所需的资源投入包括人力、物力与财力等资源的支持。

教学与培训的主体是"人"，因此任何的教育内容与方法都离不开师资力量的投入。临床医生、医学教育专家、药学专家、伦理学家、医院管理专业人员等都可以作为患者安全教育的有效教师。在教学过程中，老师的角色包括信息的提供者、学生的榜样、课堂的主持者、评估者、规划人员及资源生产者②。患者安全是一门新的学科，因此接触的人较少。作为患者安全教育与培训的老师，首先，自身需要熟悉和了解患者安全问题，之后才能开展正确的、有质量的教学。以 PBL 教学为例，教师不仅需要对本专业、本课程内容熟练掌握，还应扎实掌握相关学科知识，并要具备提出问题解决问题的能力、灵活运用知识的能力、严密的逻辑思维能力。其次，要有良好的组织管理能力，具备善于调动学生积极性、寓教于乐、控制课堂节奏等技巧。最后，教师应熟悉教学大纲和学生的能力情况，这样才能规划好学习的重点、难点，制定有针对性的讨论提纲，选择适当的临床病例。因此，高质量的教育人员的是患者安全教育与培训开展必不可少的资源支持，对师资力量的培养需要得到重视，英国就开展了对教师的培训计划③。

基础设施的支持也是开展患者安全教育与培训必不可少的资源。许多教育内容和教学方法的应用都离不开基础设施的支持，如标准化患者录像仿真教学的开展，首要条件就是能够有仿真度高的患者模型。通过这种模拟，提供实践指南的证据，以及从错误中学习的机会，从而减少现实操作中出现的错误，有效提高患者安全④。课堂教学的开展需要合适的教材、电脑、投影仪、多媒体、观摩室等。网络虚拟教学在一定程度上可以解决专业教育人员短缺的问题，但这需要开放的网络资源与通信技术作为基础。

无论是师资力量的培养，还是基础设施的购入等，都需要教育经费的支持。发展中国家的患者安全教育与培训的落后在很大程度上与国家的经济水平有关。构建网络教学平台的虚拟医学院，为中低收入国家的医学生及医疗从业者提供教育机会，有助于降低其教学成本。

---

① Leung G K, Patil N G, Ip M S. Introducing patient safety to undergraduate medical students a pilot program delivered by health care administrators. Medical Teacher, 2010, 32（12）: 547-551.

② Harde R, Crosby J, Davis M H, et al. Task-based learning: the answer to integration and problem-based learning in the clinical years. Medical Education, 2000, 34（5）: 391-397.

③ Ahmed M, Arora S, Baker P, et al. Building capacity and capability for patient safety education: a train-the-trainers programme for senior doctors. BMJ Quality & Safety, 2013, 22（8）: 618-625.

④ Ziv A, Ben-David S, Ziv M. Simulation based medical education: an opportunity to learn from errors. Medical Teacher, 2005, 27（3）: 193.

三、安全教育结果监测

为了提供高质量的患者安全教育与培训，对安全教育结果的监测和评价是必不可少的环节。对于安全教育结果的监测包括对教学质量及学生学习效果的监测，方法上包括定量评价和定性评价。教学质量的监测包括学生对教学质量的看法与评价、学生的满意度、学习收获及教学前后学生知识技能变化等，学生学习效果的监测包括学生的临床表现、实习期间的差错经历等。

患者安全教育与培训分为线上与线下，线下课程通过技能考试、书面作业、对学生的学习前后的跟踪观察进行教学效果的监测[①]。对于线上课程，除了线下教学的这些方法，还可以通过学生上传到博客和维基百科等在线互动网站上的工作思考及评论进行教育效果的监测[②]，这种方式在一定情况下帮助反映教学模块是否吸引学生，教育内容是否有价值。

对安全教育结果进行监测首先要确定监测对象，在患者安全教育中，涉及多个利益相关方，不同的利益相关方，其监测的侧重点不同。其次根据监测对象收集、分析相关信息，信息源包括学习者（预期、现在、过去、退出）、自身（自我反省）、同事（教学伙伴、导师、课程外教师）、学科/教学设计专家、专业开发人员、培训结业者及其用人单位（如医院）、文件和记录（如教学材料、评估记录等），并将监测结果实时反馈。例如，若评价对象是患者安全培训教学质量，那么评价结果（如通过学习者问卷、同行观察培训课堂等）不仅应该转达给管理人员，同时还应与培训者进行讨论；若评价对象主要集中在患者安全课程的有效性上，那么任何有关有效性的结论和建议均必须转达给所有参与实施该课程的对象（如医院、员工、培训者和学习者），根据安全教育结果的反馈，制定出更合理、质量更高的患者安全教育内容。

---

① Armitage G, Cracknell A, Forrest K, et al. Twelve tips for implementing a patient safety curriculum in an undergraduate programme in medicine. Medical Teacher, 2011, 33 (7): 535-540.

② Evens A M, Ellis G, Norman S, et al. Patient safety education——a description and evaluation of an international, interdisciplinary e-learning programme. Nurse Education Today, 2014, 34 (2): 248-251.

第九章 患者安全评价及改进工具

患者安全是指在医疗过程中采取必要的措施，避免或预防患者的不良后果或伤害，包括预防差错、偏误和意外，研究患者安全的目的在于使患者免于医疗服务过程中的意外而导致的不必要的伤害[①]。

通过建立一套衡量患者安全的评价指标体系，帮助医院建立更为合理的患者安全保障体系，最大限度地减少医疗差错的发生，帮助政府节约大量的医疗保健费用，为医院决策者进行规划提供决策信息支持，为医院患者安全保障体系改进提供管理工具[②]。随着现代科技的进步和医疗保健技术的不断发展，患者安全的评价指标也随之产生新的变化，如何科学、有效地对患者安全进行评价并不断改进，是一个亟待解决的课题。

第一节 患者安全评价标准

一、WHO 患者安全评价标准

WHO 的《患者安全评价手册》（*Patient Safety Assessment Manual*）是在实施"患者安全友好医院倡议"的前提下，针对患者安全所创建的一套全面的标准。《患者安全评价手册》于 2011 年首次发布，通过持续收集相关信息，每 3~4 年进行修订，反映当前的医疗保健实践状况和基于证据的最佳干预措施。该手册从患者安全的角度出发对医院进行评价，以促进员工建立提高患者安全的能力，并让患者参与改善医疗保健安全，其最终目标是通过创造更安全的条件来提高患者的

---

① World Health Organization. World alliance for patient safety: forward programme 2005. https://apps.who.int/iris/handle/10665/43072, 2004-10.

② Davis R M. Measuring the performance of public health agencies: government, like doctors and hospitals, should meet quality standards. British Medical Journal, 1999, 318（7188）: 889, 890.

安全水平，从而保护其免受伤害并减少医院环境中的不良事件①。该手册于 2016 年发布了第二版，分为两部分：一是评价标准，主要包括五个维度：①领导和管理；②患者和公众参与；③循证临床实践安全；④环境安全；⑤终身学习。每个维度包含若干评价亚维度。此外还有评价者指南，包括每个评价标准需要审查的文件、相关访谈、观察指南和评分指南。二是一套便于开展评价过程的工具，包括建议的评价议程、针对受访者的访谈问卷，以及评价中需要审查的所有医院文件清单②。

1. 评价标准

在《患者安全评价手册》中，对于各维度下的每一个评价亚维度，又细分为若干子条目标准，评价标准可分为三类：

（1）关键标准（critical standards），是加入患者安全友好医院倡议的医院必须遵守的强制性标准。

（2）核心标准（core standards），是医院为保障患者安全应遵守的基本标准。加入患者安全友好医院倡议的医院并非强制要求达到 100%核心标准要求。然而，符合核心标准的百分比反映了医院保障患者安全的水平。此外，履行核心标准的百分比对于内部基准管理、记录随时间推移的改进非常重要。

（3）发展标准（developmental standards），是医院根据其能力和资源，为提高医疗保健安全性而应努力遵守的要求。

2. 评价亚维度

所有患者安全评价亚维度（共 24 个）和子条目标准（共 140 条）遵循相同的格式。每个亚维度都包含一个解释其涵盖内容的标题、一个解释其为何被选中的基本原理及在该亚维度下的子条目标准。

表 9-1 初步反映了患者安全评价标准的 5 个维度及每个维度下的评价亚维度。对于每一评价亚维度下的子条目标准的详细内容，由于篇幅限制并未列出，仅列出其所涉及的标准类型及具体数量。

表 9-1　WHO 患者安全评价标准

评价维度	评价亚维度	关键标准	核心标准	发展标准	合计
领导和管理	1.1 医院的领导和管理致力于患者安全	3	3	0	33

---

① World Health Organization，Regional Office for the Eastern Mediterranean. Patient Safety Assessment Manual. https://apps.who.int/iris/handle/10665/119939，2011.

② World Health Organization，Regional Office for the Eastern Mediterranean. Patient Safety Assessment Manual. 2nd ed. https://apps.who.int/iris/bitstream/handle/10665/249569/EMROPUB_2016_EN_18948.pdf，2016.

续表

评价维度	评价亚维度	关键标准	核心标准	发展标准	合计
领导和管理	1.2 医院有患者安全计划	2	6	2	33
	1.3 医院利用数据来改善患者安全绩效	0	2	2	
	1.4 医院有提供服务的基本运行设备和用品	1	3	1	
	1.5 医院有 24 小时提供安全医疗服务的技术熟练的员工	1	5	1	
	1.6 医院各部门和配套服务都有相应的政策、指南和标准操作流程	0	1	0	
患者和公众参与	2.1 将患者安全纳入医院的患者及家属权利声明中	0	3	1	28
	2.2 医院为患者及其照护者建立健康意识，使他们能就自己的医疗保健做出正确的决定	1	3	2	
	2.3 医院确保在护理的各个阶段正确识别和确认患者	1	1	1	
	2.4 医院让社区参与不同的患者安全活动	0	3	1	
	2.5 医院与患者及其照护者沟通患者安全不良事件	0	0	2	
	2.6 医院鼓励患者畅所欲言，并对患者担忧的事情采取行动	0	2	3	
	2.7 医院拥有对患者友好的环境	0	4	0	
循证临床实践安全	3.1 医院有有效的临床管理，确保患者安全	3	10	1	50
	3.2 医院有降低医院感染风险的系统	2	9	0	
	3.3 医院确保血液及血液制品的安全	2	2	2	
	3.4 医院确保注射、输液和免疫接种的安全	0	1	0	
	3.5 医院有安全的用药系统	2	6	2	
	3.6 医院有完整的病历系统	0	4	4	
环境安全	4.1 医院为患者、员工、志愿者和访客提供了安全可靠的物理环境	0	14	0	20
	4.2 医院有安全的废弃物管理系统	2	4	0	
终身学习	5.1 医院有以患者安全为贯穿主题的员工专业发展方案	0	2	1	9
	5.2 医院验证能力（特定问题知识）	0	0	2	
	5.3 医院开展持续的患者安全研究	0	2	2	
合计		20	90	30	140

评分指南用以帮助评价者确定分数，若完全满足标准，则得分为 1；部分满足标准则得分为 0.5；不满足标准则得分为 0。如果该标准不适用于评价医院所在区域的法律法规，则不进行评分。WHO 建议医院每季度进行一次内部评价，评价等级为一级和二级的医院建议每 2 年进行一次外部评价，评价等级为三级和四级的医院建议每 3 年进行一次外部评价。

3. 评价等级

根据符合标准的程度，可将参与评价的医院分为四个等级，见表 9-2，四级代表可达到最高水平。

表 9-2　评价等级

级别	关键标准	核心标准	发展标准
一级	100%	无要求	无要求
二级	100%	60%~89%	无要求
三级	100%	≥90%	无要求
四级	100%	≥90%	≥80%

二、CHA 患者安全目标考核标准

CHA 患者安全目标是 CHA 最初于 2007 年在参考美国医疗机构评审联合委员会制定的患者安全目标的基础上制定的。

CHA 患者安全目标考核标准主要包括 8 个部分：①提高对患者识别的准确性，严格执行三查七对制度；②提高病房与门诊用药的安全性；③在特殊情况下医务人员之间的有效沟通，正确执行医嘱；④建立临床实验室危急值的报告制度；⑤防止手术患者部位及术式错误；⑥手部卫生与术后废弃物管理；⑦防范与减少患者跌倒与压疮事件；⑧主动报告医疗不良事件。CHA 患者安全目标考核标准见表 9-3。

表 9-3　CHA 患者安全目标考核标准

维度	条目
提高对患者识别的准确性，严格执行三查七对制度	操作前识别
	介入等高危诊疗活动前识别
	关键流程识别
	腕带标识管理
提高病房与门诊用药的安全性	药品管理
	准确核对用药医嘱
	安全配伍
	重点药品管理
	用药观察指导
	输注药物管理
在特殊情况下医务人员之间的有效沟通，正确执行医嘱	执行医嘱时的沟通管理
	口头接收报告时的沟通管理
建立临床实验室危急值的报告制度	报告制度
	流程管理

续表

维度	条目
建立临床实验室危急值的报告制度	报告咨询
	检验项目
	"危急值"项目的质量控制
防止手术患者部位及术式错误	制度保障
	交接记录
	手术部位术前标识（制度规范）
	手术部位术前标识（操作）
手部卫生与术后废弃物管理	手部卫生管理
	术后废弃物管理
防范与减少患者跌倒与压疮事件	制度保障
	加强护理
	人员保障
主动报告医疗不良事件	优化管理机制
	教育与宣传

2007 年 CHA 为了贯彻实施患者安全目标，制定了相应的考核评分标准，评价总分 200 分。主要包括四个大的方面：①广泛宣传与监督，占 80 分，各医院要广泛向患者和社会宣传《中国医院协会患者安全目标》，请社会各界和患者做好贯彻落实的监督工作。②动员与总结，占 50 分，认真做好贯彻落实《中国医院协会患者安全目标》的动员与总结。③培训与调研，占 50 分，积极参加 CHA 组织的《中国医院协会患者安全目标》培训活动，做好医院内各部门的培训。④设立警示标识，占 20 分，医院关键部位设警示标识，医院各科室应根据本专业特点，对于存在安全隐患的关键环节，设置警示标识，提示医务人员，杜绝麻痹大意的思想，防止不良事件发生，在患者容易发生危险的场所设立友情提示板（警示标识），帮助患者及家属提高安全防范意识。

第二节　患者安全改进工具

一、WHO 患者安全工具包

WHO 患者安全工具包（patient safety tool kit）旨在最大限度地帮助医疗保健专业人员实施患者安全改进计划，以尽量减少可避免的患者伤害。它描述了建立全面的患者安全改进计划所需的实际步骤，将当前最好的实践方法融合到该综合资源中，通过系统的方法描述了"什么是患者安全"和"如何改进患者安全"。

它承认患者安全是整体质量战略的一个组成部分，并着重于提供可操作的信息和建议，以及有效的资源①。该工具包涵盖了相当广泛的信息，涉及由管理人员、临床医生和护士组成的多专业团队为建立患者安全方案所应遵循的步骤；涉及医疗机构问题及具体的解决方案，如安全文化基础、不良事件报告系统、正确的患者识别、人为因素、用药安全等。

WHO 患者安全工具包为一线临床工作人员、领导和管理人员提供以下相关支持：

（1）明确领导和管理人员对患者安全的责任；

（2）建立或改善患者安全计划；

（3）分析当前的患者安全状况，生成数据以改进患者安全绩效；

（4）决定改进措施的优先次序；

（5）提供资源，包括与患者安全相关的教育、宣传、评估和文化变革等。

WHO 患者安全工具包括三个部分：准备行动、证据组合和如何实施干预措施。准备行动为成功奠定基础，尤其是在机构层面上。在准备行动中，需要执行许多准备操作：筛选与医院特定背景最相关的内容；从每个部分的资源列表中获得相关资源，帮助制订行动计划。准备行动主要由领导和管理人员完成。证据组合总结了患者安全改进的相关证据，证明了相关方法的有效性和可信度。这是一个"信息"部分，并不在实际实施阶段使用。如何实施干预措施概述了如何实施患者安全方案，并重点介绍了一些具体干预措施。医院可根据其自身的医疗系统确定与健康有关的改进措施的优先次序，确保基础设施和人员到位，以支持患者安全，如何实施干预措施主要为一线临床工作人员提供参考。在本节中，我们主要介绍准备行动的步骤。

第一步：确保领导和管理承诺。

第一步的目的是为患者安全方案获得强有力的领导和管理支持，以保证发展和维持该方案的资源，其最终目标是整合患者安全方案。无论是在机构层面还是部门层面，卓越的领导力都是一个确保临床管理有效的核心部分。主要包括：①建立和维护安全文化。安全文化被认为是指导医疗保健专业人员将患者安全视为他们的首要任务之一的促进因素，患者安全文化包括共同的态度、信仰、价值观和行为。当每个医务人员在预防错误发生中发挥自己的积极作用时，安全文化就得到建立。患者安全文化本身就是一项重要的干预措施，尤其是在改进之初。②进行患者安全巡查。这有助于领导和管理人员了解临床问题，建立明确的沟通渠道，从而鼓励一线工作人员报告相关问题。WHO 对于此步骤有如下建议。

---

① World Health Organization, Regional Office for the Eastern Mediterranean. Patient safety tool kit. https://apps. who.int/iris/handle/10665/195709, 2015.

（1）由指定的患者安全人员和团队、机构内部的领导和管理人员负责。

（2）制订患者安全方案，包括政策、指南、标准流程，明确患者安全优先事项及所需资源。

（3）提供可证明的领导能力。例如，通过与医院工作人员公开讨论强调安全风险，并在指定病房进行患者安全巡视。

（4）确保领导和管理的责任与治理。

（5）建立并监测系统层面措施，以确保数据收集，从而提高安全性能，如实施不良事件管理系统。

（6）实施 RCA，并确保必要的资源，以减少问题在未来的再次发生。

（7）加强患者安全，提升员工的知识和能力。

（8）监测进度并推动计划的执行。

第二步：建立患者安全团队。

此步骤应与第一步骤紧密结合，患者安全团队对推动方案至关重要。该团队应该是一个多学科的内部组织，其目的是监督并指导方案的实施和管理，并成为方案的持续动力。一线临床工作人员应该从此开始参与患者安全改进。WHO 对此步骤有如下建议：

（1）由负责患者安全的高级员工主导，团队对其提供支持。

（2）管理之前的"患者安全友好医院倡议"评价的可用文件、报告。

（3）向员工简要介绍患者安全友好医院倡议的要求、目标和方法。

（4）组织有关患者安全活动的会议。

（5）作为问题的联系人。

（6）帮助识别资源。

（7）在适当的时候帮助记录发现和过程。

第三步：收集基线数据。

通过使用有关患者安全和质量基线情况的现有背景数据，减少工作量，避免效率低下和重复以往的努力。利用所有现有的数据能够进行比较，并得出与其他医院的差距。根据基准结果采取针对性的干预措施，有助于确定行动的优先顺序。根据医院的起点，这一步骤的核心目标是使用或收集相关信息数据，将可用信息整理为报告，并以易于理解的格式呈现。WHO 对于此步骤有如下建议：

（1）由负责患者安全的指定高级员工主导。

（2）确定哪些数据可用。

（3）使用《患者安全评价手册》，协调患者安全评价。

（4）使用相关工具开发数据收集的阶段性方法，并将其纳入行动计划。

在该步骤中，可用的数据信息包括：以前的患者安全情境分析结果，如患者安全友好医院倡议评估结果，这可能会突出医院和科室在患者安全政策、指南和标准操作程序方面的差距；人口统计类型信息，如床位数、员工流失率、员工数与患者数的比率；与患者安全有关的员工技术能力的信息，包括培训记录；风险管理/临床管理报告，如不良事件报告、警讯事件、感染率、以前的不良事件研究、发病率和死亡率会议报告、患者满意度或投诉、临床审计数据和病历医疗审查、风险管理报告、责任索赔等；一线医务人员的反馈，如头脑风暴或名义小组技术和焦点小组会议；患者反馈，包括患者投诉和诉讼；安全文化评估结果。

第四步：制订行动计划。

制订行动计划的核心目标是为所有后续活动提供方向。目前为止收集的信息将有助于为行动提供依据，创建计划框架。向领导管理人员和患者安全改进团队提供清晰简短的行动计划，并以详细的支持文件作为补充。WHO 对于此步骤有如下建议：

（1）由指定的负责患者安全的高级员工负责。

（2）审查所有基线数据。

（3）将商定的优先行动领域/干预措施清单纳入行动计划模板，说明干预的目的（目标和时间表）、用于支持实施的活动和工具、领导人员及绩效评估措施，以帮助跟踪进展和管理干预措施。

（4）咨询工具包的 C 部分，根据基线评估确定的差距，考虑应实施哪些具体干预措施及需要采取哪些实际做法。

（5）让一线医务人员参与计划的制订，并考虑计划对工作流程的影响。

（6）考虑如何让患者/患者团体参与行动计划的制订，并试图在所述的每项行动中解决患者参与的问题。

（7）确保计划包含有关任务、资源、时间表和测量等的详细信息。

第五步：考虑改进方法。

根据现有的基线评估结果和行动计划，描述需要解决的问题，提供针对性的患者安全干预措施。WHO 对此步骤有如下建议：

（1）由指定的患者安全高级员工负责。

（2）与患者安全内部机构合作，审查行动计划。

（3）审查此处提出的改进方法和 C 部分中描述的具体方法。

（4）决定实施患者安全方案的整体模型，包括根据特定的干预目标定制模型的需要。

二、美国卫生保健研究和质量机构工具包

与 WHO 患者安全工具包不同，美国卫生保健研究和质量机构并未提出整体的患者安全改进工具，而是对医疗护理过程中普遍而突出的问题提出了针对性的

改进方案和方法。

1. CUSP

CUSP 是一种通过改进团队合作、临床最佳实践来帮助临床团队提高医疗安全的方法。CUSP 工具包是模块化的，可修改以满足个别病区的需要。每个模块都包括教学工具和资源，以支持病区层面的变革。在患者安全文化改进策略部分，介绍了 CUSP 的实施步骤，这里简要介绍 CUSP 核心工具包的主要模块。

（1）了解 CUSP：展示 CUSP 如何支持其他质量和安全工具；描述了 CUSP 框架和 CUSP 工具包的目标；演示如何在临床环境中应用 CUSP 工具包；讨论错误和患者伤害的影响以及导致错误的根本原因。

（2）组建团队：团队合作和团队组成对 CUSP 计划的重要性；如何制定战略以建立有效的 CUSP 团队；如何定义团队成员的角色和职责；如何识别成功团队的特征；如何使用 Team STEPPS 和 CUSP 工具识别团队绩效的障碍。

（3）聘任高级管理人员：着重于高级管理人员在 CUSP 团队中的角色和职责。聘任高级管理人员与单位合作将弥合高级管理层和一线供应商之间的差距，并将促进系统层面对病区层面存在的质量和安全挑战的看法，高级管理人员的参与和配合对项目的成功至关重要。

（4）了解安全科学：了解系统设计和安全设计的原则，以及评估团队成员的各种意见。将患者安全视为科学，为患者提供更高质量的以患者为中心的医疗服务。

（5）通过感知识别缺陷：帮助识别系统中反复出现的不良事件，并应用 CUSP 相关工具来帮助降低未来对患者造成伤害的风险。

（6）实施团队合作与沟通：帮助理解有效沟通和沟通透明的重要性；识别沟通中的障碍。

（7）应用 CUSP：介绍公正原则，强调面对风险的共享责任和态度。

（8）护士长的角色：强调了护士管理者在质量改进方案中的职责；提出关键的护理质量改进框架和质量衡量标准。

（9）传播：帮助机构共享、定制和实施在病区层面运行良好的流程，探讨如何将工作从病区层面转移到机构层面。

（10）患者及家属参与：患者顾问的作用是确保患者及家属的意见被纳入医院的政策和程序。此模块介绍了如何与作为 CUSP 团队一员的患者顾问一起工作；改善患者、家属和临床医生之间沟通的工具；如何将不良事件告知患者及家属。

大多数团队都倾向从 CUSP 核心工具包开始学习 CUSP 方法的关键原则。CUSP 核心工具包由临床医生创建，也为临床医生所用，为临床团队提供培训资源和工具，以构建其解决患者安全问题的能力①。

2. 患者安全组织计划

患者安全组织计划（patient safety organizations program）是指通过 PSOs 开展活动，以提高患者医疗保健的安全性和质量。美国《2005 年患者安全和质量改进法案》（《患者安全法》）授权创建 PSOs，并制定统一报告患者安全事件的通用格式。

PSOs 通过创建一个合法安全的环境（赋予特权和机密性），使临床医生和医疗保健组织可以自愿报告、汇总和分析数据，以减少与患者护理相关的风险和危害。PSOs 作为独立的外部专业组织，可以帮助医疗服务提供者收集、分析和汇总患者安全事件，深入了解提高医疗质量和安全的有效方法。与 PSOs 建立关系的医疗服务提供者可以获得统一的国家保护，这些保护可以消除对法律责任或专业制裁的恐惧②。PSOs 可以融入任何有执照的专业人员提供医疗服务的医疗机构。

美国卫生保健研究和质量机构能够提供以下服务或资源：

（1）一份当前和以往的 PSOs 目录清单；

（2）建立 PSOs 的网站，提供大量资源；

（3）建立收集不良事件信息的报告通用格式；

（4）在建立患者安全评估体系方面提供持续的技术援助，与 PSOs 合作，并指导医疗服务提供者更好地理解患者安全法案和规则；

（5）其他患者安全相关资源或服务。

---

① Agency for Healthcare Research and Quality. Core CUSP toolkit. https://www.ahrq.gov/hai/cusp/modules/index.html，2019-08.

② Agency for Healthcare Research and Quality. Patient safety organizations program. https://www.ahrq.gov/cpi/about/otherwebsites/pso.ahrq.gov/index.html，2018-07.

第十章　医疗损害事件的处理

医疗活动本身具有高技术性、复杂性和不确定性的特征，决定了医疗损害事件的发生难以完全避免。医疗损害事件不仅威胁着患者和医务人员的生命及财产安全，还影响医患关系。为了正确处理医疗损害事件，我国制定了相关的法律法规，以保障医患双方在医疗活动中的合法权益。

第一节　医疗损害概述

一、医疗损害的相关概念

1. 医疗事故的概念

根据我国 2002 年 9 月起施行的《医疗事故处理条例》，医疗事故是指医疗机构及其医务人员在医疗活动中，违反医疗卫生管理法律、行政法规、部门规章和诊疗护理规范、常规，过失造成患者人身损害的事故[1]。

有学者认为，该界定属于行政上的概念，而非民法概念，因为是否构成医疗事故不是直接由人民法院认定而是需要经过医疗事故鉴定。按照民法原理，有损害即有救济，有过错即有责任，不需要以构成"医疗事故"为前提条件，因此这与《中华人民共和国侵权责任法》（以下简称《侵权责任法》）中"医疗损害责任"的相关内容存在矛盾[2]。

---

[1] 中华人民共和国中央人民政府. 医疗事故处理条例. http://www.gov.cn/banshi/2005-08/02/content_19167.htm, 2005-08-02.

[2] 梁慧星. 论《侵权责任法》中的医疗损害责任. 法商研究, 2010, 27（6）: 35-39.

2. 医疗纠纷的概念

根据我国 2018 年 10 月起施行的《医疗纠纷预防和处理条例》，医疗纠纷是指医患双方因诊疗活动引发的争议①。《医疗纠纷预防和处理条例》关注的是医患关系，而《医疗事故处理条例》更侧重于行政规制以及与《中华人民共和国刑法》关于医疗事故罪的对接②。

3. 医疗损害的概念③

医疗损害是指在诊疗护理过程中，医疗过失行为对患者所产生的不利的事实，包括患者的死亡、残疾、组织器官轻微损害或功能障碍、健康状况恶化、丧失康复机会、患者隐私权或名誉权的损害、给患者带来的财产上及精神上的损害等。

医疗损害包括医疗技术损害、医疗伦理损害和医疗产品损害三大类：医疗技术损害是指医疗机构及医务人员从事病情的检验、诊断、治疗方法的选择，治疗措施的执行，病情发展过程的追踪以及术后照护等医疗行为，不符合当时既存的医疗专业知识或技术水准的过失行为。医疗伦理损害是指当医疗机构及医务人员从事各种医疗行为时，未对病患充分告知或者说明其病情，未对病患提供及时有用的医疗建议，未保守与病情有关的各种秘密，或未取得病患同意即采取某种医疗措施或停止继续治疗等，而违反医疗职业良知或职业伦理上应遵守的规则的过失行为。医疗产品损害是指医疗机构在医疗过程中使用有缺陷的药品、消毒药剂、医疗器械以及血液及制品等医疗产品，因此造成患者人身损害的医疗行为。

《侵权责任法》指出，患者在诊疗活动中受到损害，医疗机构及其医务人员有过错的，由医疗机构承担赔偿责任。在法律上，医疗损害责任的认定必须满足以下四个构成要件：①存在医患关系；②医方存在过错医疗行为；③医方的上述过错造成患者损害后果；④医疗过错与损害后果与之间存在因果关系。

二、医疗损害的鉴定

医疗损害的鉴定是指具备医疗损害鉴定资质的鉴定机构组织相应的专家，对

---

① 中华人民共和国中央人民政府. 医疗纠纷预防和处理条例. http://www.gov.cn/zhengce/content/2018-08/31/content_5318057.htm，2018-08-31.

② 张帆，卫学莉，李丽静. 关于《医疗纠纷预防和处理条例》的几点认识与思考. 中国卫生法制，2019，27（4）：79-82.

③ 中国法院网. 最高人民法院关于审理医疗损害责任纠纷案件适用法律若干问题的解释. https://www.chinacourt.org/law/detail/2017/12/id/149618.shtml，2017-12-14.

委托人提交的医患双方因诊疗活动引发的争议进行专业技术判断，并向委托人提交书面鉴定意见的活动①。

2017 年 12 月 14 日起施行的《最高人民法院关于审理医疗损害责任纠纷案件适用法律若干问题的解释》，进一步明确了申请医疗损害鉴定的具体事项，包括医方的诊疗行为是否存在过错，诊疗行为与损害后果的关联性，医方是否尽到说明义务，医疗产品是否存在缺陷及其与损害后果之间的关联性，医疗损害导致患者的残疾程度，等等②。

三、医疗损害的赔偿

一般而言，当医疗损害导致患者伤残时，损害赔偿请求权的主体是患者本人，但在患者的身体遭受严重损害时，其近亲属也可请求精神损害赔偿。当医疗损害导致患者死亡时，损害赔偿请求权就归属于其近亲属。我国医疗损害赔偿的具体事项，主要根据我国《医疗事故处理条例》《医疗纠纷预防和处理条例》中的相关规定而确定。

影响医疗损害赔偿的因素包括医疗事故等级、医疗过失行为在医疗损害后果中的责任程度、医疗损害后果与患者原有疾病状况之间的关系。

医疗损害赔偿的项目包括医疗费、误工费、住院伙食补助费、陪护费、残疾生活补助费、残疾用具费、丧葬费、被抚养人生活费、交通费、住宿费、精神损害抚慰金等。

第二节　医疗损害的处置与补救

一、医疗损害的处置

1. 医疗损害现场实物的处置③

当发生医疗损害事件争议时，死亡病例讨论记录、疑难病例讨论记录、上级医师查房记录、会诊意见、病程记录应当在医患双方在场的情况下封存和启封。

---

① 刘炫麟. 论我国医疗损害鉴定的基本原则. 证据科学, 2018, 26（4）: 429-440.

② 江乐盛, 杨高明, 曹静, 等. 基于司法鉴定视角的医疗损害赔偿问题探讨. 法制博览, 2019,（2）: 60, 61.

③ 中华人民共和国中央人民政府. 医疗事故处理条例. http://www.gov.cn/banshi/2005-08/02/content_19167.htm, 2005-08-02.

封存的病历资料可以是复印件，由医疗机构保管。病历尚未完成需要封存的，对已完成病历先行封存；病历按照规定完成后，再对后续完成部分进行封存。医疗机构应当对封存的病历开列封存清单，由医患双方签字或者盖章，各执一份。

疑似输液、输血、注射、药物等引起不良后果的，医患双方应当共同对现场实物进行封存和启封，封存的现场实物由医疗机构保管；需要检验的，应当由双方共同指定的、依法具有检验资格的检验机构进行检验；当双方无法共同指定时，由卫生行政部门指定。疑似输血引起不良后果，需要对血液进行封存保留的，医疗机构应当通知提供该血液的采供血机构派员到场。

现场实物封存后医疗纠纷已经解决，或者患者在现场实物封存满 3 年未再提出解决医疗纠纷要求的，医疗机构可以自行启封。

2. 患者死亡的处置①

患者死亡，医患双方当事人不能确定死因或者对死因有异议的，应当在患者死亡后 48 小时内进行尸检；具备尸体冻存条件的，可以延长至 7 日。尸检应当经死者近亲属同意并签字，拒绝签字的，视为死者近亲属不同意进行尸检。不同意或者拖延尸检，超过规定时间，影响对死因判定的，由不同意或者拖延的一方承担责任。

尸检应当由按照国家有关规定取得相应资格的机构和病理解剖专业技术人员进行。承担尸检任务的机构和病理解剖专业技术人员有进行尸检的义务。医患双方可以委派代表观察尸检过程。拒绝或者拖延尸检，超过规定时间，影响对死因判定的，由拒绝或者拖延的一方承担责任。

二、医疗损害的补救

当医疗损害的发生已成为事实后，并非意味着我们就不应该采取积极的补救措施。怎样采取有效的补救措施，尽量减轻过失对医患双方造成的不良影响，需引起医疗服务各方的重视。

1. 医疗机构

首先，医院管理者要重视并着力营造良好的医院安全文化环境，医院安全文化体现了医院及其职工对于患者安全的思维方式和道德观、价值观。对于医疗过失及时发现并得到补救的情况，医院应建立适当的奖励机制，使科室和医务人员

---

① 中华人民共和国中央人民政府. 医疗事故处理条例. http://www.gov.cn/banshi/2005-08/02/content_19167.htm, 2005-08-02.

能坦诚客观对待差错，避免因害怕受到惩罚而隐瞒差错，消除"错误已经造成，后果不可避免"的消极心理，以将对患者的损害降到最低为目标积极应对，并以法律为尺度，权衡轻重。医院应强化不良事件上报，并鼓励医务人员进行开放式沟通，组织对于负性事件补救经验的交流和学习，设置相应的应急预案和针对性的患者安全培训。只有这样，才能在过失发生后，以良好的团队意识和积极的态度共同努力，不断提高应急补救的能力。

医疗过失发生后通过努力补救使之转化，但转化的前提条件是医院要有转化医疗过失的预案和行为框架。因此，医疗机构管理者在对医务人员进行岗位培训时，不但要强调遵循医院规章制度、执行操作规程和技术规范的重要性，还要进行医疗风险及法律意识教育，制订针对高危病人、复杂病例一旦发生医疗过失后的处理预案，使补救工作有章可循①。

医院管理者得到科室的医疗过失报告后必须立即进行详尽而全面的调查分析，从而迅速提出补救方案，防止损害进一步扩大。由于医疗过程涉及的环节众多，往往涉及多个科室和部门，故也要求医疗机构具备良好的多学科、多部门协调机制。涉及多科室的医疗过失需由医院机关组织多科室共同讨论救治方案，如过失造成的损害很严重，需由医院领导牵头，调动临床专家及影像学、药学、检验学专家和后勤人员组成专门抢救组，以便于设备调动、药品应急供应等抢救措施的落实。

其次，在医疗损害的补救过程中，医疗机构要尽力与患者家属建立友好关系，用坦诚和关怀的语言争取患者家属的谅解与合作。医务人员及时、严谨的抢救工作，细心周到的服务，可以感化患者家属和单位，最大程度上得到其对医疗工作风险性的理解。构建和谐的医患关系，既有利于补救工作的顺利进行，也有利于医疗损害的后期处理。

2014年，我国出台《关于加强医疗责任险工作的意见》，明确指出要进一步健全我国医疗责任保险制度，提高医疗责任保险参保率和医疗责任保险服务水平②。医疗责任险是指投保的医疗机构、医务人员在其投保期内，因医疗责任而对患方发生了经济赔偿或产生了法律费用时，保险公司将依照双方事先保险合同中的约定承担相应赔偿责任。随着政策的支持，医疗责任险已在全国范围内得到推广。研究表明，医疗责任险作为一种市场化的风险分担机制，有利于降低医疗机构执业风险，能够有效维护医患双方的合法权益，促进患者安全③。医疗机构应当充分认识到医疗责任险对于构建和谐医患关系的重要性，积极响应相应政

① 钱玉华. 最新医患纠纷防范制度建设与纠纷应对要点. 长春：吉林音像出版社，2005.
② 国家卫生计生委、司法部、财政部等关于加强医疗责任保险工作的意见. 中华人民共和国国家卫生和计划生育委员会公报，2014，（7）：27-30.
③ 严文广，廖湘祁，刘华庆，等. 浅谈推行医疗责任险、手术意外险对医疗安全的影响. 中外企业家，2018，（31）：220，221.

策，提高责任意识。

总之，重视医疗损害的补救工作，要求医疗机构必须从思想、行为、制度上统一起来，并将工作落到实处，才能真正有效减轻对医患双方的伤害①。

2. 患方

医疗损害是引起医患纠纷最直接的原因之一，损害的补救及经济赔偿是解决医患纠纷的核心问题，医患纠纷中绝大部分的患方诉求集中在经济赔偿上。我国现行法律制度和医疗损害的处理机制按照过错责任原则，在医患间分割责任，但医疗实践表明，大部分医疗损害并非因医方的过失或者过错，而属医疗意外所致。

2014 年 3 月，国家卫生健康委员会等五部委联合印发《关于推进县级公立医院综合改革的意见》提出"积极发展医疗责任保险和医疗意外保险，探索建立医疗风险共担机制"。医疗意外保险是指在保险期内，患者在接受诊疗过程中，由医疗意外导致死亡和伤残及并发症等不良后果，保险公司按照合同约定给付保险金的一种人身保险②。相较于医疗责任险，医疗意外险不仅包括医疗意外产生的医疗纠纷赔付，还包括未经鉴定、难判断责任而又能够在第三方调解下达成数额不大的调解协议的医疗纠纷赔付的险种。医疗意外险不仅扩展了保险的险种和投保范围，还有效地分担患方医疗意外损害风险，及时救济患方。

对于患方而言，选择医疗意外保险，可以在医疗损害已无可避免时，尽可能实现自身利益的最大化，有效降低了经济损失，也不失为一种有效的补救措施。

3. 其他

在医疗损害事件发生后，部分患者以非理性的途径寻求补偿，导致"医闹"事件屡见不鲜，由此也显现出民事赔偿体系在处理此类问题时的局限性。无法妥善解决医疗意外所产生的损失救济问题，不仅带给医疗机构及医务人员严重的困扰，也造成社会资源的损失及浪费。因此，国家应当逐步尝试建立完善的医疗风险分担机制，发挥保险机制在医疗纠纷处理中的第三方赔付和医疗风险社会化分担的作用，鼓励医疗机构参加医疗责任保险，鼓励患者参加医疗意外保险，以达到补偿医疗意外损失和转移医疗意外风险的双重目的。

此外，各级政府和行政机构都应该在依照《医疗纠纷预防和处理条例》履行自己应尽的责任和义务。县级以上人民政府应当加强对医疗纠纷预防和处理工作的领导、协调，将其纳入社会治安综合治理体系，建立部门分工协作机制，督促

---

① 李建林. 重视医疗过失的补救 有效减少医疗事故. 临床误诊误治, 2007, （11）: 20.
② 王卫东, 李文斌, 林芳芳. 推行医疗意外保险创建和谐医患关系. 中国卫生法制, 2017, 25（2）: 66-69.

部门依法履行职责。卫生主管部门负责指导、监督医疗机构做好医疗纠纷的预防和处理工作，引导医患双方依法解决医疗纠纷。司法行政部门负责指导医疗纠纷人民调解工作。公安机关依法维护医疗机构治安秩序，查处、打击侵害患者和医务人员合法权益以及扰乱医疗秩序等违法犯罪行为。财政、民政、保险监督管理等部门与机构按照各自职责做好医疗纠纷预防和处理的有关工作[①]。

在信息化时代，新闻媒体也是一把双刃剑。一方面对医疗环境改善、医护人员水平提升及典型救治成功案例均能起到良好的宣传作用；另一方面如果存在报道不全面导致事态扩大，甚至歪曲事实的现象发生，有可能造成社会恐慌，也会严重损害医院的公众形象，加剧医患关系恶化，给国家和社会造成恶劣影响[②]。因此，新闻媒体应当承担应有的社会责任，加强医疗卫生法律、法规和医疗卫生常识的宣传，引导公众理性对待医疗风险。在报道医疗损害事件时，应坚守道德底线，遵守有关法律、法规的规定，恪守职业道德，以构建医患和谐关系为报道主旨，做到真实、客观、公正，以免对医患双方造成进一步的伤害。

第三节 医患纠纷中医务人员权益的保护

一、我国医患纠纷中医务人员权益保护的现状

近年来，医患纠纷频繁发生，许多患者及患者家属对于医疗纠纷，采取非正常、非理性"维权"行为，甚至升级演变成"医闹"，伤医事件频繁见诸报端。《中国卫生统计年鉴》显示，截至 2016 年底，我国医疗纠纷总数达 3 933 万件。CHA 调查显示，国内医院每年平均发生医闹事件的频率高达 27 次[③]。

实际上，医闹事件的处理并非无法可依，但传统的思想和现有的法律法规更倾向保护患者的权益，致使在发生医患纠纷时，医务人员不能很好地利用法律武器保护自己的合法权益。

早在 1986 年，我国卫生部、公安部就发布了《关于维护医院秩序的联合通告》，声明严禁以"医疗事故"为借口在医院无理取闹；对寻衅滋事、打砸医

---

① 中华人民共和国中央人民政府. 医疗纠纷预防和处理条例. http://www.gov.cn/zhengce/content/2018-08/31/content_5318057.htm, 2018-08-31.

② 汪晓珍. 网络媒体关于医患纠纷的报道效应与价值导向研究. 中医药管理杂志, 2019, 27（13）: 235, 236.

③ 周宏, 郝志梅. 医闹问题的国内外研究现状. 中国卫生产业, 2019, 16（2）: 113, 114, 117.

院、殴打和侮辱医务人员的人，公安机关应予以治安处罚，情节严重触犯刑律的、依法追究刑事责任。1990年12月，卫生部、公安部又发布了《关于加强医院治安保卫工作的通知》，要求公安机关加强对医院治安保卫工作的检查和指导，及时查处发生在医院的刑事案件和治安案件。

1999年，我国正式施行《执业医师法》，规定"阻碍医师依法执业，侮辱、诽谤、威胁、殴打医师或者侵犯医师人身自由、干扰医师正常工作、生活的，依照治安管理处罚条例的规定处罚；构成犯罪的，依法追究刑事责任"。《侵权责任法》规定"医疗机构及其医务人员的合法权益受法律保护。干扰医疗秩序，妨害医务人员工作、生活的，应当依法承担法律责任"。2015年，我国第十二届全国人民代表大会常务委员会第十六次会议通过了《中华人民共和国刑法修正案（九）》，将聚众扰乱社会秩序，情节严重，致使医疗无法进行，造成严重损失的行为规定为犯罪。这是国家第一次将情节严重、造成严重损失的"医闹"行为入刑，利用法律的约束减少"医闹"事件的发生，从而保护医务人员的合法权益[①]。

《医疗纠纷预防和处理条例》指出，医患双方应当依法维护医疗秩序。任何单位和个人不得实施危害患者和医务人员人身安全、扰乱医疗秩序的行为。医疗纠纷中发生涉嫌违反治安管理行为或者犯罪行为的，医疗机构应当立即向所在地公安机关报案。公安机关应当及时采取措施，依法处置，维护医疗秩序。可见，我国对于医患纠纷中医务人员的合法权益保护越来越予以重视。

二、国外医患纠纷中医务人员权益保护措施

1. 美国

对于处理医患纠纷事件，保护医务人员的合法利益，美国选择立法先行。2004年，美国职业安全与健康管理局（Occupational Safety and Health Administration，OSHA）颁布了第一版《医疗和社会服务工作者防止工作场所暴力指南》（Guidelines for Preventing Workplace Violence for Health Care & Social Service Workers），提出了一系列切实可行的处理医患关系的可操作策略，可以明显减少威胁医务人员职业安全的不良因素。

该指南规定，必须建立工作场所暴力零容忍环境。医院的报警防范措施需要和警方合作，如医疗场所必须安装报警按钮，配备手持报警器、移动通信步话机等有效的报警系统；医院大门必须安装金属探测器以对可能造成暴力事件的物品进行安全检查，必须装备24小时监控系统，等等。此外，美国各地警方也非

---

① 熊春燕. 论我国医患纠纷中医生权益保护. 法制博览, 2019, (19): 180, 182.

常注意医院场所的安全巡逻，患者家属进入治疗区之前都需要接受严格审核并佩戴通行证等。美国的医院都设置了严格的门禁制度，同时将曾有暴力记录的患者纳入"受限制访客"名单，并将名单发放给医务人员。医务人员有权知道患者的行为是否有暴力或者攻击倾向，这就建立一个相对安全的医疗环境，防范恶性医闹事件的发生，在很大程度上避免医务人员在医患纠纷事件中遭到不法侵害。

2. 加拿大

加拿大在处理医患关系问题上选择分流病人，尽可能地减少医生与患者的摩擦。在加拿大，家庭医生比较普遍，能够满足全民的基本医疗服务需求。进医院找专科医生就诊的一般都是急诊患者，或疑难杂症和比较严重的病症。实行家庭医生制度，有效提高了患者对于医生的满意度，缓解了医患关系。同时，加拿大还实行了"医药分家"制度，医院医生只负责为病人提高诊疗服务，而药品并不属于医院或医生的管理范畴。此外，当患者就医时，主要费用由医保承担，患者不需要缴纳过多的费用。这些措施减少了医患纠纷的发生，保护了医务人员的合法权益。

3. 其他国家

与美国相似，俄罗斯在处理医患纠纷上建立了一系列的法律法规，如《行政违法法典》《消费者权益保护法》《民法》《刑法》《诉讼法》等。因此，在面对医患纠纷的各种情形时，都有相对应的法律法规来解决。

此外，德国、新加坡等国家建立了专门的解决医患纠纷的机构，这些机构专门针对医患纠纷问题进行庭外调解，有丰富的经验，能使医患纠纷合理并有效率的得到解决，这样使得患者的权益受到保护，避免了恶性"医闹"事件的发生，也就保护了医务人员的权益。

三、国外经验对我国的启示

1. 完善医务人员权益保护的法律法规

在我国现行的法律法规体系中，仍然缺少保护医务人员权益的法律法规。目前为止我国只有《执业医师法》是专门针对医师队伍的法律，但是在该法中，涉及医生权益保护的内容只有一条，且年代久远。因此，我国需要完善医务人员权益保护相关的法律法规。

2. 严格执法并配合医院的安全管理

为了预防和避免恶性"医闹"的发生，执法机关应该与医院进行配合，对医务人员进行自我保护意识和自我防范方法的培训。此外，在"医闹"发生时，应该保证执法人员能够尽快赶赴现场，控制局势，避免恶性事件的发生。我国可以借鉴美国的相关经验，加强医院的安保措施，并与医院的报警系统与执法机关合作，对恶意"医闹"采取必要的控制手段。

3. 设立专门的机构处理医患纠纷

目前，我国在处理医患纠纷时，主要是由医疗纠纷人民调解委员会或卫生主管部门负责调解工作的。医疗纠纷人民调解在我国仍处于发展初期，调解队伍的建设还需加强，队伍综合素质参差不齐，人民调解往往难以做到既依据法律与事实，又让医患双方均能够接受①。因此，我国可以借鉴德国、新加坡等国家的经验，培养一些专门的人才，设立专门的机构解决医患纠纷，预防和避免患者在诉求无门以及不能及时解决等情况下，对医生进行辱骂、殴打甚至杀害的行为，缓解医患矛盾激化，保护医生的合法权益②。

总之，医院是为患者提供医疗服务的特殊公共场所，其工作秩序直接关系到诊疗工作能否正常进行。只有立足长远、加强卫生法治建设，加强卫生法律制度和相关配套制度的协调配合，做到正本清源、标本兼治，才能保证医务人员的合法权益，为医患双方创造一个和谐美好的医疗环境。

---

① 姜懿. 医患纠纷人民调解存在的问题分析及对策探讨. 法制博览，2019，（19）：215.
② 熊春燕. 论我国医患纠纷中医生权益保护. 法制博览，2019，（19）：180，182.

第十一章　患者安全法律规制

早在 2002 年，WHO 就开始关注并讨论患者安全问题，并于 2004 年创立了全球患者安全联盟（World Alliance For Patient Safety）[1]，旨在将各个国家和地区在患者安全方面的不同工作重点和方法推荐到世界各地，以寻求患者安全问题的全球解决方案[2]。

近年来，美国、英国、日本、德国、法国、澳大利亚、丹麦等发达国家高度重视患者安全事件的防控及患者安全法律的规制，在开展大量研究的同时也注重患者安全法律规制方面的实践。

第一节　患者安全法律规制的国际实践

一、完备的法律制度建设

随着患者安全问题成为全球性的难题，以立法推动患者安全事业也成为国外法治较完善的国家和地区的一致选择。患者安全的立法主要有两种模式，即附属立法模式与单行立法模式。附属立法模式是指在患者权利法或医疗法等其他法律中规定患者安全问题；单行立法模式是指针对患者安全问题出台具有针对性的专门的患者安全法。

1. 患者安全的附属立法模式

法国、日本、英国等国家主要采用的是附属立法模式。

---

[1] WHO. World alliance for patient safety ：forward programme. https://www.who.int/patientsafety/en/brochure_final.pdf，2004-10-27.

[2] Killingsworth J. WHO 全球患者安全联盟. 中国医院，2005，9（12）：2，3.

　　法国于 2002 年出台了《关于患者权利与保健系统质量的法律》，该法律明确了患者享有获得医疗的权利、获得信息的权利、同意权、隐私权、提出申诉的权利以及获得损害赔偿的权利，此外还就如何保障医疗保健系统的服务质量和患者安全做出了明确的法律规定①。

　　日本对患者安全问题的立法也是在医疗法及其配套法规中进行了相关规定。日本的《医疗法》中有"医疗安全的确保"一章，对医疗安全的有关问题进行了规定，如规定了国家、各级政府及医疗机构、医务人员等各方主体对医疗安全的责任和义务；规定了医疗安全支持中心以及医疗事故调查支持中心的设置、运行及其所承担的功能等；建立了涉及医疗行为的患者非预期死亡事件的调查制度①。

　　英国在《2002 年国家卫生服务改革和卫生保健职业法》《2003 年健康和社会照护（社区卫生和标准）法》《苏格兰患者权利法》中就如何不断地改进医疗服务质量，最大限度地减少医疗差错，为患者建设一个更安全的国家卫生服务体系做出了制度安排，提出了原则性要求②。

　　还有很多其他国家或地区也采取了附属立法模式，如澳大利亚的《南澳大利亚保健法》和《2008 年卫生保健条例》；欧盟的《促进欧洲患者权利宣言》和《欧洲患者权利约章》；德国的《改善患者权利地位法》；芬兰的《患者地位与权利法》；奥地利的《联邦与克恩滕州保护患者权利协议》等中都有涉及患者安全方面的法规条款③。

　　2. 患者安全的单行立法模式

　　丹麦、美国和韩国等国家则先后制定本国的患者安全法，对患者安全问题进行专门的单独立法。

　　丹麦于 2003 年通过了《丹麦患者安全法》（Danish Act on Patient safety）。该法强制要求一线医务人员必须上报安全不良事件，强调报告的非惩罚性和反馈，以用于分析和学习，使丹麦成为世界上第一个在全国范围内进行患者安全事件强制报告的国家③。

　　美国患者安全方面的法律主要包括《患者自主决定法》（Patient Self Determination Act of 1990）和《患者安全和质量改进法》（Patient Safety and Quality Improvement Act of 2005）。《患者自主决定法》对医院、特殊护理机构、家庭护理机构、临终关怀机构、健康维护组织等提出了严格要求，明确这些

---

① 潘峰，刘兰秋. 国外患者安全制度建设经验与启示. 中国医院，2018，22（12）：10-12.
② 黄清华. 中国病人安全立法问题研究. 北京社会科学，2012，（5）：14，15.
③ 吴纪树. 患者安全法律规制的国际经验与中国路径. 卫生经济研究，2018，（10）：50-53.

机构具有向成年住院患者提供医疗信息的法定义务。该法还通过医疗保险服务提供人协议以及医疗救助计划与评估机制，坚决落实患者参与医疗决策和拒绝不当医疗的权利，旨在防止利益驱动，避免对患者进行过度医疗。《患者安全和质量改进法》主要规定了 PSOs 的准入制度、监督制度与评估制度，患者安全数据库网络建设，收集患者安全信息的联邦法律特免权和保密性规定，等等①。

韩国于 2016 年 7 月公布实施《患者安全法》，该法明确规定了国家和地方政府、医疗机构和医务人员以及患者自身在患者安全方面具有的相应义务；设立国家患者安全委员会；健全医疗机构的 PSOs，明确各类医疗机构具有接受患者安全教育的义务；制定患者安全的基准，并开发患者安全指标；建立患者安全事故自律报告制度等，旨在通过健全的法规促进患者安全，以最大限度地提升医疗质量，加强患者保护②。

二、专门的法律规制机构

完备的法律制度要想发挥应有的作用，关键在于执行。因此，英国、德国、美国、日本等国家探索建立专门的机构负责法律的实施和监督，使患者安全的法律实践沿着制度设计的初衷展开。

NPSA 是基于英国《健康法案》《卫生服务法案》等医疗服务法律框架的部门性公共机构，主要负责领域就包括患者安全法律规制。NPSA 的特色之一是成功建立了医疗风险报告体制"NRLS"，大力鼓励医生与患者以匿名形式通过网络对医疗事故进行报告。国家患者安全局对报告系统收集的信息进行归类整理和系统化评估，其分析结果可以有效为相关机构和人员提供相应的安全警示，同时在增强医疗机构透明度、预防医疗事故的发生、重建公众对医疗机构的信任等方面也发挥了积极作用③。

与英国不同，德国所建立的专门机构"患者安全行动联盟"并不是官方监管机构，而是由医生、专业机构、医疗保健机构、保险公司、患者组织等组成的慈善性质的协会。这是由于德国对医疗服务的统筹管理是通过由大量公有或私有协会组织以及政府机构组成的系统来实现的。患者安全行动联盟是在德国法定医疗保险制度的框架下开展工作的，其主要工作内容包括对可预防不良事件进行数据评估，并根据事故或伤害的具体来源制定针对性的风险管理策略。该联盟在德国患者安全的行动方面发挥着举足轻重的主导作用。

① 吴纪树. 患者安全法律规制的国际经验与中国路径. 卫生经济研究, 2018, （10）: 50-53.
② 刘兰秋, 高新强. 韩国患者安全立法及其对我国的启示. 中国医院, 2018, 22（12）: 13-15.
③ 田德文. 英国"患者安全局"专管医疗事故报告. 中国医药指南, 2006, （11）: 122.

美国则根据其 2005 年颁布的《患者安全和质量改进法》建立了 PSOs，以提高美国患者医疗保健的安全性和质量。美国 PSOs 制定统一报告患者安全事件的通用格式，完成医疗不良事件信息的数据分析，并提供建议反馈。关于 PSOs 的具体功能，可参见本书第九章"患者安全评价及改进工具"中"患者安全组织计划"部分的内容。

日本根据其《医疗法》的规定，在都道府县设置医疗安全支援中心以及设立医疗事故调查支援中心，从 2015 年 10 月起对日本的医疗事故有关的信息进行收集与分析，并提出预防性的对策和建议①。

三、良好的患者安全数据平台

在世界"互联网+"业务蓬勃发展的国际大背景下，积极开展"互联网+患者安全"已经成为许多国家进行患者安全法律规制的重要途径和经验。美国、英国、德国、澳大利亚等国家和地区围绕患者安全这一主题，衍生出患者安全数据库、专用软件、服务公司等新业态。

美国根据《患者安全和质量改进法》，创建了患者安全数据网络（the network of patient safety databases，NPSD），主要接收来自 PSOs 上报的有关患者安全事件的数据信息，并进行集合与分析。基于一种标准化的信息收集模式，PSOs 可以在数据库网络中提交经由医院获取的患者安全不良事件的相关信息②。

随着信息技术的快速发展，不断涌现出的不良事件管理系统、临床风险管理系统等患者安全专用软件，也可以为利益相关者提供结果评估方面的参考，使医疗机构能更加轻松地应对患者安全的需求变化③。

四、健全的配套制度

患者安全的法律规制是一项系统性工程，法律法规的顺利实施与健全的配套制度是分不开的。国外患者安全法律规制能够取得显著成效，其较为完善和健全的法律规制配套制度发挥着重要的作用。相关配套制度包括现代医疗制度、医疗保健人员的教育培养制度、公私合作运行机制、监督问责的公开披露制度。

---

① 潘峰，刘兰秋. 国外患者安全制度建设经验与启示. 中国医院，2018，22（12）：10-12.

② Tingle J，Bark P. Patient Safety，Law Policy and Practice. London：Routledge，2011.

③ 吴纪树. 患者安全法律规制的国际经验与中国路径. 卫生经济研究，2018，（10）：50-53.

1. 现代医疗制度

现代医疗制度是患者安全法律规制发挥积极作用的基础。20 世纪 90 年代，美国、英国、德国、新加坡等国家纷纷开始进行医疗制度改革，逐渐形成四种典型的医疗制度：以英国为代表的"国家医疗全包模式"；以德国为代表的"社会医疗半自治模式"；以新加坡为代表的"个人储蓄医疗模式"；以美国为代表的"混合型医疗模式"。这些代表性国家基于本国国情，采取不同的医疗制度和医疗保障模式，为其患者安全法律规制的制定与实施提供良好的宏观背景和充分的制度依据。

2. 医疗保健人员的教育培养制度

患者安全法律规制的制定与实施离不开相关的专业人员，因此，医疗保健人员的教育培养体制为患者安全法律规制的实现提供了人力资源保障。例如，加拿大的患者安全协会构建了基于能力的、多学科融合的患者安全教育框架，涉及 6 个方面的关键患者安全能力，包括创建患者安全文化、团队合作、有效沟通、风险管理、优化个人和环境因素、鉴别和报告不良事件。澳大利亚 2005 年发布了国家患者安全教育框架（National Patient Safety Education Framework，NPSEF），要求所有的医疗保健机构工作者（包括医师、护士、相关健康工作者等）必须掌握患者安全所需的相关知识、技能和行为规范；进一步强化各类医学院校对于患者安全的专业课程教育培训，并对学生在NPSEF方面的学习结果进行考核认证[①]。该框架中包括七个关键行动领域，具体见本书第八章"患者安全教育与培训"的相关内容。

3. 公私合作运行机制

患者安全法律规制需要充足的资金支持，而公私合作的运行机制为此提供了基础。经过改革，澳大利亚建立公共医疗保险与私人医疗保险并存、公私合作的运行机制，从而缓解政府的资金困局，同时促进患者安全相关法律规制的实施。1984 年改革前，新加坡采用的是国民医疗保健体制，这意味着所有医疗保健福利（包括患者安全法律规制）主要由公共部门提供，而资金则由政府提供，这让政府不堪重负。1984 年新加坡启动医疗保险个人账户计划，转变为由个人工资保健储蓄计划、政府补贴的健保双全计划以及财政支持的医疗救助基金三部分组成并提供资金[②]。通过公私合作运行，成功缓解政府财政负担，满足患者安全法律规

---

① Walton M M，Shaw T，Barnet S，et al. Developing a national patient safety education framework for Australia. Quality & Safety in Health Care，2006，15（6）：437-442.

② Ham C. Values and health policy：the case of Singapore. Journal of Health Politics Policy & Law，2001，26（4）：739-745.

制的资金需求。

4. 监督问责的公开披露制度

公开披露制度是对患者安全法律规制监督问责的集中体现，已经广泛地融入各国政策中。这一制度要求发生患者安全事件后，尽快对患者进行相关信息告知。例如，英国 NPSA 在 2009 年编写并启动了一个专门的公开性框架，提供了有关患者安全事故后沟通的指南和标准，详细规定了医疗服务提供者应该如何在安全事故发生后，正确地与患者及其家属、其他相关机构与公众进行沟通。制定该框架的目的是确保在发生安全事故后，医务人员知道对患者及其照顾患者提供支持时应遵循的程序和步骤。该框架提出了一些具体的要求，包括告知人们发生的事件、提供合理的支持、提供真实的信息和道歉等[1]。

加拿大深度强化对患者安全机构的问责制度，各州通过建立相应的患者安全不良事件报告制度，确保不良事件的相关信息能够在医疗机构之外实现公开共享。此外，澳大利亚还专门制定了患者安全不良事件公开披露的国家标准与流程，各州在国家标准的基础上进一步细化，制定了针对地方的标准指南。

美国则专门颁布了《患者保护与平价医疗法案》（Patient Protection and Affordable Care Act，PPACA），其中强调了要确保医疗服务的公开透明和诚实可靠。通过建立健全的医疗事故公开披露制度，美国医疗服务中对患者安全的监督问责达到了一个新的高度[2]。

第二节　我国患者安全法律规制的路径选择

在我国社会治理工程中，患者安全的法律规制是一个不可或缺的方面。合理借鉴国外的实践经验，充分结合我国的具体国情，从而发展出一条我国患者安全法律规制的特色路径，能够有效提升我国患者安全管理水平。

一、完善法规体系，提升法治化水平

要提高患者安全的法律规制水平，必须建立患者安全规范体系。目前，我国的患者安全法律规制主要采取的是附属立法模式，这表现在我国患者安全相关的

---

① Hertfordshire Community, NHS Trust. Being open and duty of candour policy. https://www.hct.nhs.uk/media/2440/being-open-duty-of-candour-gr06-0217.pdf, 2017-05-25.

② 吴纪树. 患者安全法律规制的国际经验与中国路径. 卫生经济研究, 2018, （10）: 50-53.

法律法规条款比较分散，在《侵权责任法》《执业医师法》《中华人民共和国精神卫生法》《中华人民共和国母婴保健法》《传染病防治法》《医疗机构管理条例》《医疗事故处理条例》《护士条例》《人体器官移植条例》《中华人民共和国基本医疗卫生与健康促进法》《医务人员医德规范及实施办法》等法律法规中都能找到相关条款，而且一些规范比较模糊、宽泛，造成在实践中适用性不高、操作难度大的现状。

我国可以借鉴美国、韩国等国家的实践经验，对患者安全采取单行立法模式，构建以患者的合理权利为中心的专项法律，以提高患者安全法律法规的效力，扩宽其适用范围。可以先制定"患者安全条例"，明确医疗服务的各个主体（包括各级政府、各类医疗机构及其员工、患者及其家属、第三方机构等）的具体责任、权利、义务及评价标准。此外，还需要对患者安全机构的准入、监督与评价规范，患者安全信息系统的建设、使用与评价规范等进行具体和明确的规定。同时，还应该重视对患者安全法律规制的配套制度、患者安全纠纷解决机制等进行规范。

二、设置专门规制机构，提升专业化水平

设置专门规制机构是提升患者安全法律规制效力的重要途径之一。通过专门机构行使患者安全法律监督权力，能够确保相关法律法规真正落地，走向实践。因此，以 WHO 成立的"世界患者安全联盟"作为榜样，成立本国的"患者安全联盟"已经成为国际通行做法。

2015 年，国家卫计委和中国医院协会在北京倡议，成立中国患者安全联盟，强调要加强患者参与医疗活动、加强患者手术安全管理、加强用药安全管理等[1]。从目前的实际运行状况看，患者安全法律规制的作用并没有得到充分发挥。

加强我国患者安全联盟的建设势在必行。这需要政府加大相关政策、资金、人才等方面的支持力度，增加联盟相关的基础设施、人力资源建设方面的投入，不断提升其硬实力。同时，必须落实患者安全的各项规制职能，积极开展患者安全知识、法律法规制度的宣传教育，建立患者安全监测系统，只有同步提升软实力，我国患者安全法律规制的专业化水平才能大幅度改善。

建议成立 PSOs，作为独立的外部专业组织，帮助医疗机构收集、分析和反馈患者安全事件，促进医疗机构之间的信息公开和经验分享，共同学习，最大限度地减少不良患者安全事件发生的可能性。

---

[1] 人民网. 国家卫计委倡议成立中国患者安全联盟. http://world.people.com.cn/n1/2015/1221/c157278-27952724.html，2015-12-21.

三、构筑系统平台，提升智能化水平

在大数据的信息化时代，患者安全法律规制要想发挥良好作用离不开信息化系统的构建，特别是不良事件的报告与学习系统的构建，对于开展循证规制，提高规制的智能化水平尤为重要。因此，我们可以充分借鉴其他国家的有效经验，采取"互联网+患者安全"的模式，围绕患者安全事件相关信息，设计"患者安全事件报告系统""患者安全事件分析、研判与评估系统""患者安全事件预警反馈系统"三个子系统。通过三者的有机连接，共同构建患者安全事件的信息系统平台，为相关患者安全法律规制的监管、质量改进提供信息基础和便捷的方法。

需要注意的是，我国患者安全法律规制信息系统的建设需要国家或地方相关的患者安全法律规范的支持才能有序进行。因此，还需要重视患者安全文化培训教育、患者安全风险因素调查等基础性工作的开展[①]。首先，医疗机构、卫生行政部门及相关社会组织要逐步培育患者安全文化。只有形成患者安全文化，才能让患者安全的意识深入人心，才能促进公开透明的价值观，促进员工不良事件积极上报和系统的调整，从而构建学习型组织。其次，通过多种途径，调查患者安全的风险因素。从人、机器、环境三个方面全面识别相关风险因素，并收集相关的投诉、鉴定、理赔、诉讼资料与病案资料等，为系统平台的建设提供充实的数据基础。最后，制定临床风险管理指南，明确相关的标准、规范、流程等，为预警系统的开发提供依据和框架。

四、加强制度保障，提升社会化水平

实现患者安全的法律规制这一系统工程的有力运转，离不开相关配套制度的支持与保障。因此，当前的首要任务之一就是深入开展医疗卫生体制改革，为患者安全法律规制的实现提供良好的卫生系统环境。其次，加强患者安全教育培训的力度，一方面将保障患者安全的内容和方法充分融入医务人员教育培养体系中。通过教育培养方案的设计、相关课程的设置、资格认证考核等方式，强化患者安全相关内容的教育。另一方面对已有的医务工作者加强患者安全方面的培训，通过多种途径和方式的继续教育，提高现有医务人员患者安全的素养。最后，建立适合我国国情的患者安全信息公开制度和患者安全法律规制监督问责制度，正向引导社会公众、各界媒体积极参与到患者安全法律规制的实践中，提升患者安全法律规制社会化水平，逐渐形成多元化透明化的患者安全法律规制格局。

① 黄清华. 论互联网+患者安全的主要法律问题（中）. 中国保险报，2017-05-04.

第十二章 医务人员安全与患者安全的平衡

医务人员在提供医疗服务的过程中可能会受到各种生物、化学、物理、环境、社会暴力等多种因素的影响而被迫处于职业暴露中，使其安全受到严重威胁。患者的血液、体液、分泌物、排泄物，被污染的医疗锐器，电离辐射，各种消毒剂等都会成为医务人员感染的介质，使医务人员罹患各种疾病。除此之外，医生过度疲劳、医疗纠纷事件也成为威胁医务人员身心安全的重要社会因素。

如果医务人员的安全得不到保障，那么他们就难以为患者的健康和安全保驾护航。医务人员安全和患者安全息息相关、相互促进，应以平衡医疗理念为指导，同时关注"医患二中心"，在医务人员安全和患者安全之间寻求一个稳定的平衡点，不顾此失彼，构建医方与患方和谐共处的医疗新生态，促进医疗领域的动态均衡发展。

第一节 医务人员安全

医务人员安全主要是指医务人员在从事医疗活动过程中的职业安全，涉及生物安全、辐射安全、化学安全、物理安全、生理安全、心理安全等多个方面，强调医务人员在工作中不遭受任何意外伤害。目前，很多医院感染管理的监控和防护措施重点针对患者服务，旨在防止患者发生医院感染，而对处在感染性患者及其血液、体液、分泌物、排泄物污染的医疗废物等交叉环境包围之中的医务人员的职业安全则重视不足，使医务人员暴露在安全风险之中。

一、医务人员职业安全的危害因素

1. 生物危害因素

医院是患者聚集的场所，因此也会带来各种病原微生物，对医务人员的健康构成威胁。医务人员在医疗服务过程中，经常不可避免地近距离接触患者的血液、体液、分泌物、排泄物等污染物，这些污染物极有可能携带病原微生物。不幸被污染的医疗锐器扎伤是引发医务人员感染的最危险状况，因此可能罹患艾滋病、乙型肝炎、丙型肝炎，锐器损伤多发生在外伤紧急救治、外科手术、注射和抽血、实验操作等过程中[①]。

2. 化学危害因素

1）化学消毒剂

医护人员在工作过程中会接触各种消毒剂，如过氧乙酸、戊二醛和臭氧等，对人体的皮肤、呼吸道、消化道、神经系统均有一定程度的损害，长期接触可能引起皮炎、结膜炎、鼻炎、哮喘，甚至中毒、肝损害等。

2）化疗药物

化疗药物具有毒性、致畸性、致癌性等不良反应，医务人员在配制化疗药物过程中，可能会受到相应地化学损害。有研究报道，在医务人员配置化疗药物后对其尿液进行检测，检测结果显示尿液中有化疗药物代谢物的存在。

3）其他

具有医疗用途的一些特殊材料，如口腔修复材料、口腔科用的银汞合金、挥发性麻醉剂等也会在一定程度上对医务人员的身体健康造成潜在危害。

3. 物理危害因素

1）锐器伤害

医务人员在工作过程中需要使用锐利器械且其种类较多，因此很容易受到锐器伤害。锐器伤害的主要来源为针刺伤和玻璃伤，其次为刀割伤、其他刺伤[②]。有研究表明，有 86.9%的医护人员在工作中曾遭受过锐器损伤[③]。医务人员如果被患者血液或体液污染的锐器刺伤，极有可能导致感染。有资料显示，医务人员最常见的职业暴露因素为针刺伤，其他因素依次为手术室刀片损伤、皮肤黏膜接

---

① 王鲜平，曹力，高进. 加强医务人员职业安全管理的探讨. 武警医学，2005，（11）：875-877.

② 王焕强，张敏，李涛，等. 我国医院临床护士职业性锐器刺伤调查. 中华劳动卫生职业病杂志，2009，27（2）：65-70.

③ 张小容. 医护人员自我防护调查分析. 中华医院感染学杂志，2003，（1）：33-35.

触到不明暴露源的血液或体液、皮肤被医疗废物刮伤等[1]。

2）辐射

医疗机构的各种检查设备（如 CT、X 线机等）、放疗设备、激光设备、理疗设备等，都会造成辐射。医务人员在操作这些设备的过程中，也都会无法避免、不同程度地接触各种辐射源，包括电离辐射和非电离辐射。

4. 环境危害因素

在我国，医务人员职业安全问题直到近年来才逐渐开始引起关注。目前我国职业安全管理制度仍然不健全，许多医疗机构存在防护设施不完善、防护用具缺乏的问题。部分基层医院传染病科布局不合理，医护人员与传染病人共用一个通道。研究表明，我国仅有少数医院的检验科配置了生物安全柜，很多医院由病房分配不足或室内设计不科学，很容易造成污染区、半污染区、清洁区分区不明显，从而大大增加医务人员职业感染的风险。常见的各种消毒设施（如压力蒸汽灭菌器、干热灭菌器等）在使用过程会散发热量，造成室内温度明显升高，长期处于高温环境中也是对工作人员身体健康造成潜在危害的因素之一。此外，医院复杂、充满噪声的环境也可能造成医务人员听觉器官、中枢神经系统的损伤[2]。

5. 社会暴力危害因素

在各类医疗机构，针对医务人员实施恶性暴力的事件已经成为目前获得普遍关注的社会热点问题。暴力事件会给医务人员造成严重的身心伤害，尤其是心理暴力，正逐渐成为医院严重的职业伤害问题之一。有数据报道，医院暴力发生率为 64.48%，其中心理暴力发生率 49.12%，身体暴力发生率 15.36%。遭受医院暴力的高危人群是医生，其次是护士；暴力发生的主要场所为病房和护士站；暴力的主要危险因素包括社会人员酗酒滋事、精神障碍和医患纠纷等[3]。

二、医务人员职业暴露现状

1. 职业暴露发生率

1）锐器伤发生率
根据中国疾病预防控制中心职业卫生与中毒控制所的一项调查，我国护理人

---

① 李奉珍，李洪翠. 医务人员的职业危险因素与职业安全管理. 职业与健康，2008，（20）：2217，2218.
② 宋海艳，陈艳. 加强医院医务人员职业安全防护. 微量元素与健康研究，2014，31（1）：71-74.
③ 陈祖辉，王声湧，荆春霞，等. 医院工作场所暴力的流行病学特征及危险因素分析. 中华流行病学杂志，2004，（1）：11-13.

员的锐器伤发生率为 7.49 次/（人·年），且近一年内受到过锐器伤的护理人员比例为 81.37%。锐器伤以针刺伤（54.31%）和玻璃伤（38.31%）为主，然后是刀割伤（4.40%）、其他刺伤（2.98%）[①]。曹松梅等的研究表明，护理人员锐器伤发生率高达 90.18%[②]。李卫光等的研究结果显示，医务人员锐器伤平均发生率为 9.71 次/（人·月），其中护理人员是锐器伤发生的高危人群[③]。欧小云和冯继贞的研究显示，护士针刺伤发生率为 68%，其中护龄三年以内的护士针刺伤发生率为 81.9%[④]。通过这些数据可见，我国医务人员锐器伤发生率极高，防护现状并不理想。

2）血源性疾病发生率

目前，已知的以血液为载体进行传播的疾病有二十多种。在医院环境内，最常见的经血液途径传播的病毒性疾病主要包括乙型肝炎、丙型肝炎、艾滋病等。这些严重威胁医务人员身体健康的血源性疾病，最基本的传播途径就是锐器伤害。如果医务人员不慎被锐器刺伤，该锐器已被患者的血液或体液污染，当医务人员破损的皮肤或黏膜接触了被污染的锐器时，病原体就会进入医务人员体内，可能造成感染。CDC 有数据报道，截至 2000 年底，全美范围内已有 57 名医务人员被确诊感染艾滋病病毒，其中因皮肤刺伤而受到感染的为 48 人，占比为 84%。国内某三甲医院对医务人员职业暴露的调查结果显示，超过一半的暴露源患者血液性病原体阳性，乙型肝炎占 35.71%，丙型肝炎占 9.18%，艾滋病占 3.06%，而在该医院医务人员职业暴露情况中，锐器伤为绝大多数，占比为 91.84%[⑤]。

2. 职业暴露的类型

锐器伤是最为主要的职业暴露类型，有研究表明，锐器伤在各类职业暴露中占比为 96.7%[⑥]。在血源性职业暴露中，锐器伤占比为 89.89%，其次为黏膜暴

---

① 王焕强，张敏，李涛，等. 我国医院临床护士职业性锐器刺伤调查. 中华劳动卫生职业病杂志，2009，27（2）：65-70.

② 曹松梅，赵庆华，张光慧. 重庆市护理人员血源性职业暴露情况调查. 现代预防医学，2009，36（16）：3017-3019.

③ 李卫光，徐华，朱其凤，等. 山东省28所医院医务人员锐器伤现状调查. 中华医院感染学杂志，2013，23（7）：1605-1607.

④ 欧小云，冯继贞. 护士针刺伤局部处理与上报情况调查. 实用医药杂志，2008，25（12）：1488.

⑤ 胡美华，赵秀莉，赵艳春，等. 浅谈医务人员职业安全与感染防护对策. 中国护理管理，2020，20（2）：250-253.

⑥ 孙建，徐华，顾安曼，等. 中国医务人员职业暴露与防护工作的调查分析. 中国感染控制杂志，2016，15（9）：681-685.

露，占比为 5.32%，最后为破损皮肤，占比为 4.79%[①]。

3. 职业暴露的器具

造成医务人员职业暴露的医疗器具以锐器为主，前五位器具依次是注射器、头皮钢针、手术缝针、手术刀片及静脉留置针[②]。秦文等的调查显示，造成锐器伤的主要器具包括头皮钢针（29.05%）、一次性注射器（21.10%）和手术缝针（11.01%）[③]。李卫光等的调查也显示了相似的结果，造成医务人员锐器伤的主要医疗器具为一次性注射器针头、头皮钢针和手术缝针，其他器具还包括静脉留置针、穿刺针、缝合针、真空采血针、手术刀、玻璃玻片等[④]。

4. 职业暴露的操作

范珊红等的调查显示，造成医护人员职业暴露的主要操作之一是手术缝合，其次还包括将针头放入锐器盒、动静脉针拔除等[⑤]。田娟等的研究表明，医务人员职业暴露的主要操作包括锐器处理（45.21%）、输液拔针（32.98%）、医疗废物二次分类（10.64%）、器械清洗（2.13%）、缝合（1.06%）、传递手术锐器（1.06%）、其他（6.91%）[①]。李卫光等的调查发现，医务人员在加药、回套针帽、手术缝合时发生锐器伤的频率较高，其他操作还包括抽血、补液配置、拔动静脉针、整理手术器械、医疗废物处理等[④]。

5. 职业暴露的场所

有学者调查表明，医院内发生职业暴露的最常见场所依次为普通病房、手术室、重症监护病房、口腔科及急诊科[②]。范珊红等的调查显示，普通病房、手术室、口腔科、门急诊输液室、治疗室是职业暴露发生的主要场所[⑤]；李卫光等的调查显示，锐器伤主要发生在普通病房、手术室和重症监护室等医疗场所[④]。

---

① 田娟，谢辉，李巧. 某三级综合医院医务人员血源性职业暴露调查分析. 医学信息，2019，32（24）：127-129.

② 孙建，徐华，顾安曼，等. 中国医务人员职业暴露与防护工作的调查分析. 中国感染控制杂志，2016，15（9）：681-685.

③ 秦文，潘梁军，雷韦，等. 医务人员锐器伤职业暴露监测分析. 中华医院感染学杂志，2014，24（21）：5446-5448.

④ 李卫光，徐华，朱其凤，等. 山东省28所医院医务人员锐器伤现状调查. 中华医院感染学杂志，2013，23（7）：1605-1607.

⑤ 范珊红，许文，慕彩妮，等. 陕西省30所医疗机构医务人员锐器伤调查. 中国感染控制杂志，2013，12（4）：251-255.

三、医务人员职业安全存在的问题

1. 预防防护意识薄弱

预防工作是医务人员职业暴露防护的重要措施。遵守标准预防原则和程序是做好职业暴露防护工作的基础，医院管理人员和医务人员自身都需要具备一定的预防防护意识。

目前，在医院方面存在的问题包括：职业安全保护的设施设备经费投入不足；医院消毒和隔离条件达不到要求；医疗器械数量少，不够消毒灭菌周转使用；医院安全保卫体系不健全；安全管理职责不明确；等等。在医务人员方面，存在预防防护基础知识欠缺、医疗护理技能不佳、诊疗操作违规、医疗行为不安全、工作注意力不集中、心理状态欠佳、个人防护不重视等问题。Odujinrin 和 Adegoke的一项调研显示，有29%的医务人员不能按照标准预防程序严格进行[1]；申桂云等的调查显示，在从事传染病专业的护理人员中，有 87.9%的护理人员承认自身职业防护意识缺乏[2]。医院整体防范意识薄弱，医务人员自我防护意识淡薄，无法实现标准防护，这是目前我国医务人员职业安全与防护所面临的难题。

2. 基础设施落后

医院的基础设施落后和不完善的现状，导致医务人员职业暴露存在重大隐患。例如，医院环境布局设计缺乏合理性，没有充分考虑到医院建筑必须符合特殊卫生学要求，可能会在无形中使医院内生物污染程度增加。部分医院没有配备完善的流动水洗手设施，难以保证医务人员的手部卫生达到标准，而手污染恰是引起医院感染的重要危险因素。此外，部分医院还存在医疗器械清洗消毒条件不符合规范、医疗环境通风效率低下、空气污染难以解决等问题。

3. 防护用品使用不当

防护用品是医务人员进行职业防护的重要工具，但是如果使用不当不但起不到防护的效果，甚至还会造成危害。根据林虹等的调查结果，护理人员较少使用防护措施，其主要原因如下：半数护士认为工作繁忙，没有时间进行职业防护；46.8%护士认为医院防护用品供应难以满足需求；其他原因还有怕麻烦、不清楚防护的必要

① Odujinrin O M T, Adegoke O A. AIDS：awareness and blood handing practices of health care workers in Lagos Nigeria. European Journal of Epidemiology，1995，11（4）：425-430.

② 申桂云，刘建芬，牛仙飞，等. 传染病医院护士职业防护现状调查. 护理学杂志，2007，（1）：23，24.

性等[1]。还有研究显示，医疗机构中职业防护用品配备不到位的情况高达41%[2]。

4. 医疗操作不规范

遵守操作指南和规范是医务人员避免职业暴露的重要途径，然而，由于侥幸心理和较高的劳动强度，部分医务人员常会进行不规范操作。例如，在遭受过锐器伤的医务人员之中，普遍原因是没有遵守预防锐器伤的有关操作流程和建议[3]，可以说不规范操作是造成锐器伤的重要原因，锐器使用后的不规范处理更是其中的关键[4]。Gershon等的调查显示，锐器伤发生的重要原因之一就是使用后回套针帽[5]。

5. 漏报率高

医务人员出现职业暴露后，应立即进行应急处理，并尽快履行相应的上报程序，以便及时评估职业暴露情况并接受进一步的随访和治疗。Salelkar等的研究显示，医务人员发生针刺伤事件后的上报率为32%，意味着高达68%的针刺伤存在漏报情况[6]。Khader等的相似研究则显示其漏报率为77.1%[7]。曹松梅等调查显示，我国护理人员针刺伤后的上报率仅为15.70%，漏报率高达84.30%[8]。

四、促进医务人员职业安全的策略

1. 制定健全的防护制度

制定严密的规章制度，并严格遵守执行，是保证医务人员职业安全的一项最

---

① 林虹，马淑清，黄敏霞. 澳门护理人员职业危害认知及自我防护行为的调查. 中华护理杂志，2007，（8）：752-756.

② 周阳，李映兰，常青，等. 长沙市23家医院手术室护士应用个人防护用品的调查. 中华护理杂志，2009，44（10）：874-877.

③ Cho E，Lee H，Choi M，et al. Factors associated withneedle stick and sharp injuries among hospital nurses: a cross-sectional questionnaire survey. International Journal of Nursing Studies，2013，50：1025-1032.

④ Wicker S，Stirn A V，Rabenau H F，et al. Needlestick injuries: causes，prevent ability and psychological impact. Infection，2014，42：549-552.

⑤ Gershon R R M，Pearson J M，Sherman M F，et al. The prevalence and risk factors for percutaneous injuries in registered nurses in the home health care sector. American Journal of Infection Control，2009，37（7）：525-533.

⑥ Salelkar S，Motghare D D，Kulkami M S，et al. Study of needle Stick injuries among health care workers at a tertiary care hospital. Indian Journal of Public Health，2010，54（1）：18-20.

⑦ Khader Y，Burgan S，Amarin Z. Self-reported needlestick injuries among dentists in north Jordan. Eastern Mediterrane an Health Journal，2009，15（1）：185-189.

⑧ 曹松梅，赵庆华，张光慧. 重庆市护理人员血源性职业暴露情况调查. 现代预防医学，2009，36（16）：3017-3019.

基本举措。消毒管理制度、隔离管理制度、各种危险因素的监测管理制度及废物处理条例等制度措施，使医院的消毒工作得以有章可循，有法可依，规范统一。严格执行相关规章制度和措施，是职业防护制度措施发挥实效的重要环节，可以避免人为主观随意性，减少不必要的劳动，提高执行力，使整个工作流程透明化，实现规范监管。

2. 加强职业安全培训

采用多种途径、多种方式为医务人员提供职业安全相关防护知识的教育和培训，结合典型的职业暴露案例加强警示，使医务人员从思想上对职业防护引起重视，树立职业安全观念，增强防范意识，提高自我防护能力，培养良好的自律行为。同时，制定各项操作规程，进行规范操作的培训，提高医务人员安全操作技能，改变固有的不良操作模式。安全管理部门应坚持督察，加强对各环节的监管，促使医务人员遵守职业安全行为，养成规范的职业安全习惯。

3. 完善防护基础设施

确保供应室布局合理，严格区分不同区域，当存在室内高温、潮湿情况时可安装排风扇及空调；检验科应严格按操作规程和消毒隔离规范操作，指定专业人员负责生物安全工作，对于特殊菌种及污染的物品应有醒目的标志，配备必要的生物安全柜；清洗间各种污染器械、设备应尽量使用自动清洗机进行清洗，避免手工清洗带来的伤害；在使用抗肿瘤药物的部门，推荐使用空气净化装置或排气扇等设备加强空气流通，以减少具有细胞毒性的气溶胶在空气中的含量；使用过的抗肿瘤药物安瓿、一次性注射器、输液器等污染器械应统一放置于有特殊标记的密封厚塑料袋或其他防漏容器中，以防止残留药液蒸发造成空气污染；治疗室和处置室应保持良好的通风，尽量降低消毒剂微粒在空气中的浓度；手术室应配备完善的排污装置和通风装置，降低室内麻醉废气浓度，并使用密闭性能好的麻醉机以保证气源管道的密闭程度①。

4. 强化感染的标准预防

医务人员常常需要在未得到患者的明确诊断结果前，便进行相应的治疗和处置，使自己暴露于各种危险因素之中，故 CDC 针对医务人员职业暴露接触感染防控提出了"标准预防"策略，要求医护人员严格遵从消毒隔离制度和操作规程进行医疗行为。充分利用各种屏障用具和设备做好防护，减少危险行为。关键防护

---

① 张爱华，栾丽娟，卢晓强. 医务人员的职业安全防护. 中华医院感染学杂志，2013，23（14）：3478，3479.

措施包括佩戴手套、口罩、面罩、眼罩、穿戴隔离衣等。此外，凡是污染器械均要按传染性疾病污染的处理标准进行正确处置。加强对于门诊和住院患者的管理，尤其是住院患者，通过采取必要的询问、观察、监测和规范的消毒防护相结合的多种措施，切实落实标准预防[①]。同时，新增职业安全防护作为医务人员的培训重点，将其纳入考核指标，进一步强化医务人员职业感染防控意识。

5. 正确使用防护用品

依据《医院隔离技术规范》各项规定，医疗机构应该为医务人员配备符合要求的手套、口罩、面罩、护目镜、隔离衣、防护鞋、围裙等防护用具，以备必要时使用。目前，医务人员对个人防护用品的选择，主要以患者的基本状况以及可能的传播方式为基础，医务人员自身使用防护用品的意识不强、依从性较差。因此，需要加强医务人员使用个人防护用品的意识，有效提高个人防护用品使用率，减少医务人员职业暴露，保障医务人员职业安全。

6. 规范处理污染锐器

及时地、规范地处理使用过的各种锐器（包括一次性注射器、输液器、采血针、手术缝针、手术刀等），能够有效避免医务人员遭受锐器伤害。使用后的污染锐器应直接放入一次性锐器盒，严禁丢到普通垃圾箱，避免徒手处理污染锐器，严禁将使用过的针头重新套回针帽。在手术过程中传递手术刀、注射器等锐利器时，应将其放置在弯盘中再递给手术医师。在各种医疗护理操作过程中，若医务人员皮肤意外接触到患者的血液、体液等，应立即用肥皂配合流水进行冲洗。若患者的血液、体液不慎溅入眼睛或口腔黏膜，应立即用大量清水或生理盐水冲洗。若皮肤被污染的锐器刺伤或割伤，应立即用肥皂和大量流动水冲洗伤口，同时将伤口的血液由近心端向远心端挤出，然后用碘酊、乙醇消毒，用无菌敷料包扎，执行上报程序并遵从有效的预防用药[②]。

7. 加强手部卫生管理

接触患者后的医务人员，极有可能成为病原菌的载体，并使病原菌在医务人员与患者之间进行传播。保持手部卫生是切断通过手传播感染性疾病的有效途径。洗手是预防感染传播最便捷、最经济、最有效的措施。研究表明，简单有效的洗手即可消除 90%以上的微生物，大大降低感染风险。医务人员在接触患者前、接触患者后、处理患者用物后，均应立即用快速消毒剂彻底对双手进行清洁

① 李奉珍，李洪翠. 医务人员的职业危险因素与职业安全管理. 职业与健康，2008，（20）：2217，2218.
② 宋海艳，陈艳. 加强医院医务人员职业安全防护. 微量元素与健康研究，2014，31（1）：71-74.

消毒。在各科室中均应安装有感应或脚踏式的洗手设备；所有诊室的每张诊桌均应放置快速消毒剂，且洗手液应易于取得①。

　　8. 建立职业暴露报告、评估和随访机制

　　美国疾病预防控制中心于 2005 年更新了艾滋病职业暴露预防管理和处置方法，强调当出现职业暴露指征时应坚决采取暴露后预防方案，当处置职业暴露事件时推荐咨询专家意见，提高医务人员遵循职业暴露预防管理的依从性，并定期监测各种可能的不良反应（如血清学转换等）。医院应建立完善的职业暴露应急机制以及上报、评估、反馈和随访机制，让职业暴露事件能够及时得到报告，让遭受职业暴露的医务人员能够获得及时的处理（包括评估感染风险、随访以及必要的预防性用药等）。此外，还要重视医务人员职业暴露后的心理干预。

第二节　医务人员安全在患者安全促进中的重要作用

一、医务人员安全是提供优质医疗服务的前提

　　医务人员是医疗服务的提供者，是医患关系的重要主体，安全医疗有赖于医务人员的安全。在诊疗过程中，处于职业暴露中的医务人员身心健康受到威胁，身心素质不佳，状态不良，很难以良好的精神和状态为患者提供安全有效的优质医疗服务。

　　近年来，医生过度疲劳成为威胁医务人员身心健康的新的职业病。目前，国内学者普遍认为医护人员是受到慢性疲劳综合征威胁的高危人群，慢性疲劳被公认为是职业紧张有关病症的首发症状之一②。过度疲劳会对医生的判断造成极大的影响，在现实工作中，医务人员过度疲劳而导致医患关系紧张，甚至引发医疗差错的现象并不鲜见③。再者，处于职业暴露中的医务人员也会成为传染源和病毒携带者，威胁患者的安全。因此，保障医务人员职业安全是为患者提供优质医疗服务的前提，医务人员安全得不到保证，患者安全更无从谈起。

---

　　① 张爱华，栾丽娟，卢晓强. 医务人员的职业安全防护. 中华医院感染学杂志，2013，23（14）：3478，3479.

　　② 徐朝艳，张振路，林细吟，等. 护理职业紧张对个体疲劳水平影响的研究. 中国实用护理杂志，2005，（11）：6-9.

　　③ 张剑，龚昆梅，李临海. 关注医生疲劳和病人安全. 医学与哲学（A），2012，33（1）：35，36.

二、医务人员安全有利于提升患者的就医体验

医务人员是影响患者就医体验的一个重要和直接因素，医务人员的医疗技术水平、沟通技巧与人文素养等因素都会对患者的就医体验造成影响。医务人员远离危险，具有良好的身体素质，才能发挥高超的医疗技术水平、良好的沟通技巧和人文素养，为患者提供更舒适的就医体验。

当前，我国医务人员面临高强度的工作，承担着巨大的工作负荷，导致其情感衰竭，容易对工作失去热情，可能会以冷漠、忽视的消极态度面对工作对象和环境。医生沉重的工作负荷是我国紧张的医患关系不可忽视的影响因素。特别是在三级医院，由于患者普遍倾向选择医疗设备、医师技术能力、规模更大的三级医院就诊，三级医院医师的工作负荷越来越大，容易出现倦怠情绪。当医务人员出现职业倦怠时，会影响其身心健康，可能出现消极怠工，对患者没有耐心，漠不关心，从而影响医患互动过程中的患者体验。因此，保证医务人员身心和社会关系的安全健康发展，能够间接提高患者的就医体验，营造和谐的医患关系。

三、医务人员安全是构建和谐医患关系的重要基础

医疗卫生服务工作与每一个社会成员都具有直接联系。医患关系是社会关系的重要一环，建立和谐的医患关系是改善我国医疗环境的必要条件，更是建设社会主义和谐社会的核心需求。近年来我国市场经济发展迅速，公众权利意识和自我保护意识也随之不断增强，但部分医院却存在对于经济利益过分追求的情况，导致我国医患关系日趋紧张，医疗纠纷事件发生频繁，不但严重有损医务人员的社会形象，而且威胁到医务人员的人身安全。

医务人员与患者双方的安全是相互促进、相辅相成的，只有保证医务人员的人身安全，才能为患者提供安全、有效、优质的医疗卫生服务，从而提高患者的就医体验和满意度，减少医患纠纷的发生，反过来又会促进医务人员安全。和谐的医患关系有赖于医患双方的相互信任，其最终目标是达到医患双方的安全有效互动和对生命质量的提高，医务人员作为医疗服务提供者，其安全既是构建和谐医患关系的重要基础，又是和谐医患关系的重要目标之一。

四、医务人员安全是医药卫生事业健康发展的根本保证

当前，我国医药卫生事业改革与发展已经到达一个崭新阶段，各项工作必须

依靠医务人员去实践和落实，各项成果也要靠医务人员的服务去传递和体现。医务人员长期在卫生事业的第一线奋战，对医药卫生事业改革与发展的规律有着深刻的认识和理解，是我国医药卫生事业发展与改革浪潮之中当之无愧的主力军。医务人员作为我国医药卫生事业的建筑师，他们的安全是医药卫生事业健康发展的根本保证，医务人员没有健康的身体和心理素质，就没有体力和精力为医药卫生事业做贡献，患者的安全和健康也得不到应有的保证。

第三节　平衡医疗视角下的医务人员安全与患者安全

一、平衡医疗的理念

1. 什么是平衡医疗

无论是作为一种哲学价值判断，还是作为一种方法论，西方哲学传统追求整体与统一的观念及中国文化传统强调和谐的中庸思想，都说明平衡的思想理念影响深远。平衡不仅是两种对立的力量或影响之间一种均势的状态，也是一种精神的平静。从哲学上来说，平衡是事物在永恒的运动中所表现的暂时的、相对的稳定状态[1]。并不是所有的事物都天然地处于一种和谐的状态，相反，事物之间的冲突是常有的，只有通过调解或征服来避免冲突，才能达到平衡的状态。因此，平衡并不是处于两种极端状态间的折中，而是事物矛盾双方的一种有序运动状态。

医疗卫生体系是一个极其复杂的庞大系统，只有在系统各个部分处于平衡发展的前提下，才能发挥其最大效能。然而，目前医疗领域存在的诸多矛盾和冲突，如供方与需方之间、不同性质的供方之间、质量与效率之间的冲突等，导致医疗体系的失衡，难以发挥其应有的功效，迫切需要相关思想方法指导医疗卫生领域的治理，实现医疗卫生系统的和谐发展。

平衡医疗是指在一定阶段医疗资源的投入利用与产出、医方与患方之间形成的一种相对稳定的持续良性发展的状态，包括临床治疗的平衡、医疗资源利用与产出的平衡、医方与患方关系的平衡三个方面[2]。平衡医疗的理念强调医疗卫生系统内外各元素间的相互关系和动态平衡，通过相互制衡和相互促进，实现医疗

---

① 骆承烈. 论平衡与和谐. 开封大学学报, 2013, 27 (4)：12-14.

② 訾春艳, 胡银环, 邓璐, 等. 平衡医疗视角下我国医疗领域的失衡现象及其解决路径. 医学与社会, 2020, 33 (1)：40-43, 48.

卫生系统可持续地稳态发展。

2. 平衡医疗理念的主旨

1）理顺医疗卫生系统内部元素间的相互关系

作为一个复杂系统的医疗卫生体系，内部有诸多利益相关者，主要包括医疗服务提供方（包括各类医疗机构、医务人员等）；医疗服务需求方（包括患者及其家属等）；医疗费用支付方（包括各类医疗保险等）。三者之间存在相互关联、相互制约的关系。要实现医疗卫生体系的健康发展，需要三方力量的均衡发展，相互约束和促进。例如，作为医疗服务提供方的医院和医务人员，会受到来自患者及其家庭、医疗保险支付方的约束，对于提供医疗服务的数量和质量要满足患者的需要，达到医疗保险支付方的要求和标准。如果患方和支付方过于薄弱，则难以实现这种约束和促进，进而影响医疗服务供方的持续、健康发展。因此，必须对患方进行赋权，通过多种途径提高患方的健康素养和自我效能，让他们有能力参与到治疗决策和医疗安全管理中，促进医疗机构和医务人员不断提高医疗质量和改善患者安全。同时，医疗保险的筹资体系、支付体系和支付政策也需要不断完善，与医疗卫生体系相耦合，一方面支持医疗机构的运营，另一方面监督医疗机构的质量，促进医疗机构的良性发展和医务人员的安全。三者之间是三角形的相互关系，任何一方发展薄弱，都会影响三角形的结构，不利于整个医疗卫生系统的健康发展。

2）重视外部元素对医疗卫生系统的影响

医疗卫生系统不是单独存在的，会受到来自系统外部因素的影响，如政府部门、媒体、公众等。医疗卫生体系作为社会大系统中的一个子系统，会受到其他外部系统的影响和制约。例如，政府部门作为系统的顶层设计者、政策制度的制定者及其执行的监管者，对于医疗卫生体系的发展起着决定性的作用；媒体的宣传和报道对于医疗卫生体系的发展影响也很深远，媒体的客观报道对于医疗卫生系统的发展起到监督和促进作用，但是如果报道以偏概全，或者断章取义，哗众取宠，则会不利于医疗卫生系统的发展。另外，政治、经济、文化等多种因素也会对医疗卫生系统的发展产生不同的影响。因此，医疗卫生系统的健康发展离不开系统外部因素的支持、监督和促进，医疗质量和患者安全的改进需要相关的政策、制度、组织架构、财务、人力资源、社会文化的配套支撑。

3）强调系统内外的相互制衡，稳态发展

医疗卫生系统的内部和外部存在多种元素，它们之间相互影响、相互制约。医疗卫生系统的运行和发展要同时考虑系统内部各元素之间的均衡发展，以及系统作为一个整体，与外部元素间的均衡发展，只有这样，医疗卫生系统才能处于一种平衡的状态，稳步发展。否则，任何一个方面的缺失或者发展不足，都会制约着医疗卫生系统的发展。因此，一方面系统内部的供方、需方、支付方必须均衡发展，相互制衡，在发展医疗服务供方的同时，还要发展和完善医疗保险体系，优化支付方式。同时，要多途径开展健康教育和健康促进，提升需方的赋能。另一方面，医疗卫生体系外部相关的社会、经济、文化、法制等也需要配套发展，为医疗卫生系统提供支撑和监督。

二、平衡医疗理念对医患双方安全促进的启示

1. 医务人员安全与患者安全的平衡关系

平衡医疗理念关注医方与患方关系的平衡，强调 "医患二中心"，让双方受到同等重视，使其在诊疗活动中相互尊重，彼此信任，最终形成平衡和谐的医患关系。医患双方的安全是构建平衡和谐医患关系的先决条件，保障安全是进行一切医疗活动的前提与基础。

医务人员和患者作为医疗服务过程中的两大主体，两者安全息息相关。医务人员安全和患者安全互为基础与前提，也互为目标，二者相互促进、相辅相成、共同发展，其理想状态是达到平衡点，形成和谐的医患关系。医务人员安全是提供优质医疗服务、提高患者就医体验、构建和谐医患关系以及医药卫生事业健康发展的重要基础与保障，没有医务人员安全就没有患者安全。患者获得了优质安全的医疗服务，感受到了尊重与关怀，则有效降低了医疗纠纷发生的可能性，反过来又会促进医务人员的安全。因此，医患双方的安全不可分割而论，要用"平衡"的理念来看待双方的安全，不可顾此失彼，同时关注"医患二中心"，在医患双方安全之间寻求一个平衡点。

2. 关注医患双方安全，构建平衡和谐医患关系

当前我国医患关系并不和谐，医疗纠纷频发，医闹现象呈上升趋势。据不完全统计，我国每年遭受殴打伤害的医务人员已经超过 1 万人[①]。国家卫生和计划生育委员会统计显示，2006 年全国"医闹"事件共发生 10 248 件，2010 年上升至 17 243 件，较五年前增长了约 68.3%。全国发生医疗纠纷的情况，从 2013 年的 7 万件左右，迅速发展为 2014 年的 11.5 万件[②]。

在医疗卫生服务过程中，由于医患双方存在医疗信息不对称的现象，患者往

---

① 杜旦，王建民，毛亦佳，等. 现阶段医疗纠纷的成因及对策探析. 中国社会医学杂志，2013，30（5）：309-311.

② 丁汝铮，郝志梅. 医疗纠纷频发的原因与改善建议. 统计与管理，2016，（5）：121，122.

往处于被主导的位置，故社会更加关注处于弱势地位的患者，而相对忽视医务人员的职业安全需求。平衡医疗的理念，强调平等对待医务人员和患者两大主体，不偏不颇，给予双方同等的重视，在强调保证患者安全、提高患者生命质量的同时，也要对医务人员职业安全给予更多重视。通过制度、政策、基础设施、社会文化等方面，促进医务人员的职业安全，让医务人员感受到尊重与关怀，从而使医务人员能更积极地投入医疗服务和医患沟通中，有利于提高医疗质量和患者安全，促进形成和谐的医患关系。

在医务人员方面，一是加强医务人员的专业知识教育、进修制度，定期对医务人员进行针对新技术、诊疗规范、卫生法律法规等相关知识的培训，使医务人员的知识、技术水平得到持续地提高，从而为患者提供更加优质的医疗服务。二是加强对医务人员医患沟通技巧的培训，增加语言能力沟通、医学心理学等课程，让医务人员熟练掌握沟通技巧，树立尊重患者的理念，学会换位思考，多为患者考虑，转变沟通方式，在交谈中尽量采用通俗易懂的语言，学会倾听患者心声和需求。根据不同的患者针对性地选择沟通方式，通过加强医患沟通达到重建医患互信的目标。三是加强职业道德和医德医风的培训，将医德医风作为考核标准之一，使医务人员本职工作保持端正态度，增强工作责任感和使命感，培养爱岗敬业、依法执业的优良品质。采取一系列切实、可行的举措来提升医务人员的职业道德修养水平，助力构建和谐的医患关系，降低医患纠纷发生率，更好地保障医务人员职业安全。

在患者方面，应该给予医务人员多一些理解，多一些尊重，积极配合诊疗方案。如果患方对诊疗结果存有异议，应该寻求正规途径进行维权，用法律武器来保护自己合法合理的权益。因此，政府应重视大力开展对患者及公众的健康素养教育，使公众了解医学也存在一定的局限性，提高公众对医疗活动的认知水平，减少由于患者认知不足而引发的医疗纠纷。同时，患者的就医道德也是宣传的重点，让患者解除对于医务人员和医疗行业的误解，使信任医生成为公民就医的一个重要公共道德准则。

只有同时关注医患双方的安全，从医务人员和患者两方面入手，寻找安全促进策略，才能实现医务人员安全和患者安全的平衡，构建医方与患方和谐共处的医疗新生态，促进医疗卫生系统的持续健康发展。

后 记

伏尔泰说："我所做的一切，是何等微不足道。但我去做这一切，却是何等重要。"如果在阅读了这本书之后，有那么几段话帮助了你，触动了你，甚至是改变了你，那么这本书的意义就实现了。欣慰的是，我正在做这样一件事。

目前，新型冠状病毒肺炎疫情凸显了全球医疗卫生工作者面临的巨大风险和挑战，包括医疗保健相关感染、暴力、污名、心理障碍、疾病甚至死亡。在复杂、高压、紧张的环境中工作的医务人员难免出现差错，从而给患者造成伤害。因此，2020 年世界患者安全日的主题是"卫生工作者安全：实现患者安全的首要任务"。这和本书从平衡医疗的视角分析医务人员安全与患者安全的观点不谋而合。医务人员和患者作为医疗服务过程中的两大主体，两者安全息息相关。本书所强调的正是两者之间的这样一种动态平衡的状态。

"无损于患者为先"是所有医务人员的原则和追求，也是我撰写本书的期冀。我希望本书能为患者安全领域的研究和实践抛砖引玉，让更多的医务人员、医疗保健管理者和患者关注患者安全，增进对患者安全的了解，参与到改善患者安全的行动中来。一分耕耘，一份收获，当一行行文字从我笔下流出，我想象着如果读者读到这些内容时能够和我产生共鸣，如果未来某一天我们有机会聚在一起讨论患者安全领域的相关话题，那么我所有的付出都是值得的。做学问是容不得半点马虎的。从文献的研究与分析到问卷的设计，从患者安全的概念，到患者安全的改善方法，每一个章节，每一个段落，乃至每一个文字，都需要进行大量的思考和反复的敲定，力求让书稿更加完善。即使是这样，可能也会不尽完美，但愿读者可以批评指正，为本书画上一个圆满的句号。

感谢所有关心、帮助我的领导、同事和朋友，让我在学术研究的过程中收获颇丰，不断成长；感谢我的家人们的默默陪伴，让我的生活充满了爱，支撑着我前行；最后感谢科学出版社的编辑老师们的辛勤工作，让我有机会将我的书稿呈现。

胡银环

2021 年 7 月